DOENÇA DE
ALZHEIMER

Uma perspectiva do
tratamento multiprofissional

Geriatria • Gerontologia
Neurologia • Psiquiatria

A Vida por um Fio e por Inteiro – Elias **Knobel**
Alimentos e Sua Ação Terapêutica – **Andréia Ramalho**
Aspectos Nutricionais no Processo do Envelhecimento – **Busnello**
Atendimento Domiciliar - Um Enfoque Gerontológico – **Duarte e Diogo**
Atividade Física e Envelhecimento Saudável – **Wilson Jacob**
Avaliação Global do Idoso – **Wilson Jacob**
Cardiogeriatria (Série Cardiologia de Bolso) – **Bruno**
Células-tronco – **Zago**
Climatério - Enfoque Atual e Multidisciplinar – **Beirão de Almeida**
Coluna: Ponto e Vírgula 7ª ed. – **Goldenberg**
Condutas no Paciente Grave 3ª ed. (vol. I com CD e vol. II) – **Knobel**
Cuidados Paliativos – Diretrizes, Humanização e Alívio de Sintomas – **Franklin Santana**
Demências: Abordagem Multidisciplinar – **Caixeta**
Envelhecer com Arte, Longevidade e Saúde – Arthur **Roquete de Macedo**
Envelhecimento: Prevenção e Promoção da Saúde – **Brito Litvoc**
Fitoterapia - Bases Científicas e Tecnológicas – **Viana Leite**
Fitoterapia - Conceitos Clínicos (com CD) – **Degmar Ferro**
Gastrenterologia e Hepatologia – **Vilela, Borges e Ferraz**
Geriatria: Fundamentos, Clínica e Terapêutica 2ª ed. – **Papaléo e Carvalho Filho**
Gerontologia - A Velhice - O Envelhecimento em Visão Globalizada – **Papaléo**
Guia de Consultório - Atendimento e Administração – **Carvalho Argolo**
Importância de Alimentos Vegetais na Proteção da Saúde 2ª ed. – **De Angelis**
Manual de Medicina Ambulatorial do Adulto Lopes – **Guariento**
Medicina: Olhando para o Futuro – **Protásio** Lemos **da Luz**
Medicina, Saúde e Sociedade – **Jatene**
Memória, Aprendizagem e Esquecimento – Antônio Carlos de Oliveira **Corrêa**
Memórias Agudas e Crônicas de uma UTI – **Knobel**
Nem só de Ciência se Faz a Cura 2ª ed. – **Protásio da Luz**
Nutrição no Envelhecer – **Abdalla**
Prática a Caminho da Senecultura – **Jacob e Gamia**
Promoção de Saúde na Terceira Idade – **Goldenberg**
Psiquiatria Geriátrica do Diagnóstico Precoce à Reabilitação – **Fortenza**
Série Neurologia - Diagnóstico e Tratamento – Wilson Luiz **Sanvito**
   Vol. I - Esclerose Múltipla no Brasil - Aspectos Clínicos e Terapêuticos – **Tilbery**
   Vol. 2 - Doença de Parkinson - Prática Clínica e Terapêutica – **Ferraz**
Série Usando a Cabeça – **Alvarez e Taub**
   Vol. I - Memória
Sinais e Sintomas em Geriatria – **Maia Guimarães**
Tratado de Medicina de Urgência do Idoso – Matheus **Papaléo** Netto, Francisco Carlos de Brito e Luciano Ricardo Giacaglia
Um Guia para o Leitor de Artigos Científicos na Área da Saúde – **Marcopito Santos**
Urgências em Geriatria - Epidemiologia, Fisiopatologia, Quadro Clínico e Controle Terapêutico – **Papaléo**
Viver Bem Depende de Você – **Evelyn Goldenberg**
A Estimulação da Criança Especial em Casa - Um Guia de Orientação para os Pais de como Estimular a Atividade Neurológica e Motora – **Rodrigues**
Afecções Cirúrgicas do Pescoço – **CBC Kowalski**

Outros Livros de Interesse

Artigo Científico - do Desafio à Conquista - Enfoque em Testes e Outros Trabalhos Acadêmicos – **Victoria Secaf**
Células-tronco – **Zago**
Cem Bilhões de Neurônios? Conceitos Fundamentais de Neurociência - 2ª ed. – Roberto **Lent**
CEREDIC - Demências – Ricardo **Nitrini**
Depressão e Cognição – Chei **Tung Teng**
Dor - Manual para o Clínico – **Jacobsen Teixeira**
Dor Crônica - Diagnóstico, Pesquisa e Tratamento – **Ivan Lemos**
Epidemiologia 2ª ed. – **Medronho**
Fisiopatologia Clínica do Sistema Nervoso - Fundamentos da Semiologia 2ª ed. – **Doretto**
Manejo Neurointensivismo – Renato **Terzi** - AMIB
Manual de Eletroneuromiografia, Potenciais Evocados Cerebrais – **Nobrega e Manzano**
Memória, Aprendizagem e Esquecimento – Antônio Carlos de Oliveira **Corrêa**
Miastenia Grave - Convivendo com uma Doença Imprevisível – **Acary** Souza **Bulle** Oliveira e **Beatriz Helena** de Assis de **Pereira**
Neuroemergências – **Julio Cruz**
Neurofiologia Clínica 2ª ed. – **Pinto**
Neurologia Infantil - 5ª ed. (2 vols.) – Aron Juska **Diament** e Saul **Cypel**
O Livro de Cefaleias – Wilson Luiz **Sanvito** e Monzilo
Propedêutica Neurológica Básica 2ª ed. – Wilson Luiz **Sanvito**
Série da Pesquisa à Prática Clínica - Volume Neurociência Aplicada à Prática Clínica – Alberto **Duarte** e George **Bussato**
Série Neurologia - Diagnóstico e Tratamento - Doença de Parkinson – **Ferraz**
Série Neurologia - Diagnóstico e Tratamento – Wilson Luiz **Sanvito**
   Vol. I - Esclerose Múltipla no Brasil - Aspectos Clínicos e Terapêuticos – **Tilbery**
   Vol. 2 - Doença de Parkinson - Prática Clínica e Terapêutica – **Ferraz**
Série Usando a Cabeça – **Alvarez e Taub**
   Vol. I - Memória
Síndromes Neurológicas 2ª ed. – Wilson Luiz **Sanvito**
Sono - Aspectos Profissionais e Suas Interfaces na Saúde – **Mello**
Terapia Intensiva - Neurologia (em espanhol) – **Knobel**
Tratado de Técnica Operatória em Neurocirurgia – **Paulo Henrique** Pires de Aguiar
Tratamento Coadjuvante pela Hipnose – **Marlus**
A Natureza do Amor – **Donatella**
A Neurologia que Todo Médico Deve Saber 2ª ed. – **Nitrini**
Adoecer: As Interações do Doente com sua Doença 2ª ed. – **Quayle**
Adolescência... Quantas Dúvidas! – **Fisberg e Medeiros**
As Lembranças que não se Apagam – Wilson Luiz **Sanvito**
Autismo Infantil: Novas Tendências e Perspectivas – **Assumpção Júnior**
Chaves/Resumo das Obras Completas (Organização Editorial: National Clearinghouse for Mental Health Information) – **Jung**
Coleção Psicologia do Esporte e do Exercício – Maria Regina Ferreira **Brandão** e Afonso Antonio **Machado**
   Vol. I - Teoria e Prática
   Vol. 2 - Aspectos Psicológicos do Rendimento Esportivo
   Vol. 3 - Futebol, Psicologia e Produção do Conhecimento
   Vol. 4 - O Treinador e a Psicologia do Esporte
   Vol. 5 - O Voleibol e a Psicologia do Esporte
Criando Filhos Vitoriosos - Quando e como Promover a Resiliência – **Grunspun**
Cuidados Paliativos – Diretrizes, Humanização e Alívio de Sintomas – **Franklin Santana**
Cuidados Paliativos - Discutindo a Vida, a Morte e o Morrer – **Franklin Santana** Santos
Cuidando de Crianças e Adolescentes sob o Olhar da Ética e da Bioética – **Constantino**
Delirium – **Franklin Santana**
Demências: Abordagem Multidisciplinar – **Leonardo Caixeta**
Dependência de Drogas 2ª ed. – Sergio Dario **Seibel**
Depressão e Cognição – Chei **Tung Teng**
Depressão em Medicina Interna e em Outras Condições Médicas - Depressões Secundárias – **Figueiró e Bertuol**
Dilemas Modernos - Drogas – **Fernanda Moreira**
Dinâmica de Grupo – **Domingues**
Distúrbios Neuróticos da Criança 5ª ed. – **Grunspun**

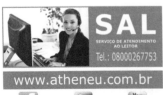

www.atheneu.com.br

Facebook.com/editoraatheneu Twitter.com/editoraatheneu Youtube.com/atheneueditora

DOENÇA DE ALZHEIMER
Uma perspectiva do tratamento multiprofissional

Editores

Paula Villela Nunes

Deusivania Vieira da Silva Falcão

Meire Cachioni

Orestes Vicente Forlenza

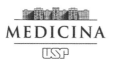 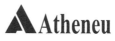

EDITORA ATHENEU

São Paulo — Rua Jesuíno Pascoal, 30
Tel.: (11) 2858-8750
Fax: (11) 2858-8766
E-mail: atheneu@atheneu.com.br

Rio de Janeiro — Rua Bambina, 74
Tel.: (21)3094-1295
Fax: (21)3094-1284
E-mail: atheneu@atheneu.com.br

Belo Horizonte — Rua Domingos Vieira, 319 — conj. 1.104

CAPA: produzida pela Equipe Atheneu
PRODUÇÃO EDITORIAL: Equipe Atheneu
PROJETO GRÁFICO/DIAGRAMAÇÃO: Triall Composição Editorial Ltda.

Dados Internacionais de Catalogação na Publicação (CIP)
(Câmara Brasileira do Livro, SP, Brasil)

Doença de Alzheimer : uma perspectiva do tratamento multiprofissional / editores Paula Villela Nunes...[et al.]. -- São Paulo : Editora Atheneu, 2012.

Outros autores: Deusivania Vieira da Silva Falcão, Meire Cachioni, Orestes Vicente Forlenza
Bibliografia.
ISBN 978-85-388-0299-0

1. Demência - Diagnóstico 2. Demência - Tratamento 3. Doença de Alzheimer - Diagnóstico 4. Doença de Alzheimer - Tratamento multiprofissional I. Nunes, Paula Villela. II. Falcão, Deusivania Vieira da Silva. III. Cachioni, Meire. IV. Forlenza, Orestes Vicente.

12-08186

CDD-616.831
NLM-WM 203

Índices para catálogo sistemático:

1. Doença de Alzheimer e demência vascular :
Diagnóstico e tratamento multiprofissional :
Medicina 616.831

NUNES, PAULA VILLELA; FALCÃO, DEUSIVANIA VIEIRA DA SILVA; CACHIONI, MEIRE; FORLENZA, ORESTES VICENTE
Doença de Alzheimer – Uma Perspectiva do Tratamento Multiprofissional

© EDITORA ATHENEU
São Paulo, Rio de Janeiro, Belo Horizonte, 2012

Sobre os Editores

Paula Villela Nunes (USP)

Médica Psiquiatra, Doutora em Psiquiatria pelo Instituto de Psiquiatria da Faculdade de Medicina da Universidade de São Paulo (USP). Pesquisadora do Laboratório de Neurociências (LIM-27) e Coordenadora do Hospital Dia Geriátrico do Instituto de Psiquiatria do Hospital das Clínicas da Faculdade de Medicina da USP.

Deusivania Vieira da Silva Falcão (USP)

Psicóloga, Professora Doutora do Curso de Bacharelado em Gerontologia da Escola de Artes, Ciências e Humanidades (EACH) da Universidade de São Paulo (USP). Doutora em Psicologia pela Universidade de Brasília (UnB), Mestra em Psicologia Social pela Universidade Federal da Paraíba (UFPB). Pesquisadora do Laboratório de Neurociências (LIM-27). Coordenadora do Grupo de Atenção Psicogerontológica, Sociofamiliar e Educativa aos Cuidadores e Familiares de Idosos com Doença de Alzheimer do Hospital Dia Geriátrico, situado no Instituto de Psiquiatria do Hospital das Clínicas da Faculdade de Medicina da USP.

Meire Cachioni (USP)

Psicóloga. Professora Associada da Escola de Artes, Ciências e Humanidades da Universidade de São Paulo (EACH USP). Docente do Curso de Bacharelado em Gerontologia da EACH USP e do Programa de Pós-Graduação em Gerontologia da Faculdade de Ciências Médicas da Universidade Estadual de Campinas. Pós-doutora em Educação pela Universidade Estadual de Campinas (Unicamp), Doutora em Educação (concentração em Gerontologia) pela mesma instituição. Coordenadora da Universidade Aberta à Terceira Idade da Escola de Artes, Ciências e Humanidades (EACH) da Universidade de São Paulo (USP). Responsável pelo Grupo de Intervenção Psicoeducativa para Cuidadores de Pessoas com Doença de Alzheimer do Hospital Dia Geriátrico do Instituto de Psiquiatria do Hospital das Clínicas da Faculdade de Medicina da USP.

Orestes Vicente Forlenza (USP)

Médico Psiquiatra, Professor Associado e Livre-docente do Departamento de Psiquiatria da Faculdade de Medicina da Universidade de São Paulo (USP). Vice-diretor do Laboratório de Neurociências e Coordenador do Serviço de Psiquiatria Geriátrica do LIM-27, Departamento e Instituto de Psiquiatria do Hospital das Clínicas da Faculdade de Medicina da USP.

Sobre os Consultores (*ad hoc*)

Ana Maria Mezzarana Kiyan
Universidade São Judas Tadeu (USJT)

Carla da Silva Santana
Universidade de São Paulo (USP)

Danielle Ferreira Auriemo Christofoletti
Universidade Estadual Paulista (UNESP) – Rio Claro

Florindo Stella
Universidade Estadual Paulista (UNESP)

José Eduardo Martinelli
Faculdade de Medicina de Jundiaí (FMJ)

Juliana Maria Gazzola
Universidade Bandeirante de São Paulo (UNIBAN)

Márcia Lorena Fagundes Chaves
Universidade Federal do Rio Grande do Sul (UFRGS)

Marcia Radanovic
Universidade de São Paulo (USP)

Maria Helena Morgani de Almeida
Universidade de São Paulo (USP)

Paulo Renato Canineu
Pontifícia Universidade Católica de São Paulo (PUCSP)

Rosa Yuka Sato Chubaci
Universidade de São Paulo (USP)

Samila Sathler Tavares Batistoni
Universidade de São Paulo (USP)

Sergio Ricardo Hototian
Universidade de São Paulo (USP)

Sofia Cristina Iost Pavarini
Universidade Federal de São Carlos (UFSCar)

Thais Machado
Universidade Federal de Minas Gerais (UFMG)

Vera Lucia Decnop Coelho
Universidade de Brasília (UnB)

Sobre os Autores

Alexandra Martini de Oliveira

Terapeuta Ocupacional pela Universidade de São Paulo (USP); Mestre em Psiquiatria pelo Departamento de Psiquiatria da Faculdade de Medicina da Universidade de São Paulo (FMUSP); Pesquisadora Colaboradora do Laboratório de Neurociências (LIM-27) do Instituto de Psiquiatria (IPq) do Hospital das Clínicas da Faculdade de Medicina da Universidade de São Paulo (HCFMUSP); Diretora do Serviço de Terapia Ocupacional do Instituto de Psiquiatria (IPq) do Hospital das Clínicas da Faculdade de Medicina da Universidade de São Paulo (HCFMUSP).

Deusivania Vieira da Silva Falcão

Psicóloga, Professora Doutora do Curso de Bacharelado em Gerontologia da Escola de Artes, Ciências e Humanidades (EACH) da Universidade de São Paulo (USP). Doutora em Psicologia pela Universidade de Brasília (UnB), Mestra em Psicologia Social pela Universidade Federal da Paraíba (UFPB). Pesquisadora do Laboratório de Neurociências (LIM-27). Coordenadora do Grupo de Atenção Psicogerontológica, Sociofamiliar e Educativa aos Cuidadores e Familiares de Idosos com Doença de Alzheimer do Hospital Dia Geriátrico, situado no Instituto de Psiquiatria do Hospital das Clínicas da Faculdade de Medicina da USP.

Eliana Cecília Ciasca

Desenhista Industrial pela Universidade Presbiteriana Mackenzie; Arte-educadora pela Faculdade de Belas Artes de São Paulo; Especialista em Arteterapia pela Universidade São Judas Tadeu (USJT); Especialista em Terapia de Casal e Família pela Universidade Federal de São Paulo (UNIFESP); Aperfeiçoamento em Gerontologia Social pelo Instituto Sedes Sapientiae; Pesquisadora Colaboradora do Laboratório de Neurociências (LIM-27) e do Hospital Dia Geriátrico do Instituto de Psiquiatria (IPq) do Hospital das Clínicas da Faculdade de Medicina da Universidade de São Paulo (HCFMUSP).

Giseli de Fátima dos Santos Chaves

Bacharel em Terapia Ocupacional pela Universidade de São Paulo (USP); Mestre em Ciências pela Faculdade de Medicina da Universidade de São Paulo (FMUSP); Pesquisadora Colaboradora do Laboratório de Neurociências (LIM-27) e do Hospital Dia Geriátrico do Instituto de Psiquiatria (IPq) do Hospital das Clínicas da Faculdade de Medicina da Universidade de São Paulo (HCFMUSP).

Glenda Dias dos Santos

Bacharel em Gerontologia pela Escola de Artes, Ciências e Humanidades da Universidade de São Paulo (EACH-USP); Mestranda em Ciências pela Faculdade de Medicina da Universidade de São Paulo (FMUSP); Pesquisadora Colaboradora do Laboratório de Neurociências (LIM-27); Gestora do Hospital Dia Geriátrico do Instituto de Psiquiatria (IPq) do Hospital das Clínicas da Faculdade de Medicina da Universidade de São Paulo (HCFMUSP).

Hellen Lívia Drumond Marra

Médica Geriatra pelo Hospital das Clínicas da Universidade Federal de Minas Gerais (UFMG); Mestranda em Ciências pelo Laboratório de Estimulação Magnética Transcraniana do Instituto de Psiquiatria (IPq) do Hospital das Clínicas da Faculdade de Medicina da Universidade de São Paulo (HCFMUSP).

Ivan Aprahamian

Médico Geriatra; Mestre em Gerontologia pela Faculdade de Ciências Médicas da Universidade Estadual de Campinas (UNICAMP); Doutor em Ciências pelo Instituto de Psiquiatria (IPq) do Hospital das Clínicas da Universidade de São Paulo (HCFMUSP); Médico-assistente em Clínica e Coordenador de Pesquisa Clínica do Laboratório de Neurociências (LIM-27) do Instituto de Psiquiatria (IPq) do Hospital das Clínicas da Universidade de São Paulo (HCFMUSP); Coordenador do Fórum de Geriatria do Hospital Israelita Albert Einstein.

Jéssica Akie Kimura

Bacharel em Ciências da Atividade Física pela Escola de Artes, Ciências e Humanidades da Universidade de São Paulo (EACH-USP); Capacitação pelo Programa de Atividades Físicas para Idosos com Doença de Alzheimer do Hospital Dia Geriátrico do Instituto de Psiquiatria (IPq) do Hospital das Clínicas da Faculdade de Medicina da Universidade de São Paulo (HCFMUSP).

Lais de Oliveira Lopes

Bacharel em Gerontologia pela Universidade de São Paulo (USP); Mestre em Gerontologia pelo Programa de Pós-graduação da Faculdade de Ciências Médicas da Universidade Estadual de Campinas (UNICAMP); Pesquisadora Colaboradora do Hospital Dia Geriátrico do Instituto de Psiquiatria (IPq) do Hospital das Clínicas da Faculdade de Medicina da Universidade de São Paulo (HCFMUSP).

Linda Massako Ueno

Graduação em Educação Física pela Escola de Educação Física e Esportes da Universidade de São Paulo (USP); Doutora em Estudos Humanos e Meio Ambiente pela Universidade de Kyoto, Japão; Pós-doutora em Ciências pela Faculdade de Medicina da Universidade de São Paulo (FMUSP); Docente da Escola de Artes, Ciências e Humanidades da Universidade de São Paulo (EACH-USP); Colaboradora em Pesquisa do Instituto de Psiquiatria (IPq) e Instituto do Coração (InCor) do Hospital das Clínicas da Faculdade de Medicina da Universidade de São Paulo (HCFMUSP).

Maria Luisa Trindade Bestetti

Arquiteta pela Universidade Federal do Rio Grande do Sul; Mestre e Doutora em Arquitetura, Área de Projeto, pela Faculdade de Arquitetura e Urbanismo da Universidade de São Paulo (FAUUSP); Docente do Curso de Gerontologia e Pesquisadora na Escola de Artes, Ciências e Humanidades da Universidade de São Paulo (EACH-USP).

Meire Cachioni

Professora Associada (Livre-docente) da Escola de Artes, Ciências e Humanidades da Universidade de São Paulo (EACH USP). Docente do Curso de Bacharelado em Gerontologia da EACH USP e do Programa de Pós-Graduação em Gerontologia da Faculdade de Ciências Médicas da Universidade Estadual de Campinas.

Mônica Sanches Yassuda

Doutora em Psicologia do Desenvolvimento Humano pela Universidade da Flórida - EUA; Docente e Coordenadora do Bacharelado em Gerontologia da Universidade de São Paulo (USP); Docente no Programa de Pós-graduação em Gerontologia da Faculdade de Ciências Médicas da Universidade Estadual de Campinas (UNICAMP); Docente no Programa de Pós-graduação em Neurologia da Faculdade de Medicina da Universidade de São Paulo (FMUSP).

Orestes Vicente Forlenza

Professor Associado (Livre-docente) do Departamento de Psiquiatria da Faculdade de Medicina da Universidade de São Paulo (FMUSP); Vice-diretor do Laboratório de Neurociências (LIM27) do Instituto de Psiquiatria (IPq) do Hospital das Clínicas da Faculdade de Medicina da Universidade de São Paulo (HCFMUSP).

Osvaldo Hakio Takeda

Mestre em Enfermagem pela Escola de Enfermagem da Universidade de São Paulo (EEUSP); Professor de Educação Física do Instituto de Psiquiatria (IPq) do Hospital das Clínicas da Faculdade de Medicina da Universidade de São Paulo (HCFMUSP); Coordenador Geral das Terapêuticas Complementares do Hospital Dia Adulto do Instituto de Psiquiatria (IPq) do Hospital das Clínicas da Faculdade de Medicina da Universidade de São Paulo (HCFMUSP).

Paula Schimidt Brum

Bacharel em Gerontologia pela Universidade de São Paulo (USP); Mestre em Ciências pelo Instituto de Psiquiatria (IPq) do Hospital das Clínicas da Faculdade de Medicina da Universidade de São Paulo (HCFMUSP); Pesquisadora Colaboradora do Laboratório de Neurociências (LIM-27) e do Hospital Dia Geriátrico do Instituto de Psiquiatria (IPq) do Hospital das Clínicas da Faculdade de Medicina da Universidade de São Paulo (HCFMUSP).

Paula Villela Nunes

Médica Psiquiatra; Doutora em Ciências pelo Instituto de Psiquiatria (IPq) do Hospital das Clínicas da Faculdade de Medicina da Universidade de São Paulo (HCFMUSP); Pesquisadora Colaboradora do Laboratório de Neurociências (LIM-27) e Coordenadora do Hospital Dia Geriátrico do Instituto de Psiquiatria (IPq) do Hospital das Clínicas da Faculdade de Medicina da Universidade de São Paulo (HCFMUSP).

Rita Cecília Ferreira

Médica Psiquiatra; Colaboradora do Programa de Terceira Idade (PROTER) do Instituto de Psiquiatria (IPq) do Hospital das Clínicas da Faculdade de Medicina da Universidade de São Paulo (HCFMUSP); Coordenadora da Arteterapia do Programa de Terceira Idade (PROTER) e do Hospital Dia Geriátrico do Instituto de Psiquiatria (IPq) do Hospital das Clínicas da Faculdade de Medicina da Universidade de São Paulo (HCFMUSP).

Roberta Massariolli Mirandez

Bacharel em Fonoaudiologia pela Pontifícia Universidade Católica de São Paulo (PUCSP); Mestranda em Neurologia pelo Hospital das Clínicas da Faculdade de Medicina da Universidade de São Paulo (HCFMUSP); Pesquisadora Colaboradora do Laboratório de Neurociências (LIM-27) e do Hospital Dia Geriátrico do Instituto de Psiquiatria (IPq) do Hospital das Clínicas da Faculdade de Medicina da Universidade de São Paulo (HCFMUSP).

Sheila de Melo Borges

Bacharel em Fisioterapia; Aprimoramento em Fisioterapia em Geriatria e Gerontologia pelo Hospital das Clínicas da Faculdade de Medicina da Universidade de São Paulo (HCFMUSP); Mestre em Gerontologia pela Universidade Estadual de Campinas (UNICAMP); Doutoranda em ciências pelo Instituto de Psiquiatria (IPq) da Faculdade de Medicina da Universidade de São Paulo (FMUSP); Pesquisadora Colaboradora do Laboratório de Neurociências (LIM-27) e do Hospital Dia Geriátrico do Instituto de Psiquiatria (IPq) do Hospital das Clínicas da Faculdade de Medicina da Universidade de São Paulo (HCFMUSP).

Vanessa de Jesus Rodrigues de Paula

Bacharel em Ciências Biológicas; Mestre e Doutoranda em Ciências pelo Instituto de Psiquiatria (IPq) do Hospital das Clínicas da Faculdade de Medicina da Universidade de São Paulo (HCFMUSP); Pesquisadora Colaboradora do Laboratório de Neurociências (LIM-27) e do Hospital Dia Geriátrico do Instituto de Psiquiatria (IPq) do Hospital das Clínicas da Faculdade de Medicina da Universidade de São Paulo (HCFMUSP).

Dedicatória

A todas as pessoas com doença de Alzheimer, seus familiares e cuidadores.

Agradecimentos

Aos idosos, cuidadores e familiares atendidos pelo Hospital Dia Geriátrico do Centro de Reabilitação e Hospital Dia Geriátrico (CRHD), situado no Instituto de Psiquiatria (IPq) do Hospital das Clínicas da Faculdade de Medicina da Universidade de São Paulo (HCFMUSP).

A toda a equipe multiprofissional do ambulatório de Psicogeriatria que faz parte do Laboratório de Neurociências (LIM-27) do Instituto de Psiquiatria (IPq) do Hospital das Clínicas da Faculdade de Medicina da Universidade de São Paulo (HCFMUSP).

Aos aprendizes (profissionais voluntários e alunos da USP, especialmente do curso de graduação em Gerontologia) que participaram das atividades oferecidas pela equipe multiprofissional do Centro de Reabilitação e Hospital Dia Geriátrico (CRHD) do Instituto de Psiquiatria (IPq) do Hospital das Clínicas da Faculdade de Medicina da Universidade de São Paulo (HCFMUSP).

Ao Banco Real/Santander, que nos auxiliou por meio da premiação da 10ª Edição do Concurso Talentos da Maturidade – Programas Exemplares.

A Editora Atheneu que nos possibilitou a publicação desse trabalho.

Prefácio

A doença de Alzheimer (DA) é uma doença crônica neurodegenerativa que apresenta um declínio progressivo na capacidade funcional e perda gradual de autonomia, e que ocasiona, portanto, nos indivíduos por ela afetados, uma dependência total de outras pessoas.

Afeta milhões de pessoas no mundo e no Brasil e provoca um grande impacto médico, social e econômico tanto na sociedade quanto nas famílias, que, em grande parte, são as responsáveis pelos cuidados prolongados que a doença exige.

Como a esperança de vida ao nascer vem mundialmente aumentando e a idade é o maior fator de risco para o desenvolvimento desta doença, estima-se que, neste século, o número de pessoas idosas que serão afetadas pela doença de Alzheimer aumentará drasticamente.

Dados da *Alzheimer Association* estimam que hoje existam 5,3 milhões de americanos afetados por esta doença, que representa a 6ª causa de morte nos Estados Unidos. Isto equivale a um custo anual para a sociedade, famílias e governo em torno de 172 bilhões de dólares.

Em termos de horas gastas com o ato de cuidar, em 2009, aproximadamente 11 milhões de americanos dedicaram 12,5 bilhões de horas em cuidados informais para membros familiares e amigos, o que representa um custo aproximado de 144 bilhões de dólares pelos cuidados oferecidos.

No Brasil, pela inexistência de pesquisa nacional específica, ainda não dispomos de dados oficiais a respeito do número de pessoas com doença de Alzheimer e, consequentemente, do custo que essa doença representa tanto para a sociedade quanto para as famílias.

Embora sua etiologia e cura ainda sejam desconhecidas, verificou-se, na última década, um grande incremento em pesquisas internacionais para a detecção precoce e para o tratamento farmacológico. No entanto, no Brasil ainda são poucos os estudos sistematizados e os serviços que ofereçem tratamento para a DA, e quase inexistentes aqueles que oferecem tratamento não farmacológico para os idosos e seus familiares.

Tendo em vista que a DA tem um curso lento e que a maioria das pessoas é mantida e cuidada na própria comunidade, por cuidadores formais ou mais comumente por cuidadoras informais, em sua maioria mulheres, faz-se necessário o enfrentamento deste grande problema de saúde pública mediante a formulação de políticas e programas específicos que objetivem oferecer uma melhor qualidade de vida para estas pessoas idosas e suporte social e familiar.

Como psicóloga clínica especializada na assistência às pessoas idosas e no aconselhamento a suas famílias e cuidadores, venho acompanhando diariamente a enorme dor que esta doença acarreta para a própria pessoa, que sofre uma desintegração de seu eu, assim como para as famílias, que precisam lidar com o luto antecipado de seu ente querido.

Considerando-se que o paciente com DA torna-se progressivamente dependente de sua família, a coesão e estabilização do entorno familiar contribui substancialmente para a melhora do humor e do comportamento do paciente. Da mesma forma, qualquer alteração no ambiente pode vir a causar confusão mental na pessoa idosa. Portanto, a terapêutica utilizada para a pessoa com DA muito frequentemente se dá por meio de intervenções na família e nos seus cuidadores.

Uma vez que já conhecemos as fases da doença e as manifestações dos sintomas emocionais e comportamentais, temos a oportunidade de oferecer boa e adequada informação antecipada aos familiares e cuidadores. A orientação psicoeducacional ajuda não só na abordagem ao paciente, mas também reduz a ansiedade e conflito na família e nos cuidadores, evitando a ocorrência de maus-tratos.

Para tal, todos os profissionais envolvidos precisam estar corretamente treinados e capacitados para poderem ser agentes de uma prática clínica holística.

Em reuniões com os profissionais envolvidos e com a família são desenhadas estratégias sobre a melhor forma de abordar aquele paciente em determinada fase da doença, ajudando no gerenciamento do dia a dia do paciente, na divisão de tarefas no ato de cuidar e na planificação de ações visando a sua proteção.

Na clínica observa-se a melhora, ou ao menos o retardo, na evolução da doença e nos graus de dependência funcional quando o paciente pode ter acesso a tratamentos de reabilitação cognitiva e funcional, mediante o atendimento de profissionais de fisioterapia, fonoaudiologia, terapia ocupacional, educação física e arteterapia, corroborando os estudos internacionais que apontam para a importância na DA da combinação do tratamento farmacológico com o tratamento não farmacológico.

Mas, em nosso país, quantas pessoas com DA podem ter acesso a tratamento multiprofissional em termos privados? Faz-se necessário, portanto, que esta modalidade de atendimento, o tratamento multiprofissional e interdisciplinar, se torne uma política pública.

Embora já seja oferecido gratuitamente o tratamento farmacológico para a DA por meio da farmácia popular, ainda são quase inexistentes programas de reabilitação cognitiva e funcional para pacientes com DA e suporte social para as famílias.

Visando atender a esta necessidade e à carência de tratamento multidisciplinar da DA no país é que o Banco Santander, por meio do programa Talentos da Maturidade, premiou, em 2008, a iniciativa do Centro de Estudos do Instituto de Psiquiatria do HCFMUSP como um programa inovador e merecedor de um investimento privado para a sua implantação.

Quando premiado, o Centro de Estudos acabara de realizar uma pesquisa sistematizada que comprovava a eficácia da reabilitação cognitiva e funcional pelo tratamento multiprofissional associado a grupos de suporte aos cuidadores. Naquele estágio, precisavam de uma parceria que viabilizasse levar a evidência científica para a prática assistencial mediante a implementação de um programa multidisciplinar de intervenção não farmacológica na DA e a formação de grupos de suporte aos familiares.

Uma vez que a categoria "Programas Exemplares do Banco Santander" tem como objetivo realizar um investimento social privado que contribua para o desenvolvimento e para a implementação de programas inovadores voltados para pessoas idosas, nasceu, então, a parceria perfeita.

Assim, este programa foi implantado no Centro de Reabilitação e Hospital Dia (CRHD) do Instituto de Psiquiatria do Hospital das Clínicas da Faculdade de Medicina da USP (IPq-HCFMUSP): um serviço de apoio que objetiva acompanhar o idoso com acometimento psiquiátrico ou neurológico a fim de recuperá-lo e reabilitá-lo para a vida social e familiar, por meio de abordagens multidisciplinares, buscando a melhoria de qualidade de vida.

Ao longo dos anos de 2009 e 2010 tive o privilégio de acompanhar a implantação de intervenções não farmacológicas multidisciplinares por métodos e rotinas assistenciais para a reabilitação de indivíduos idosos com transtornos cognitivos (em sua maioria, pessoas com DA), sob o modelo de hospital dia geriátrico no Centro de Reabilitação Hospital Dia do Instituto de Psiquiatria do Hospital das Clínicas da Faculdade de Medicina da USP (IPq-HCFMUSP).

O objetivo é oferecer estimulação cognitiva e funcional por meio de intervenções multidisciplinares (área de fonoaudiologia, terapia ocupacional, atividade física, psicologia, fisioterapia, educação física e outros) visando a reabilitação cognitiva e funcional dos pacientes de DA.

Enquanto o paciente é submetido às intervenções no hospital dia, são oferecidos, simultaneamente, grupos de suporte aos familiares e cuidadores destes idosos com o objetivo de apoiá-los nas dificuldades diárias através da oferta de orientação psicológica e psicoeducacional. A meta é que eles desenvolvam melhores formas de lidar com os problemas de saúde e de comportamento gerados pelo declínio cognitivo e pela demência ou transtornos de humor e que deem continuidade a esta estimulação após a conclusão do programa.

Este livro é uma coletânea de artigos escritos por profissionais que estão à frente da coordenação e execução deste inovador serviço.

Com fundamentação consistente e com base nas mais avançadas pesquisas nacionais e internacionais, ele relata, a partir de uma perspectiva teórica clínica, a experiência na assistência a idosos com déficit cognitivo, em particular àqueles com doença de Alzheimer.

Dentro de uma perspectiva multiprofissional, apresenta, no primeiro capítulo, avaliação geriátrica ampla, que inclui as avaliações funcionais, cognitivas, equilíbrio e mobilidade, deficiências sensoriais, avaliação do humor e estado emocional, suporte sociofamiliar, condições ambientais e de acessibilidade, capacidade funcional, estado nutricional e avaliação antropométrica, visando a definição de um plano de cuidado que inclui intervenção medicamentosa, comportamental e ambiental.

Em seguida, cada capítulo é dedicado a descrever o tratamento multidisciplinar da DA, iniciando pelo tratamento farmacológico e depois pelas intervenções psicossociais de estimulação cognitiva e funcional, ambiental, e de grupos de suporte aos familiares e cuidadores, realizadas por gerontólogos, fisioterapeutas, fonoaudiólogos, psicólogos, terapeutas ocupacionais, arteterapeutas e educadores físicos e arquitetos. Desta forma, evidencia-se que o tratamento multiprofissional permite retardar o declínio cognitivo e funcional, tratar os sintomas da doença, controlar as alterações de comportamento e proporcionar conforto e qualidade de vida ao idoso e sua família.

Esta publicação, de excelente nível, vem preencher uma grande demanda na literatura gerontológica brasileira e servirá para a capacitação de profissionais da área de saúde, possibilitando, com isso, a disseminação e a replicação deste modelo de assistência para a doença de Alzheimer.

Assim, esperamos que, em breve, se transforme em uma política pública nacional de maneira a promover uma melhor qualidade de vida para as pessoas com doença de Alzheimer e oferecer suporte aos familiares, que até o presente momento vêm assumindo solitariamente e empiricamente o cuidado com estas pessoas idosas.

LAURA MACHADO

Mestre em Psicologia Clínica – PUC/RJ
Gerontóloga pela SBGG
Presidente da Categoria de Programas Exemplares do Banco Santander
Representante da International Association of Gerontology and Geriatrics na ONU

Sumário

Capítulo 1 Avaliação Geriátrica Global 1
Hellen Lívia Drumond Marra
Ivan Aprahamian

Capítulo 2 Rastreio do Declínio Cognitivo em Idosos 17
Ivan Aprahamian

Capítulo 3 Revisão Crítica Sobre a Evolução do Conceito de Comprometimento Cognitivo
Leve e Sua Relação com o Diagnóstico Precoce da Doença de Alzheimer 25
Orestes Vicente Forlenza
Mônica Sanches Yassuda

Capítulo 4 Doença de Alzheimer: Quadro Clínico e Tratamento Medicamentoso 33
Paula Villela Nunes
Ivan Aprahamian
Orestes Vicente Forlenza

Capítulo 5 Gestão em Gerontologia: Integralidade na Atenção ao Idoso e à Família 41
Glenda Dias dos Santos

Capítulo 6 A Estimulação Cognitiva no Comprometimento Cognitivo Leve e Doença de Alzheimer
no contexto Multidisciplinar 51
Paula Schimidt Brum
Mônica Sanches Yassuda

Capítulo 7 Fisioterapia: Uma Proposta Baseada no Treino do Equilíbrio, da Funcionalidade e na
Prevenção de Quedas em Idosos com Déficit Cognitivo 61
Sheila de Melo Borges

Capítulo 8 O Trabalho da Fonoaudiologia com Pacientes com Doença de Alzheimer:
Singularidades e Cotidiano 71
Roberta Massariolli Mirandez

Capítulo 9 Programas de Atividades Físicas para Idosos com Doença de Alzheimer 77
Linda Massako Ueno
Osvaldo Hakio Takeda
Jéssica Akie Kimura

Capítulo 10 Terapia Ocupacional e o Uso de Jogos como Estímulo Cognitivo 87
Giseli de Fátima dos Santos Chaves
Vanessa de Jesus Rodrigues de Paula

Capítulo 11 Métodos e Técnicas de Terapia Ocupacional Utilizados no Tratamento de Idosos com Demência 93
Alexandra Martini de Oliveira

DOENÇA DE ALZHEIMER ▶ Uma perspectiva do tratamento multiprofissional

Capítulo 12 Estimulação Cognitiva Através do Jogo de Xadrez e Sudoku.. 101
Vanessa de Jesus Rodrigues De Paula
Giseli de Fátima dos Santos Chaves

Capítulo 13 Arteterapia para Idosos com Doença de Alzheimer: a Estimulação Cognitiva e o
Encontro com a Arte 109
Rita Cecília Ferreira
Eliana Cecília Ciasca

Capítulo 14 Ambientes Planejados como Fator de Segurança e Conforto para Idosos com Doença
de Alzheimer e seus Cuidadores 119
Maria Luisa Trindade Bestetti

Capítulo 15 Psicoeducação: Possibilidade de Intervenção em Grupos de Cuidadores de Idosos........................ 127
Meire Cachioni
Lais de Oliveira Lopes

Capítulo 16 Atenção Psicogerontológica, Sociofamiliar e Educativa aos Cuidadores e Familiares
de Idosos com Doença de Alzheimer 139
Deusivania Vieira da Silva Falcão

Índice Remissivo 157

1 capítulo

Avaliação
Geriátrica Global

- Hellen Lívia Drumond Marra
- Ivan Aprahamian

"Uma disciplina sensata, da qual toda burocracia foi eliminada, e uma inteligente compreensão e interesse nestas pessoas (os idosos doentes) como indivíduos, muito farão em busca de um ambiente receptivo, sem o qual a maioria dos tratamentos médicos e de enfermagem não será eficaz."

Marjory Warren

Introdução

A vulnerabilidade do idoso é heterogênea e depende de fatores hereditários e do estilo de vida. Reconhecer essas diferenças exige vasto conhecimento da biologia e da fisiologia do envelhecimento. Além das deficiências associadas ao envelhecimento fisiológico (senescência), ele tem maior risco de apresentar disfunções ou doenças (senilidade) que tendem a se acumular ao longo da vida, as quais repercutem na sua funcionalidade e dinâmica sociofamiliar. O *status* físico, cognitivo, psíquico, funcional e social se inter-relacionam diretamente. Assim, o processo de investigação clínica multidimensional necessita de uma abordagem diagnóstica ampla, objetiva e individualizada.

Frequentemente, as queixas do idoso são subestimadas pelos familiares e por ele próprio, muitas vezes retardando uma visita médica e um diagnóstico precoce. O envelhecimento fisiológico e a presença de comorbidades alteram a apresentação das doenças tornando-as atípicas (considerando como referencial o jovem). A desordem em um órgão ou sistema pode se manifestar por sintomas em outros. Por exemplo, confusão mental (*delirium*) pode ser uma manifestação de uma pneumonia ou infecção urinária, e não necessariamente comprometimento direto do sistema nervoso central. Um histórico de quedas pode ser o resultado de polifarmácia e iatrogenia. Várias doenças podem se manifestar com a mesma sintomatologia. A gravidade das doenças está relacionada com a capacidade de compensação dos sistemas. Portanto, o idoso, que tem menor reserva homeostática, apresenta mecanismos compensatórios menos eficientes, comprometendo o organismo como um todo.

O termo "Avaliação Geriátrica Ampla" (AGA) – *Comprehensive Geriatric Assessment* – começou a ser utilizado no Reino Unido no final da década de trinta. Em 1936, a médica Marjory Warren assumiu a chefia de um grande hospital londrino o qual anexara uma enfermaria com 714 pacientes crônicos, imobilizados e negligenciados, considerados "incuráveis". Bons cuidados de enfermagem mantinham os pacientes vivos, porém, incapacitados. Ela atribuiu tal situação a vários fatores, tais como ausência de um diagnóstico médico apropriado, falta de supervisão médica, tratamento insuficiente, falta de uma equipe multidisciplinar e ausência de reabilitação. A Dra. Warren avaliou sistematicamente cada um dos pacientes e iniciou a reabilitação de todos eles, conseguindo que a maioria deixasse de ser imobilizada e dependente, sendo que muitos receberam alta do hospital. O número de pacientes da enfermaria foi reduzido para 200 idosos.[1]

Objetivos

A AGA visa determinar as deficiências, incapacidades e desvantagens do idoso, direcionando um diagnóstico completo, com planejamento do cuidado, acompanhamento em longo prazo e melhora da qualidade de vida. Difere da avaliação clínica padrão (anamnese completa e exame físico) por enfatizar a avaliação da capacidade funcional e da qualidade de vida, e por basear-se em escalas e testes quantitativos.[3,4] A avaliação é mais completa pela demanda natural da senescência; engloba medidas de promoção da saúde e ações preventivas, curativas, reabilitadoras e paliativas. Tem caráter multidimensional e, frequentemente, interdisciplinar. Agrega profissionais e métodos derivados de várias áreas de atuação em saúde e reabilitação (fisioterapia, fonoaudiologia, terapia ocupacional, psicologia, nutrição, enfermagem, assistência social, odontologia). Diante de tantos profissionais envolvidos, é fundamental o gerenciamento do paciente pelo médico geriatra e a prática efetiva da interdisciplinaridade, para que não haja fragmentação do cuidado.

A avaliação global sempre resulta em um plano de ação, seja ele contemplado por cuidados, intervenção medicamentosa, comportamental ou ambiental, ou por reabilitação, aconselhamento e orientação familiar, institucionalização ou internação hospitalar.[4] É indispensável a todos os idosos, especialmente os de alto risco, tais como: maiores de 80 anos, aqueles que vivem só, em luto ou depressão, com deficiência cognitiva, com histórico de quedas frequentes, com incontinências urinária ou fecal, idosos frágeis ou com síndrome de imobilidade, portadores de múltiplas comorbidades e polifarmácia, com declínio da capacidade funcional e idosos com indicação de cuidados paliativos.

Breve fundamentação teórica

A AGA é composta pelos parâmetros da condição de saúde do idoso (Classificação Internacional da Funcionalidade, Incapacidade e Saúde – C.I.F.). Enfatiza a funcionalidade (funções do corpo, atividades e participação) e a presença de doenças e incapacidades (deficiências, limitação de atividades e restrição na participação).

A Organização Mundial de Saúde (OMS) conceitua e classifica três domínios em que determinado dano ou lesão pode causar disfunção para o paciente:[5]

1. **Deficiência** (*Impairment*): anomalia ou perda da estrutura corporal, aparência ou função de um órgão ou sistema.
2. **Incapacidade** (*Disability*): restrição ou perda de habilidades.
3. **Desvantagem** (*Handicap*): restrições ou perdas sociais e/ou ocupacionais experimentadas pelo indivíduo.

Consideremos como exemplo um idoso com doença de Alzheimer. Sua estratificação pela CIF poderia ser da seguinte forma:

- **Dano ou lesão:** doença de Alzheimer.
- **Deficiência:** *déficit* ou insuficiência cognitiva.
- **Incapacidade:** declínio funcional para executar as atividades da vida diária.
- **Desvantagem:** diminuição das oportunidades de trabalho, lazer e atividades sociais, dificuldade em cuidar de si próprio, dependência de terceiros.

A funcionalidade global é determinada pela autonomia e pela independência funcional, e está diretamente relacionada com a qualidade de vida do idoso.

A autonomia depende da cognição e do humor. É a capacidade individual de decisão e o comando sobre as ações, estabelecendo e seguindo as próprias regras. Inclui a privacidade, a livre escolha, autogoverno, independência moral e liberdade individual para satisfazer as próprias necessidades e sentimentos.

CAPÍTULO 1 ▸ Avaliação Geriátrica Global

A independência funcional depende da mobilidade e da comunicação. É a capacidade individual de execução, de realizar algo com os próprios meios. Permite que o idoso viva sem requerer ajuda para a execução das atividades básicas e instrumentais de vida diária.

Continuando o exemplo acima, associemos ao quadro demencial em estágio moderado uma história de hipertensão arterial, zumbido e hipoacusia (deficiência auditiva), catarata e quedas. O idoso está em uso de antipsicótico, anticolinesterásico, anti-hipertensivo e diurético. Sua funcionalidade global estaria diminuída quanto a:

- **Autonomia**: pelo *déficit* cognitivo.
- **Independência:** pela instabilidade postural, incontinência urinária provável, dificuldade para se comunicar e para perceber o ambiente.
- **Riscos:** queda, isolamento social, transtorno depressivo, *delirium*, desgaste do cuidador/familiar.
- **Ação:** ajuste medicamentoso, reabilitação labiríntica e adaptação de aparelho auditivo, correção da catarata (cirúrgica), fisioterapia motora, orientação familiar (treinamento, cuidador, adaptação ambiental), terapia ocupacional.

Estrutura e descrição dos atendimentos

Sistematicamente, o processo de abordagem do idoso pela AGA inclui vários parâmetros que serão vistos a seguir:

Equilíbrio e mobilidade

Os idosos apresentam maior tendência à instabilidade postural, às alterações da marcha e ao risco de quedas. Para se avaliar a marcha e o equilíbrio pode-se utilizar um ou mais instrumentos disponíveis, muitos deles validados no Brasil. É importante perguntar se há histórico de quedas e fraturas, o número de quedas no último ano, se há necessidade de instrumentos auxiliares da marcha, como bengalas ou andadores.

- ***Timed get up and go test***:[6] é um teste simples e rápido, que avalia marcha, equilíbrio, velocidade e transferência. O paciente é solicitado a levantar-se de uma cadeira (altura do assento de 45 cm e dos braços de 65 cm), deambular 3 metros, retornar e sentar-se novamente, enquanto o tempo despendido na realização desta tarefa é cronometrado. Pontuação:
  - **Até 10 segundos:** desempenho normal para adultos saudáveis;
  - **Entre 11 e 20 segundos:** considera-se normal para idosos frágeis ou com deficiência, os quais tendem a ser independentes na maioria das AVD;
  - **Acima de 20 segundos:** necessária avaliação mais detalhada do indivíduo para verificar o grau de comprometimento funcional.

O *timed get up and go* enfatiza a análise qualitativa da marcha e fornece dados importantes para a definição do tipo e causa da instabilidade da marcha e o risco de quedas. A queda aumenta a morbimortalidade isoladamente – o fato de cair produz efeitos psicológicos como o medo de uma nova queda, ocasionando perda funcional e imobilidade.

Função cognitiva

A incidência de síndromes demenciais dobra a cada 5,1 anos após os 60 anos de idade. Aos 64 anos a prevalência está entre 5 a 10%, passando para 15 a 20% aos 75 anos.

Os testes de rastreio (*screening*) são utilizados para a avaliação da função mental de idosos. Têm como objetivo detectar alterações precoces em diferentes domínios da cognição e auxiliar no delineamento das limitações para o planejamento terapêutico. A bateria neuropsicológica trata-se de um conjunto complexo de testes, indicada para esclarecer os casos duvidosos. Os testes de triagem, habitualmente aplicados, são: miniexame do estado mental, fluência verbal e desenho do relógio.

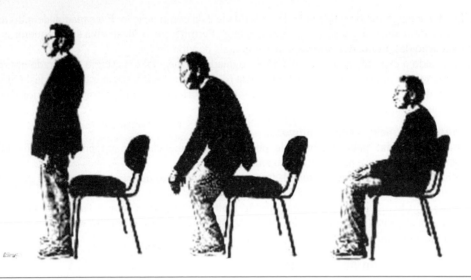

Figura 1.1 *Timed get up and go test.*

O miniexame do estado mental[7] é o teste de triagem mais utilizado. Seu amplo uso é justificado pela simplicidade e curto tempo na administração, além de ser validado no Brasil em diversas populações diferentes.[8,9,10] O MEEM possibilita avaliar diferentes domínios da cognição: memória, orientação, atenção, cálculo e linguagem. É composto de 11 itens e a pontuação máxima é de 30 pontos. Embora seja um exame útil, deve ser entendido como teste de rastreio; isto é, não fornece um diagnóstico. Outra característica importante do MEEM é influência da escolaridade e estratificação dos escores. Atualmente, aceita-se uma pontuação de corte de 20 para analfabetos, 25 pontos para aqueles com 1 a 4 anos de escolaridade, 26 para os com 5 a 8 anos, 28 para 9 a 11 anos e 29 para os com mais de 11 anos de escolaridade.[10] Pontuação inferior aos pontos de corte sugere *déficit* cognitivo. Porém, quadros de depressão, desinteresse e falta de motivação para realizar o teste influenciam o desempenho do teste e devem ser descartados antes de concluir que realmente se trata de uma disfunção cognitiva.

O teste de fluência verbal[11] avalia função executiva, linguagem e memória semântica. É extremamente simples e consiste na avaliação de categorias semânticas pré-definidas, por exemplo, animais e frutas. Solicita-se ao paciente que enumere o máximo de animais (ou frutas) no menor tempo possível. O aplicador cronometra um minuto. Este teste também depende do nível de escolaridade.

O teste do desenho do relógio (TDR)[12] avalia função executiva (planejamento), memória semântica, linguagem (compreensão do comando), praxia, função visuoespacial. Tem uma interpretação visual. O avaliador fornece uma folha de papel em branco e solicita que o paciente desenhe um relógio com todos os números dentro e depois desenhar os ponteiros marcando onze horas e dez minutos[12] ou duas horas e cinquenta minutos.[13] O teste não é cronometrado e pode ser repetido quantas vezes forem necessárias. Apesar da falta de um modo único padronizado de administração e correção, o TDR é amplamente aceito como um instrumento de rastreio cognitivo.[14] As diferenças entre os métodos variam em função da instrução dada para realizar a tarefa (círculo oferecido ou não previamente, a hora a ser marcada) e do sistema de escore a ser utilizado.[15] Os mais empregados na clínica são os propostos por Shulman (escore máximo de 5) e Sunderland (escore máximo de 10). Os resultados também são influenciados pela escolaridade.

CAPÍTULO 1 ▶ Avaliação Geriátrica Global

Tabela 1.1 Miniexame do estado mental.

Orientação temporal	/5	Evocação	/3
• Dia da semana	/1	**Linguagem**	
• Dia do mês	/1	Nomear: relógio e caneta	/2
• Mês	/1	Repetir: "Nem aqui, nem ali, nem lá."	/1
• Ano	/1	Comando verbal: "Pegue este papel com sua mão direita, dobre ao meio e coloque no chão."	/3
• Hora aproximada	/1		
Orientação espacial	/5		
• Local específico (aposento ou setor)	/1		
		Ler e obedecer: "Feche os olhos".	/1
• Instituição (hosp., clínica)	/1	Escrever uma frase (abaixo)	/1
• Bairro ou rua próxima	/1	Copiar desenho (abaixo)	/1
• Cidade	/1		
• Estado	/1	**Pontuação total (30):**	/30
Memória imediata	/3		
• Vaso, carro, tijolo	/3	**Frase:**	
Atenção e cálculo	/5		
100 – 7 sucessivos: 93 – 86 – 79 – 72 – 65			

Adaptado de Folstein, 1975.

Deficiências sensoriais

Em torno da metade dos idosos apresenta algum grau de deficiência auditiva e/ou visual. Estes sintomas podem predispor a quedas, *delirium* e isolamento social.

Os principais problemas visuais no idoso são catarata, glaucoma, retinopatia diabética e degeneração macular da retina. Na avaliação visual, deve-se perguntar sobre dificuldades no dia a dia, como para conduzir um veículo, assistir à TV e ler. Se necessário, pedir para usar as lentes corretivas e ler uma revista ou jornal (25 cm), reconhecer faces (a 4 m), ou usar instrumentos para avaliação, como o cartão de Jaeger (Figura 1.2) e o teste de Snellen (leitura a 5 m) (Figura 1.3).

Com o envelhecimento, há redução da acuidade auditiva do tipo neurossensorial (dificuldade para ouvir sons agudos) e de condução (presença de rolha de cerume, facilmente detectada à otoscopia). Ocorrem com mais frequência zumbido e vertigem, e consequente aumento do risco de quedas. A hipoacuidade auditiva predispõe ao isolamento social e a sintomas depressivos. A audição pode ser avaliada de maneira simples pelo teste do sussurro (60 cm de cada ouvido, fora do campo de visão do idoso).

Avaliação do humor e do estado emocional

Sintomas neuropsiquiátricos, como depressão, ansiedade, agitação, apatia e alucinações geralmente estão presentes no idoso, inicialmente sem declínio cognitivo. Porém, estão fortemente associados ao contexto das síndromes demenciais, sendo até mesmo preditivos destas, incluindo a doença de Alzheimer, demência vascular, demência frontotemporal, demência por corpos de Lewy, e mesmo no comprometimento cognitivo leve.

A prevalência de depressão em idosos da comunidade é cerca de 15%, semelhante a outras faixas etárias. A sintomatologia depressiva no idoso pode assemelhar-se à depressão em outras faixas etárias,

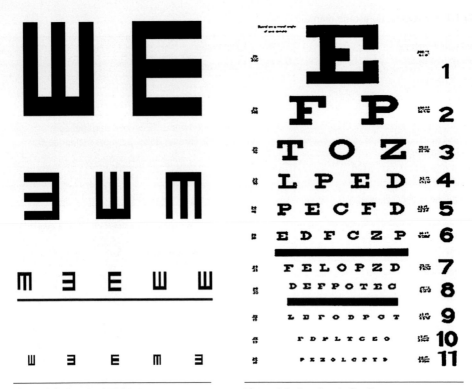

Figura 1.2 Cartão de Jaeger.   Figura 1.3 Quadro de Snellen.

porém, também apresenta algumas peculiaridades ou tendências. Há predomínio de sintomas ansiosos, de queixas somáticas e de memória. Há menor ocorrência de sentimentos de desvalia ou culpa. É importante especificar se houve episódios prévios ou se o início dos sintomas é tardio, isto é, após os 65 anos. Para a triagem da depressão, podemos utilizar a escala de depressão geriátrica[16] (Tabela 1.2), que possui duas versões validadas, de 15 ou 30 itens (pontos de corte = 5 e 11, respectivamente). A sensibilidade varia entre 70 a 100% e a especificidade entre 64 e 90%. Essa escala é a mais utilizada em idosos, pois além de sua fácil aplicação, permite o acompanhamento da resposta ao tratamento. Outra vantagem é a possibilidade do acompanhante ou cuidador poder responder às questões.

Tabela 1.2 Escala de Depressão Geriátrica (GDS-15).

Para cada questão, escolha a opção que mais se assemelha ao que o(a) senhor(a) está sentindo.		
1. Você está basicamente satisfeito com sua vida?	sim	**não**
2. Você se aborrece com frequência?	**sim**	não
3. Você se sente um inútil nas atuais circunstâncias?	**sim**	não
4. Você prefere ficar em casa a sair e fazer coisas novas?	**sim**	não
5. Você sente que sua situação não tem saída?	**sim**	não
6. Você tem medo que algum mal vá lhe acontecer?	**sim**	não
7. Você acha que sua situação é sem esperanças?	**sim**	não
8. Você acha maravilhoso estar vivo?	sim	**não**

CAPÍTULO 1 ▸ Avaliação Geriátrica Global

Tabela 1.2 Escala Geriátrica de Depressão (GDS-15). (*continuação*)

9. Você sente que sua vida está vazia?	**sim**	não
10. Você sente que a maioria das pessoas está melhor que você?	**sim**	não
11. Você se sente com mais problemas de memória do que a maioria?	**sim**	não
12. Você deixou muitos de seus interesses e atividades?	**sim**	não
13. Você se sente de bom humor a maior parte do tempo?	sim	**não**
14. Você se sente cheio de energia?	sim	**não**
15. Você se sente feliz a maior parte do tempo?	sim	**não**
Escore (número de respostas em negrito): Se total >5: suspeita de depressão	_____	

Suporte sociofamiliar

Algumas perguntas simples podem ser direcionadas ao paciente e aos seus familiares para se avaliar a rede de suporte ao idoso como apresentado na Tabela 1.3.

Tabela 1.3 Risco psicossocial na esfera familiar.

	sim	não
1. Se tem algum problema, sente que a família se preocupa o necessário?		
2. Sente-se aceito na família?		
3. Sente que é escutado e que compartilham consigo problemas e preocupações familiares?		
4. Sente-se compreendido?		
5. Sente-se protegido, sem que isto limite sua vida pessoal?		
6. Sente-se satisfeito com a maneira como é tratado na família?		
7. Viuvez (recente)?		
8. Perda de filhos (recente)?		
9. Vive sozinho?		
10. Há conflitos entre as gerações que compõem a família?		
11. O idoso aceita e respeita as opiniões dos demais membros da família?		
12. O idoso participa da vida comunitária e da sociedade em que vive?		
13. O idoso tem amigos e pode contar com eles nos momentos difíceis?		

O estresse do cuidador, familiar ou cuidador formal, pode ser avaliado pelo inventário do cuidador[17] apresentado da Tabela 1.4.

DOENÇA DE ALZHEIMER ▶ Uma perspectiva do tratamento multiprofissional

Tabela 1.4 Avaliação do estresse do cuidador.

Inventário do Fardo do Cuidador					
Nome:		Sexo:	(F)	(M)	Idade
Data:		Grau de parentesco:			
Veja uma lista de descrições do que as pessoas que cuidam de outras às vezes sentem. Para cada enunciado indique com que frequência acontece de você se sentir assim: **0.** NUNCA; **1.** não na última semana; **2.** 1 ou 2 vezes na última semana; **3.** 3 a 6 vezes na última semana; **4.** diariamente (não há resposta certa ou errada)					
Com que frequência acontece de você...	Nunca 0	Não na última semana 1	1 ou 2 vezes na última semana 2	3 a 6 vezes na última semana 3	Diariamente 4
1. Sentir que por causa do tempo dedicado ao cuidado do seu parente você não tem mais tempo suficiente para você?					
2. Se sentir dividido entre os cuidados do seu parente e as outras responsabilidades familiares ou de trabalho?					
3. Se sentir colérico quando você está na presença do seu parente?					
4. Sentir que seu parente atrapalha suas relações com outros membros da família ou amigos?					
5. Se sentir tenso quando está com o seu parente?					
6. Sentir que a sua saúde se deteriorou por causa de sua implicação com o seu parente?					
7. Sentir que você não tem tanta privacidade quanto gostaria por causa do seu parente?					
8. Sentir que sua vida social se deteriorou por causa do cuidado que você dedica ao seu parente?					
9. Sentir que você perdeu o controle da sua vida após a doença de seu parente?					
10. Sentir que você não sabe bem o que fazer pelo seu parente?					
11. Sentir que você deveria fazer mais pelo seu parente?					
12. Sentir que você poderia oferecer melhores cuidados ao seu parente?					
13. No final das contas, com que frequência acontece de você sentir que os cuidados do seu parente são **um fardo, um peso, uma carga?**					

CAPÍTULO 1 ▶ Avaliação Geriátrica Global

Tabela 1.6 Escala de Lawton-Brody para as AIVDs.

Função – AIVDs	Independência	Dependência	
		Parcial	**Completa**
	Faz sozinho, totalmente, habitualmente e corretamente a atividade considerada	**Faz parcialmente ou não corretamente a atividade ou com pouca dificuldade ou com alguma ajuda**	**O idoso não faz a atividade considerada**
Você é capaz de preparar as suas refeições?	Sem ajuda	Com alguma ajuda	Incapaz
Você é capaz de tomar os seus remédios?	Sem ajuda: nas doses e horários corretos	Alguém prepara as drogas ou lembra o horário	Incapaz
Você é capaz de fazer compras de mercearia, padaria, etc?	Sem ajuda	Com alguma ajuda	Incapaz
Você é capaz de controlar o seu dinheiro?	Sem ajuda	Com alguma ajuda	Incapaz
Você é capaz de usar o telefone?	Sem ajuda	Com alguma ajuda	Incapaz
Você é capaz de arrumar a sua casa?	Sem ajuda	Com alguma ajuda	Incapaz
Você é capaz de lavar a sua roupa?	Sem ajuda	Com alguma ajuda	Incapaz
Você é capaz de fazer pequenos trabalhos domésticos?	Sem ajuda	Com alguma ajuda	Incapaz
Você é capaz de sair de casa sozinho(a) para lugares mais distantes?	Sem ajuda	Com alguma ajuda	Incapaz
Você é capaz de sair de condução?	Sem ajuda	Com alguma ajuda	Incapaz
Você é capaz de pentear o cabelo?	Sem ajuda	Com alguma ajuda	Incapaz
Você é capaz de cortar as unhas do pé?	Sem ajuda	Com alguma ajuda	Incapaz

AVD's Instrumentais segundo Lawton-Brody e BONFAQ modificadas.

De forma geral, as atividades diárias permitem recomendações clínicas importantes para o bem-estar do idoso, desde a indicação do uso de uma órtese para auxiliar sua locomoção, alterações estruturais no sanitário para segurança ou facilidade, até a permanência de um cuidador em tempo integral e institucionalização. Para auxiliar a avaliação do estado funcional, o médico deve saber a respeito do ambiente em que o idoso vive e sua rede social (número de pessoas interessadas em seu bem-estar e cuidado, atividades sociais realizadas, suporte social público ou privado no qual o idoso está inserido).

Estado nutricional

A interação de fatores genéticos e ambientais ao longo da vida é determinante na qualidade de vida do idoso, e a nutrição exerce um papel preponderante no processo do envelhecimento. O estado nutricional seria a condição de saúde influenciada pelo consumo e pela utilização e necessidade de nutrientes. A avaliação nutricional geral deve incluir informações adicionais sobre ingestão de alimentos, dados antropométricos e bioquímicos, medicamentos em uso, saúde oral (estomatite, uso de prótese, gengivite), distúrbios da deglutição, consumo de bebida alcoólica e de tabaco.

Avaliação antropométrica

A antropometria detecta, de forma indireta e não invasiva, informações sobre os tecidos muscular e adiposo, a ocorrência do peso baixo ou excessivo. Assim como o sobrepeso e a obesidade, o baixo peso é bom indicador prognóstico para diferentes patologias e relaciona-se com importante aumento no risco de morbidade e de mortalidade. A perda de peso, ou mudanças na composição corporal, relatada ou verificada pelo paciente, deve ser considerada, pois a perda de peso de 10% ou mais, em um período de seis meses, é um provável indicador de problemas de saúde do idoso. A avaliação antropométrica também serve para monitorar os efeitos de uma intervenção nutricional.

Índice de Massa Corporal (IMC)

É consenso que o uso do IMC (obtido dividindo-se o peso corporal em quilogramas pela altura elevada ao quadrado, em metros) para a população de 60-69 anos pode adotar os mesmos pontos de corte adotados para a classificação do baixo peso dos adultos. Já para a faixa de idoso com idade igual ou superior a 70 anos, os pontos de corte associados com risco nutricional, morbidade e mortalidade devem ser mais precisamente estabelecidos, alertando para a maior necessidade de se associar a antropometria a outros indicadores (bioquímicos e clínicos).

- **IMC < 22: baixas reservas corporais:** aumenta o risco de declínio funcional e de autonomia, de infecções, de má cicatrização e de menor resposta terapêutica cirúrgica e medicamentosa.
- **IMC > 27: excesso de gordura corporal**: aumenta o risco de declínio funcional e de autonomia, hipertensão arterial, diabetes, osteoartrose, coronariopatias.

Circunferência da cintura abdominal

Evidencia uma relação importante com o risco do aparecimento de eventos cardiovasculares, pela deposição de gordura altamente mobilizável na região do abdome. Sua medida é feita com uma fita métrica flexível e inextensível, colocada em plano horizontal no nível da linha natural da cintura. Quando houver dificuldade em identificar a cintura, a medida deve ser feita no ponto médio entre a última costela e a crista ilíaca.

Altura do joelho

É um bom indicador, pela correlação com a estatura. Utilizado para estimar a altura de idosos acamados, com acentuada curvatura da coluna ou incapazes de manter-se em pé. Preconiza-se o idoso sentado, perna esquerda em posição de 90°, antropômetro do calcanhar até a rótula do joelho.

Circunferência da Panturrilha (CP)

É a medida mais sensível de massa muscular para pessoas idosas.

A sarcopenia é a perda de massa muscular, com decréscimo da força e da resistência muscular. A força muscular é insuficiente para realizar as tarefas normais associadas a um estilo de vida independente. Está significantemente associada à perda de independência.

A tomada da medida da CP é feita em posição supina, joelho dobrado em ângulo de 90°, calcanhar apoiado na cama ou cadeira, medindo a maior circunferência com fita métrica. Valores inferiores a 31 cm indicam perda de massa muscular, com sensibilidade de 44,3% e especificidade de 91,4%.[20]

CAPÍTULO 1 ▶ Avaliação Geriátrica Global

Miniavaliação Nutricional (MAN)

Tem como objetivo estabelecer o risco individual de desnutrição e intervir precocemente em situações de risco.[21] É composta de perguntas simples sobre dados antropométricos, dietéticos, avaliação global e autoavaliação (Tabela 1.7).

Tabela 1.7 Miniavaliação Nutricional (MAN).

Triagem
A. Nos últimos meses, houve diminuição da ingestão alimentar devido à perda de apetite, problemas digestivos ou dificuldade para mastigar e deglutir? (0) diminuição severa da ingestão; (1) diminuição moderada da ingestão; (2) sem diminuição da ingestão.
B. Perda de peso nos últimos meses: (0) superior a três quilos; (1) não sabe informar; (2) entre um e três quilos; (3) sem perda de peso.
C. Mobilidade: (0) restrito ao leito ou à cadeira de rodas; (1) deambula, mas não é capaz de sair de casa; (2) normal.
D. Passou por algum estresse psicológico ou doença aguda nos últimos três meses? (0) sim; (2) não.
E. Problemas neuropsicológicos: (0) demência ou depressão graves; (1) demência leve; (2) sem problemas psicológicos.
F. Índice de massa corporal: (0) IMC < 19; (1) $19 \leq IMC < 21$; (2) $21 \leq IMC < 23$; (3) $IMC \geq 23$

A. Escore Triagem (subtotal, máximo 14 pontos) Soma dos pontos
(0) normal (12 pontos ou mais); (1) possibilidade de desnutrição (11 pontos ou menos) Avaliação global
G. O paciente vive em sua própria casa (não em casa geriátrica ou hospital) (0) não; (1) sim.
H. Utiliza mais de três medicamentos diferentes por dia? (0) sim; (1) não.
I. Lesões de pele ou escaras? (0) sim; (1) não.
J. Quantas refeições faz por dia? (0) uma refeição; (1) duas refeições; (2) três refeições.
K. O paciente consome:
1. Pelo menos uma porção diária de leite ou derivados (queijo, iorgurte)?   ( ) 0. sim;   ( ) 1. não.
2. Duas ou mais porções semanais de legumes ou ovos: ( ) 0. sim;   ( ) 1. não.
3. Carnes, peixes ou aves todos os dias: ( ) 0. sim;   ( ) 1. não.

Pontuação

0,0 = nenhuma ou uma resposta "sim"
    0,5 = duas respostas "sim"
    1,0 = três respostas "sim"

L. O paciente consome duas ou mais porções diárias de frutas ou vegetais: (0) não; (1) sim.
M. Quantos copos de líquidos (água, suco, café, chá, leite) o paciente consome por dia?   0,0 = menos de três; 0,5 = três a cinco copos; 1,0 = mais de cinco copos.
N. Modo de se alimentar: (0) não é capaz de se alimentar sozinho; (1) alimenta-se sozinho, porém com dificuldade; (2) alimenta-se sozinho sem dificuldade.
O. O paciente acredita ter algum problema nutricional? (0) acredita estar desnutrido; (1) não sabe dizer; (2) acredita não ter problema nutricional.
P. Em comparação com as pessoas da mesma idade, como o paciente considera a sua própria saúde?   0,0 = não muito boa; 0,5 = não sabe informar; 1,0 = boa; 2,0 = melhor.
Q. Circunferência do braço (CP) em cm: 0,0 = CB < 21; 0,5 = $21 \leq CB \leq 22$; 1,0 = CB > 22
R. Circunferência da panturrilha (CP) em cm: 0 = CP < 31; 1 = $CP \geq 31$

14 DOENÇA DE ALZHEIMER ▶ Uma perspectiva do tratamento multiprofissional

Tabela 1.7 Miniavaliação Nutricional (MAN). (*continuação*)

B. Escore Avaliação Global (máximo 16 pontos) C. Escore Total (máximo 30 pontos) Soma de A+B
Escore de indicação de desnutrição Bem nutrido: MAN 1 > 23,5 pontos Em risco de desnutrição: 17 ≤ MAN 2 ≤ 23,5 pontos Desnutrido: MAN 3 < 17 pontos

Fonte: Referência 77.

Avaliação bioquímica

Os parâmetros objetivos para a avaliação nutricional são: proteínas plasmáticas (albumina), hemograma/contagem total de linfócitos, colesterol total (níveis baixos estão associados a aumento de morbimortalidade).

Calendário vacinal

Desde 2004 vigora no Brasil o calendário obrigatório de imunização do idoso (Tabela 1.8). As vacinas indicadas são a anti-influenza, a antipneumocócica e contra tétano. As vacinas anti-hepatite B e antivaricela são recomendadas apenas a grupos específicos de idosos.

Tabela 1.8 Calendário vacinal do idoso – Programa Nacional de Imunizações (PNI).

Idade	Vacinas	Doses	Doenças evitadas
A partir de 20 anos	dT (Dupla tipo adulto) (1)	1ª dose	Contra Difteria e Tétano
	Febre amarela (2)	dose inicial	Contra Febre Amarela
	SCR (tríplice viral) (3)	dose única	Contra Sarampo, Caxumba e Rubéola
2 meses após a 1ª dose contra Difteria e Tétano	dT (Dupla tipo adulto)	2ª dose	Contra Difteria e Tétano
4 meses após a 1ª dose Difteria e Tétano	dT (Dupla tipo adulto)	3ª dose	Contra Difteria e Tétano
a cada 10 anos, por toda a vida	dT (Dupla tipo adulto) (4)	reforço	Contra Difteria e Tétano
	Febre amarela	reforço	Cntra Febre Amarela
60 anos ou mais	Influenza (5)	dose anual	Contra influenza ou Gripe
	Peneumococo (6)	dose única	Contra Pneumonia causada pelo pneumococo

Considerações finais

O principal objetivo da AGA é a pró-atividade na avaliação do idoso: detectar as deficiências, incapacidades e desvantagens que os pacientes idosos possam apresentam, quantificá-las e identificar aqueles frágeis e de alto risco para se estabelecer medidas preventivas, terapêuticas e reabilitadoras. A AGA complementa o exame clínico tradicional, melhora a precisão diagnóstica e a abordagem preventiva em saúde global.

CAPÍTULO 1 ▶ Avaliação Geriátrica Global

Leituras recomendadas

1. Freitas EV, Py L, Neri AL, Cançado FAX, Gorzoni ML, Rocha SM. Tratado de Geriatria e Gerontologia. 2ª ed. Guanabara Koogan, 2006.
2. Carvalho Filho ET, Papaléo Netto M. Geriatria – Fundamentos, Clínica e Terapêutica. 2ª ed. Editora Atheneu, 2005.
3. Moraes EM. Princípios Básicos de Geriatria e Gerontologia 1ª. ed. Coopmed Editora Médica, 2008.

Bibliografia

1. Kong TK. Dr. Marjory Warren: the mother of geriatrics. J HK Genatr Soc 2000; 10: 102-5.
2. Rubenstein LZ, Josephson KR, Nichol-Seamons M, Robbins AS. Comprehensive health screening of well elderly adults. J Gerontol 1986; 41:343-52.
3. Rubenstein LZ, Campbell LJ, Kane RL. Geriatric Assessment. WB Saunders, Philadelphia, 1987.
4. Rubenstein, L.Z. Instrumento de avaliação. In: ABRAMS W.B., BERKOW, R., FLETCHE A. J. (eds). Manual Merck de Geriatria. São Paulo: Roca, 1995. p.180-185.
5. Rubenstein LV, Calkins DR, Greenfield S, Jette AM, Meenan RF, Nevins MA, et al. Health status assessment for elderly patients. Report of the Society of General Internal Medicine Task Force on Health Assessment. J Am Geriatr Soc 1989; 37:562-9.
6. Mathias S, Nayak USL, Isaacs B. Balance in elderly patients: "the get up and go" test. Arch Phys Med Rehab 1986; 67:387-9.
7. Folstein M, Folstein S, McHugh P. Minimental state: a pratical method for grading the cognitive state of patients for the clinician. J Psychiatr Res 1975; 12:189-98.
8. Bertolucci PHF, Brucki SMD, Campacci SR, Juliano Y. O miniexame do estado mental em uma população geral: impacto da escolaridade. Arq Neuropsiquiatr 1994; 52:1-7.
9. Almeida OP. Miniexame do estado mental e o diagnóstico de demência no Brasil. Arq Neuropsiquiatr 1998; 56(3-B):605-12.
10. Brucki SMD, Nitrini R, Caramelli P, Bertolucci PHF, Okamoto IH. Sugestões para o uso do miniexame do estado mental no Brasil. Arq Neuropsiquiatr 2003; 61:777-81.
11. Brucki SM, Rocha MS. Category fluency test: effects of age, gender and education on total scores, clustering and switching in Brazilian Portuguese-speaking subjects. Braz J Med Biol Res. 2004 Dec;37(12):1771-7. Epub 2004 Nov 17.
12. Shulman KI, Shedletsky R, Silver IL. The chalenge of time: clock-drawing and cognitive function in the elderly. Int J Geriatr Psychiatry. 1986;1(2):135-40.
13. Sunderland T, Hill JL, Mellow AM, Lawlor B, Gundersheime J, Newhouse P, et al. Clock drawing in Alzheimer´s disease: a novel measure of dementia severity. J Am Geriatr Soc 1989; 37:725-9.
14. Aprahamian I, Martinelli JE, Neri AL, Yassuda MS. The Clock Drawing Test. A review of its accuracy in screening for dementia. Dement Neuropsychol 2009; 3(2):74-80.
15. Atalaia-Silva KC, Lourenço RA. Translation, adaptation and construct validation of the Clock Test among elderly in Brazil. Rev Saúde Pública 2008; 42(5):930-7. [Article in English, Portuguese].
16. Yesavage J, Brink T, Rowe T, et al. Development and validation of a geriatric depression screening scale: a preliminary report. J Psychiatr Res 1983; 17:37-49.
17. INVENTARIO DO FARDO DO CUIDADOR: Maslach, C., Schaufeli, W. B. & Leiter, M. P. (2001). Job Burnout. Annual. Review of Psychology., 52, 397-422.
18. Katz S, Ford AB, Moskowitz RW, et al. Studies of illness in the aged. The index of ADL: a standardized measure of biological psychosocial function. JAMA 1963; 185:914-19.
19. Lawton MP, Brody EM. Assessment of older people: self-maintaining and instrumental activities of daily living. Gerontologist 1969; 9:179-86.
20. Hofman A, Grobbee DE, de Jong PT, van den Ouweland FA. Determinants of disease and disability in the elderly: the Rotterdam Elderly Study. Eur J Epidemiol. 1991 Jul;7(4):403-22.
21. Rubenstein LZ, Harker JO, Salva A, Guigoz Y, Vellas B. Screening for Undernutrition in Geriatric Practice: Developing the Short-Form Mini Nutritional Assessment (MNA-SF). J. Geront. 2001; 56A: M366-377

2 capítulo

Rastreio do Declínio Cognitivo em Idosos

- Ivan Aprahamian

Introdução

A demência é um problema crescente de saúde pública, com prevalência de 3% a 11% entre pessoas com 65 anos ou mais.[1] Em estudos nacionais, observou-se a prevalência de 7,1% casos de demência entre indivíduos com idade igual ou superior a 65 anos e incidência anual de 7,7 casos por 100.000 habitantes.[2,3,4] No Brasil, cuja população idosa é de aproximadamente 15 milhões de pessoas, essa estatística é muito semelhante à mundial, mesmo quando comparada aos países desenvolvidos.[5] Nos Estados Unidos foram estimados 7 milhões de casos no ano de 2000, podendo chegar a 18 milhões em 2050.[6] A etiologia mais frequente da síndrome demencial é a doença de Alzheimer (DA), em sua forma pura, compreendendo 55 e 65%. A doença de Alzheimer é a etiologia mais diagnosticada também na atenção primária, com 60% dos casos.[1] O diagnóstico precoce da demência parece ser fundamental. Diversos especialistas julgam interessante antecipar ao máximo seu diagnóstico para um melhor planejamento pessoal e familiar do paciente, que pode aproveitar a convivência com entes queridos, expressar seus desejos futuros frente ao curso da doença e seu prognóstico, escolher um representante legal para fazer valer suas vontades e exercer controle sobre diversos aspectos (finanças, saúde, moradia, entre outros), além de tentar terapias farmacológicas sintomáticas que visam estabilizar a doença por um determinado período e controlar sintomas comportamentais, assim como ingressar em tratamentos não farmacológicos. Apesar de existirem recomendações consensuais acerca do diagnóstico da doença, estima-se que até dois terços dos casos permaneçam sem detecção.[7]

O rastreio do declínio cognitivo, seja através de entrevista e exame físico livre, ou através de testes padronizados (como o Miniexame do Estado Mental (MEEM), o Teste do Desenho do Relógio (TDR) e o teste de Fluência Verbal (FV), abordados a seguir), pode ser considerado o primeiro passo para o diagnóstico de demência.[8] O rastreio, como o próprio nome refere, não dá o diagnóstico de determinada doença. Esse tipo de técnica visa a detecção precoce ou não de casos suspeitos para uma dada entidade mórbida, podendo ser executado de forma oportuna (por exemplo, num consultório) ou epidemiológica (por exemplo, selecionar um bairro e entrevistar seus moradores). As pessoas identificadas através desse rastreio, com suspeita de demência inicial, podem ser encaminhadas para avaliação detalhada acerca do seu diagnóstico presumido.[9] Contudo, o rastreio ou triagem cognitiva não é isento de possível malefício. Riscos potenciais da triagem cognitiva seriam a depressão e a ansiedade geradas pelo diagnóstico, o tempo e custo empregados nesse rastreio juntamente com os gastos de exames subsidiários posteriores e o possível estigma que o diagnóstico precoce acarreta, o qual pode não ser confirmado em avaliação pormenorizada posterior.[9] Em razão de 50% das pessoas com resultado positivo na triagem não terem a doença, todo serviço que realiza o rastreio cognitivo deveria estar vinculado, ou ter fácil acesso a um local onde se realize a avaliação mais específica do paciente, para confirmação ou não do diagnóstico de forma definitiva.[10] Mas apesar dos riscos, es-

DOENÇA DE ALZHEIMER ▶ Uma perspectiva do tratamento multiprofissional

tudos de pacientes com Alzheimer e seus familiares mostram que a maioria das pessoas envolvidas gostaria de receber a notícia do diagnóstico da doença o quanto antes.[11,12]

O rastreio cognitivo apresenta limitações que poderiam ser classificadas como inerentes ao método. Poderíamos citar como pontos de maior fragilidade, tanto dos testes ou mesmo durante uma entrevista com exame do estado mental, os seguintes fatores: idade avançada, extremos de escolaridade (menor que 4 anos e alto desempenho intelectual), déficits cognitivo muito leves, déficits motores em mãos ou dificuldades de expressão vocal e pobre *insight* do paciente acerca da sua alteração cognitiva, deixando de procurar auxílio.

Triagem cognitiva – Quais evidências a favor? Qual instrumento utilizar?

O *Guide to Clinical Preventive Services* de 1996 do U.S. *Preventive Services Task Force* (USPSTF), após revisão da literatura, não encontrou evidência contra ou a favor da triagem de demência.[13] Também em 1996, a *Agency for Health Care Policy and Research*, atualmente nomeada *Agency for Healthcare Research and Quality*, publicou uma revisão sistemática e metanálise de estudos sobre triagem de demência.[14] A revisão encontrou um instrumento para avaliar o estado funcional baseado na informação do cuidador e quatro testes cognitivos baseados em pacientes que tiveram acurácia razoável (*Blessed Information Memory Concentration, Blessed Orientation Memory Concentration, Functional Activities Questionnaire, Short Test of Mental Status* e o MEEM, o teste mais utilizado e estudado).

Diversos outros testes neuropsicométricos foram avaliados em estudos isolados ou pequenos, com populações específicas (pacientes psiquiátricos, institucionalizados, em ambulatórios de neurologia, psiquiatria, geriatria ou de memória), que não puderam ser incluídos em revisões sistemáticas sobre testes para triagem de demência por não se encaixarem nos critérios de inclusão dos estudos que abrangeram avaliações realizadas por não especialistas e em populações não específicas.[10,13,14]

Desde aquela revisão, oito novos estudos avaliaram o MEEM e apresentaram resultados semelhantes.[15] A sensibilidade dos cinco testes avaliados pela *Agency for Health Care Policy and Research* variou de 69% a 90% e a especificidade dependeu da nota de corte utilizada como resultado anormal.[14] Quanto maior a nota de corte, maior será a sensibilidade e menor a especificidade. O valor preditivo positivo dos cinco testes, numa amostra com 10% de prevalência de demência, foi de aproximadamente 40% a 50%.[14]

Após esta revisão, diversos estudos acerca de instrumentos de triagem e intervenções terapêuticas foram feitos. A RTI *International* e a *University of North Carolina Evidence-Based Practice Center*, juntamente com membros da USPSTF, conduziu uma recente revisão sistemática da literatura.[10] O MEEM continua a ser o instrumento mais utilizado por clínicos gerais. Nenhum dos estudos selecionados foi aleatório e controlado, envolvendo a triagem de pacientes com possível declínio cognitivo.[10]

Poucos testes foram avaliados em mais de dois ou três pequenos ensaios clínicos.[16] Os estudos estabeleceram pontos de corte fixos para o diagnóstico de demência, mas a mesma possui alterações cognitivas variáveis e progressivas, necessitando-se adequar os valores aos estágios da doença.[16] Observou-se, também, que diversas amostras de pacientes antes do ano 2000 poderiam ter comprometimento cognitivo leve e não demência. Os pacientes avaliados nos estudos variam muito quanto ao nível educacional e estado clínico da demência, sendo que estes dados muitas vezes não são referidos.[16] Diversos estudos clínicos acerca da utilização de testes de rastreio envolvem idosos em ambulatórios ou instituições específicas ou profissionais especializados em idosos, neurologia ou psiquiatria.

Em 2006, Shulman e colaboradores publicaram uma pesquisa acerca da utilização de testes de rastreio cognitivo entre membros da *International Psychogeriatric Association* (IPA), da *American Academy of Geriatric Psychiatry* e da *Canadian Academy of Geriatric Psychiatry.*[8] Esse estudo objetivou reunir a opinião de psiquiatras, geriatras e outros profissionais acerca da realização de triagem cognitiva, da frequência de utilização dos instrumentos, dos resultados em termos de praticidade e de diversas outras variáveis de impacto acerca dos testes.[8] Os 334 profissionais entrevistados identificaram o MEEM, o TDR, o *Delayed Word Recall*, o FV, o *Similarity* e o *Trail Making Test* como os mais relevantes e utilizados dentre 20 testes selecionados. Particularmente, o MEEM foi indicado como o instrumento universal para triagem, apesar de limitações como a influência de linguagem, cultura, educação, tempo de administração (seis a 10 minutos para execução, enquanto no restante dos testes foram apontados dois minutos, em média) e foi utilizado por todos os entrevistados.[8] O TDR foi eleito

CAPÍTULO 2 ▸ Rastreio do Declínio Cognitivo em Idosos

19

como o segundo mais utilizado após o MEEM. Apesar da popularidade, foi apontado como de difícil pontuação. Além do seu uso isolado, diversos clínicos relataram o uso combinado do MEEM com o TDR como teste inicial de triagem ou do TDR com a memória evocada de três palavras. Tanto a avaliação quantitativa quanto a qualitativa obtiveram a mesma importância nos questionários, sendo o TDR apontado como o mais qualitativo e, neste caso, com algum problema para a pontuação.[8]

O valor do teste de rastreio cognitivo na prática clínica

O clínico geral, somente através da história e exame físico do paciente, tem dificuldade expressiva em fazer o diagnóstico de demência em seus estágios iniciais. Mais de 50% dos pacientes com a doença nunca receberam o diagnóstico ao longo de meses ou anos de acompanhamento clínico.[17-21] Os clínicos fazem pouca triagem de demência em sua prática, mesmo quando sabem do seu impacto.[22,23] Segundo um estudo, apesar de 82,7% dos clínicos gerais acreditarem que o rastreio cognitivo é necessário, somente 25,7% fazem uma triagem utilizando o Miniexame do Estado Mental (MEEM) (Tabela 2.1).[24,25] Dessa forma, parece fundamental a triagem dos pacientes em risco para a doença, ou seja, aqueles com 60 anos ou mais, para que se possa organizar um plano terapêutico e visar a orientação do paciente e seus familiares quanto à evolução e implicações da síndrome. Após a triagem positiva, o paciente também seria submetido a uma entrevista e exames neuropsicométricos mais completos para o diagnóstico definitivo da doença, etapas mais específicas no processo diagnóstico das demências.[10,15]

Três estudos avaliaram o diagnóstico de demência através de testes padronizados ou de diagnóstico clínico em pacientes com 65 anos ou mais.[20,21,26] Nesse grupo de idosos, a prevalência de demência não diagnosticada clinicamente variou entre 3,2% a 12%. Pacientes que não recebem o diagnóstico correto estão entre 50% e 66% de todos os casos de demência em estudos de atenção primária.[10] A maioria dos casos subdiagnosticados classificou-se como leve ou moderado. Dessa maneira, adicionar um teste neuropsicométrico à prática clínica poderia potencialmente aumentar as probabilidades de se diagnosticar as demências precocemente, principalmente os casos leves e moderados, nos quais tanto a intervenção terapêutica quanto a de suporte apresentariam melhores benefícios.

Para tanto, seria fundamental um instrumento de triagem de déficit cognitivo próximo ao ideal, fornecendo maior segurança possível para o rastreio da demência, ou seja:

a) Rápido na sua administração (poucos minutos) para adesão entre os profissionais de diversas áreas;
b) Bem tolerado e aceito pelos pacientes;
c) Facilmente interpretável;
d) Independente em cultura, linguagem e escolaridade;
e) Reproduzível em outros estudos e ter desempenho semelhante entre os examinadores;
f) Fornecer valores elevados de sensibilidade e especificidade;
g) Boa correlação com outros testes tradicionais e bem validados na literatura, além de correlação com escalas de avaliação e diagnóstico clínico de demência, e
h) Com bom valor preditivo.[15]

Tal instrumento ainda não existe, mas alguns testes de triagem como o Miniexame do Estado Mental (MEEM), o Teste do Desenho do Relógio (TDR) e o Teste da Fluência Verbal (FV) são alguns métodos utilizados rotineiramente, isolados ou combinados, com bons resultados.

Instrumentos utilizados no rastreio cognitivo

Miniexame do Estado Mental (MEEM)

O MEEM é o teste mais utilizado no rastreio de demência (Tabela 2.1). Possui vinte itens divididos em sete categorias, totalizando 30 pontos.[27] O teste tem três enfoques principais: funções verbais, memória e construção. Diversas funções neurológicas como orientação temporoespacial, registro de palavras, atenção, cálculo, memória de evocação das palavras, linguagem, praxia e execução visuoconstrucional, podem ser avaliadas com o teste. O tempo de aplicação do MEEM leva cerca de 5 a 10 minutos, com boa correlação interexaminador e teste-reteste. No Brasil, esse instrumento foi adaptado para diferentes níveis de escolaridade, com diferentes notas de corte (segundo a escolaridade) para detecção de declínio cognitivo: 26 para 8 anos ou mais; 24 para 4 a 7 anos; 21 para 1 a 3 anos; e 18 para analfabetos.[28] A sensibilidade média é 89% e a especificidade média é de 84%.[29] O MEEM é afetado negativamente pelo aumento da idade e pelo baixo nível educacional.[30] Vale a pena frisar que o MEEM depende muito da linguagem para ser realizado. Apesar de ter pontuação fácil, alguns erros discretos, como a perda de 3 pontos num total de 30, não chamam a atenção de maneira geral, mas podem ser potencialmente graves quando analisados individualmente (os 3 pontos perdidos eram as 3 palavras a serem lembradas para avaliação de memória recente). Hoje, esse teste é mais indicado para a triagem de demências, como a doença de Alzheimer, com menor acurácia para o rastreio de comprometimento cognitivo leve.[31]

Tabela 2.1 Miniexame do Estado Mental.

Orientação temporal
• Dia da semana (1 ponto)
• Dia do mês (1 ponto)
• Mês (1 ponto)
• Ano (1 ponto)
• Hora aproximada (1 ponto)
Orientação espacial
• Local genérico (residência, hospital) (1 ponto)
• Local específico (andar) (1 ponto)
• Bairro ou rua aproximada (1 ponto)
• Cidade (1 ponto)
• Estado (1 ponto)
Memória de fixação
• Repetir vaso, carro, tijolo (1 ponto para cada palavra repetida – 5 tentativas no máximo)
Atenção e cálculo
• Subtração: 100 – 7 sucessivo por 5 vezes (1 ponto para cada acerto)
Memória de evocação
• Lembrar as 3 palavras repetidas no item memória de fixação (1 ponto para cada palavra)
Linguagem
• Nomear objetos: relógio e caneta (1 ponto para cada acerto)
• Repetir: nem aqui, nem ali, nem lá (1 ponto)
• Seguir o comando verbal: pegue o papel com a mão direita, dobre ao meio e coloque no chão (3 pontos)
• Ler e seguir comando escrito: feche os olhos (1 ponto)
• Escrever uma frase (1 ponto)
Praxia construtiva
• Copiar o desenho (1 ponto)

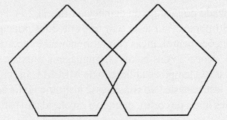

Teste do Desenho do Relógio (TDR)

O TDR é o segundo teste mais utilizado na triagem de demência (Figuras 2.1 e 2.2)[8] e pode ser aplicado através dos comandos de leitura, cópia e construção livre do desenho, isoladamente ou de forma combinada. A técnica mais comum é solicitar que o paciente desenhe um relógio redondo, colocando os números referentes às horas e os ponteiros indicando determinado horário (estipulado pelo examinador, sendo o mais comum 11:10). Apesar de ser um teste extremamente simples e facilmente aplicado, envolve diversas funções neurológicas como memória imediata, atenção, linguagem, praxia, habilidade visuoespacial e construcional, e função executiva.[32] As duas habilidades cognitivas mais utilizadas durante a execução do TDR são a função visuoconstrucional e a função executiva. A duração do teste tem cerca de 5 minutos, sendo mais rápido que o MEEM. O TDR também apresenta boa correlação interexaminador. O maior problema do teste é sua análise, que pode ser subjetiva ou baseada em escala para pontuação.[32] Existem diversas escalas para realizar a avaliação do desenho, com graus de dificuldade variáveis. Dessa forma, a acurácia do teste depende da análise ou escala utilizada, tendo sensibilidade e especificidade média de 85%.[33] Os erros mais comuns dos pacientes com demência são a indicação inapropriada das horas ou a falta de um dos ponteiros, a ausência ou repetição de números do relógio e a distorção das distâncias entre os números. O instrumento é afetado negativamente pelo aumento da idade e pelo baixo nível educacional.[32,33,34] A combinação do TDR com o MEEM é recomendada em razão do sinergismo da avaliação cognitiva entre os dois instrumentos, conforme demonstrado na literatura,[33] incluindo coortes brasileiras.[34] O teste não é recomendado como instrumento isolado para o rastreio de comprometimento cognitivo leve.[35]

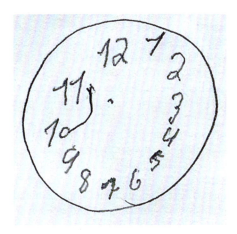

Figura 2.1 TDR de paciente com doença de Alzheimer. Note o erro na indicação de horário quando solicitada a colocação dos ponteiros em 11:10.

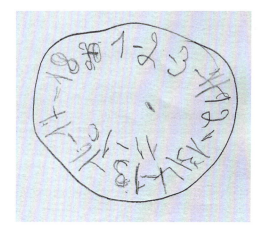

Figura 2.2 TDR de paciente com doença de Alzheimer. Note a perseveração na colocação dos números do relógio, ultrapassando o número 12.

Teste de Fluência Verbal (FV)

O teste FV é muito utilizado na triagem cognitiva em razão de sua simplicidade. É o teste mais rápido e simples dos três abordados neste capítulo. Em 1 minuto, solicita-se que o paciente nomeie o maior número de elementos de determinada categoria, seja semântica ou fonêmica. Na categoria semântica, utilizam-se comumente animais ou frutas, e na fonêmica, as letras FAS. Nesta última, deve-se contar 1 minuto para as palavras de cada letra (F, A, S) e depois dividir a soma do total de palavras por três. A forma mais comum de aplicação da FV é através da categoria de animais. A sensibilidade é de 86% e a especificidade é de 67% para pacientes com alta escolaridade. Nos pacientes com baixa escolaridade, os valores de sensibilidade e especificidade variam entre 75%-100% e 79%-

88%, respectivamente.[36] Apesar de hoje o teste ser reconhecidamente afetado pela idade do paciente, esse fato não foi encontrado na amostra de idosos brasileiros durante a validação do instrumento (Tabela 2.2).[36] A FV perde sua acurácia para detecção isolada de comprometimento cognitivo leve, assim como no MEEM e no TDR.[37]

Tabela 2.2 Médias dos valores de FV animais entre pacientes brasileiros.

Performance do teste de fluência verbal para animais
• População normal = 13,45
• Analfabetos = 11,92
• Escolaridade de até 4 anos = 12,82
• Escolaridade de 4-8 anos = 13,45
• Escolaridade com 8 anos ou mais = 15,88

Conclusão

De acordo com a literatura científica, assim como com a prática clínica, podemos concluir que o rastreio cognitivo é benéfico. Recomenda-se atentar para fatores potencialmente negativos a essa prática, como uma rede de saúde que não conseguirá agregar o paciente com triagem positiva para declínio cognitivo no sentido amplo (seja demência ou comprometimento cognitivo leve). O diagnóstico precoce da demência auxilia no acompanhamento e tratamento dos pacientes, reforçando o papel inicial da triagem ativa dos indivíduos sob maior risco.

De forma geral, independentemente do profissional que irá aplicar o teste de rastreio (especializado na área ou não), há evidência a favor da utilização do MEEM como instrumento único para a triagem, isoladamente ou em combinação com outro teste. Este outro teste poderia ser o TDR ou o FV, pois ambos atendem a avaliação da função executiva de maneira simples. A função executiva não é bem avaliada no MEEM e está presente inicialmente em diversos casos de síndrome demencial como manifestação quase exclusiva.

O uso de um instrumento isolado é especialmente recomendado quando não há muito tempo disponível para a avaliação cognitiva, o que ocorre frequentemente dentro prática clínica atual. A aplicação de dois instrumentos combinados resultaria em maior sensibilidade diagnóstica, mas totalizaria um tempo estimado de 15 minutos aproximadamente.

Nos pacientes em que há suspeita de declínio cognitivo leve, seja demência muito inicial ou comprometimento cognitivo leve, o uso de testes combinados é recomendado. Deve-se levar em conta, na população avaliada, o nível educacional e a faixa etária, fatores influenciadores no resultado do rastreio. Pacientes com oito anos ou mais de escolaridade terão melhor desempenho nos testes de triagem mais simples do ponto de vista cognitivo.

Bibliografia

1. Evans DA, Funkenstein HH, Albert MS, et al. Prevalence of Alzheimer's disease in a community population of older persons. Higher than previously reported. JAMA 1989; 262:2551-56.
2. Herrera E Jr, Caramelli P, Nitrini R. Estudo epidemiológico populacional de demência na cidade de Catanduva, estado de São Paulo. Rev Psiq Clin 1998; 25:70-3.
3. Herrera E Jr, Caramelli P, Silveira AS, et al. Epidemiologic survey of dementia in a community-dwelling Brazilian population. Alzheimer Dis Assoc Disord 2002; 16:103-8.
4. Nitrini R, Caramelli P, Herrera E Jr, et al. Incidence of dementia in a community-dwelling Brazilian population. Alzheimer Dis Assoc Disord 2004; 18:241-6.
5. Lopes MA, Bottino CM. Prevalence of dementia in several regions of the world: analysis of epidemiologic studies from 1994 to 2000. Arq Neuropsiquiatr 2002; 60:61-9.
6. Sloane PD, Zimmerman S, Suchindran C, et al. The public health impact of Alzheimer's disease, 2000-2050: potential implication of treatment advances. Annu Rev Public Health 2002; 23:213-31.

7. Callahan CM, Hendrie HC, Tierney WM. Documentation and evaluation of cognitive impairment in elderly primary care patients. Ann Intern Med 1995; 122:422-9.
8. Shulman KI, Herrmann N, Brodaty H, et al. IPA survey of brief cognitive screening instruments. Int Psychogeriatr. 2006; 18:281-94.
9. Boustani M, Peterson B, Hanson L, et al. Screening for dementia. A systematic evidence review. Rockville, MD: Agency for Healthcare Research and Quality 2002. www.ahrq.gov/clinic/uspstfix.htm.
10. Boustani M, Peterson B, Hanson L, et al. Screening for dementia in primary care: a summary of the evidence for the U.S. Preventive Services Task Force. Ann Intern Med 2003;13 8:927-37.
11. Drickamer MA, Lachs MS. Should patients with Alzheimer's disease be told their diagnosis? N Engl J Med 1992; 326:947-51.
12. Jha A, Tabet N, Orrell M. To tell or not to tell-comparison of older patients' reaction to their diagnosis of dementia and depression. Int J Geriatr Psychiatry. 2001; 16:879-85.
13. U.S. Preventive Services Task Force. Guide to Clinical Preventive Services. 2nd Ed, Alexandria, VA: International Medical Publishing 1996:531-40.
14. Costa PT Jr, Williams TF, Somerfield M, et al. Recognition and Initial Assessment of Alzheimer's Disease and Related Dementias. Clinical Practice Guideline nº 19. Rockville, MD: US. Department of Health and Human Services, Public Health Service, Agency for Health Care Policy and Research; 1996. AHCPR publication nº. 97-0702.
15. Aprahamian I, Martinelli JE, Rasslan Z, Yassuda MS. Rastreio cognitivo em idosos para o clínico. Rev Soc Bras Clin Med 2008; 6:254-59.
16. Knopman DS, DeKosky ST, Cummings JL, et al. Practice parameter: diagnosis of dementia (an evidence-based review). Report of the Quality Standards Subcommittee of the American Academy of Neurology. Neurology 2001; 56:1143-53.
17. O'Connor DW, Pollitt PA, Hyde JB, et al. Do general practitioners miss dementia in elderly patients? BMJ 1988; 297:1107-10.
18. Lagaay AM, van der Meij JC, Hijmans W. Validation of medical history taking as part of a population based survey in subjects aged 85 and over. BMJ 1992; 304:1091-92.
19. Cooper B, Bickel H, Schaufele M. Early development and progression of dementing illness in the elderly: a general-practice based study. Psychol Med. 1996; 26:411-19.
20. Olafsdottir M, Skoog I, Marcusson J. Detection of dementia in primary care: the Linköping study. Dement Geriatr Cogn Disord. 2000; 11:223-29.
21. Valcour VG, Masaki KH, Curb JD, et al. The detection of dementia in the primary care setting. Arch Intern Med 2000; 160:2964-68.
22. Somerfield MR, Weisman CS, Ury W, et al. Physician practices in the diagnosis of dementing disorders. J Am Geriatr Soc 1991; 39:172-5.
23. Glasser M. Alzheimer's disease and dementing disorders: practices and experiences of rural physicians. Am J Alzheimer's Care Rel Disord Res 1993; 8:28-35.
24. Brucki SM, Nitrini R, Caramelli P, et al. Suggestions for utilization of the minimental state examination in Brazil. Arq Neuropsiquiatr 2003; 61:777-81.
25. Bush C, Kozak J, Elmslie T. Screening for cognitive impairment in the elderly. Can Fam Physician 1997; 43:1763-68.
26. Eefsting JA, Boersma F, Van den Brink W, et al. Differences in prevalence of dementia based on community survey and general practitioner recognition. Psychol Med 1996; 26:1223-30.
27. Folstein MF, Folstein SE, McHugh PR. "Minimental state" – a pratical method for grading the mental state of patients for clinician. J Psychiat Res 1975; 12:189-98.
28. Brucki SM, Nitrini R, Caramelli P, et al. Suggestions for utilization of the minimental state examination in Brazil. Arq Neuropsiquiatr 2003; 61:777-81.
29. Nitrini R, Caramelli P, Bottino CMC, et al. Diagnóstico de doença de Alzheimer no Brasil. Arq Neuropsiquiatr 2005; 63(3-A).
30. Tombaugh TN, McIntyre NT. The Minimental State Examination: a comprehensive review. J Am Geriatr Soc 1992; 40:922-35.
31. Diniz BS, Yassuda MS, Nunes PV, et al. Minimental State Examination performance in mild cognitive impairment subtypes. Int Psychogeriatr 2007; 19:647–56.
32. Aprahamian I, Martinelli JE, Neri AL, Yassuda MS. The Clock Drawing Test: A review of its accuracy in screening for dementia. Dement neuropsychol 2009; 3:74-80.
33. Shulman KI. Clock-drawing: is it the ideal cognitive screening test? Int J Geriatr Psychiatry 2000; 15:548-61.

34. Aprahamian I, Martinelli JE, Neri AL, Yassuda MS. The accuracy of the Clock Drawing Test compared to that of standard screening tests for Alzheimer's disease: results from a study of Brazilian elderly with heterogeneous educational backgrounds. Int Psychogeriatr 2010; 22:64-71.
35. Ehreke L, Luppa M, König HH, Riedel-Heller SG. Is the Clock Drawing Test a screening tool for the diagnosis of mild cognitive impairment? A systematic review. Int Psychogeriatr 2010; 22:56-63.
36. Brucki SMD, Malheiros, SMF, Okamoto IH, Bertolucci PHF. Normative data for the animals category verbal fluency test in our environment. Arq Neuropsiquiatr 1997; 55:56-61.
37. Radanovic M, Diniz BS, Mirandez RM, Novaretti TM, Flacks MK, Yassuda MS, Forlenza OV. Verbal fluency in the detection of mild cognitive impairment and Alzheimer's disease among Brazilian Portuguese speakers: the influence of education. Int Psychogeriatr 2009; 21:1081-7.

3 capítulo

Revisão Crítica Sobre a Evolução do Conceito de Comprometimento Cognitivo Leve e Sua Relação com o Diagnóstico Precoce da Doença de Alzheimer

- Orestes Vicente Forlenza
- Mônica Sanches Yassuda

Introdução

A caracterização de um estado de transição entre o envelhecimento cognitivo normal e as demências, em particular, a doença de Alzheimer (DA), tem sido foco de muitas pesquisas na última década. Diversas definições foram propostas para captar os sintomas e sinais clínicos associados aos estágios iniciais das demências, entre as quais o comprometimento cognitivo leve (CCL), ou *Mild Cognitive Impairment* (MCI) em inglês, seja talvez a melhor, ou ao menos, o modelo mais utilizado. Ao longo deste texto, os autores oferecem uma revisão crítica sobre a evolução do conceito de CCL ao longo da última década, discutindo seus limites e implicações sobre o prognóstico cognitivo. Os principais trabalhos epidemiológicos e clínicos publicados sobre este assunto no período são revistos à luz das contribuições mais recentes sobre a progressão do comprometimento cognitivo e funcional que demarca a transição para demência. Finalmente, abordamos o potencial das novas tecnologias baseadas em biomarcadores humorais e de neuroimagem como apoio ao diagnóstico precoce da DA.

A concepção atual de CCL foi lançada há aproximadamente 10 anos, no artigo de destaque de Petersen et al. da Clínica Mayo.[1] Neste estudo, os autores propuseram que os indivíduos diagnosticados com CCL teriam risco aumentado para a DA. Alguns anos depois, no primeiro *Key Symposium* sobre CCL realizado em Estocolmo em setembro de 2003, um grupo multidisciplinar de especialistas de vários países reforçou que os indivíduos com CCL não eram cognitivamente intactos nem apresentavam demência, para os quais deveria haver evidência de declínio cognitivo demonstrado por meio de medidas objetivas ao longo do tempo e/ou relatos subjetivos de declínio pelo paciente e/ou informante, aliados aos *déficits* cognitivos objetivos, e as atividades de vida diária (AVD) deveriam estar preservadas, enquanto que as atividades instrumentais de vida diária complexas poderiam estar intactas ou minimamente alteradas.[2]

Os autores ainda propuseram que as subclassificações de CCL, de acordo com os domínios cognitivos afetados – amnéstico, único domínio não amnéstico, ou múltiplos déficits cognitivos – poderiam ajudar a prever desfechos cognitivos distintos, assumindo uma associação entre cada configuração clínica com uma patologia subjacente específica. Neste contexto, o comprometimento em memória episódica foi considerado como prenúncio de sintomas clínicos de DA provável. A

DOENÇA DE ALZHEIMER ▸ Uma perspectiva do tratamento multiprofissional

conversão anual de CCL para DA foi estimada ao redor de 10%-12%, em oposição aos 1%-2% de incidência de demência entre indivíduos cognitivamente preservados e pareados quanto à idade.[1,3]

Evolução do conceito de comprometimento cognitivo leve

Apesar da contribuição inquestionável à compreensão dos caminhos em direção ao declínio cognitivo em idosos, a proliferação de estudos sobre CCL também resultou em estimativas discordantes sobre os vários desfechos clínicos possíveis e noções conflitantes sobre este conceito. Apesar de estes resultados desfavoráveis poderem estar associados a falhas metodológicas, diversos autores têm afirmado que as limitações conceituais, na verdade, ameaçam a utilidade clínica do CCL. Um debate interessante sobre os prós e contras do conceito de CCL foi publicado em setembro de 2006, incluindo opiniões de líderes neste campo.[4,5] Para os menos entusiasmados, o conceito de CCL é frágil, com utilidade limitada tanto no contexto clínico como de pesquisa. Diferentes índices de prevalência e limitado valor prognóstico são talvez as maiores limitações da designação de CCL como uma síndrome cognitiva entre os idosos. Adicionalmente, estudos epidemiológicos recentes falharam na tentativa de demonstrar a relevância prognóstica inequívoca dos subtipos de CCL, como sugerido previamente.[6,7] Apesar das controvérsias, muitos autores concordam que é importante prestar atenção às queixas cognitivas dos indivíduos idosos, mesmo que a maioria não progrida para a demência.

Do ponto de vista conceitual, muitas definições que se sobrepõem foram propostas desde os anos 1960 para descrever os frágeis limites entre o envelhecimento cognitivo normal e o declínio patológico. Estas correlacionam-se à noção de esquecimento senescente "benigno" e "maligno".[8] Pesquisadores da Universidade de Nova York já usavam o termo "comprometimento cognitivo leve" há vários anos para se referir a um estágio específico de deterioração cognitiva detectada através da escala na Escala de Deterioração Global (EDG), *Global Deterioration Scale* (GDS) em inglês, postulando que preditores psicométricos poderiam ser usados para diferenciar desordens benignas de outras mais significativas em idosos com prejuízo cognitivo leve.[9] Nesta escala que varia entre 1 e 7, ter uma pontuação 3 indica ter queixas cognitivas e apresentar declínio cognitivo sutil que não impede o indivíduo de exercer funções ocupacionais e sociais usuais, mas que já pode ser notado por familiares e colegas de trabalho.

Hughes e associados, também em 1982, ao apresentarem a Escala Clínica de Demência ou *Clinical Dementia Rating* (CDR) em inglês, que varia entre 0 e 3, descreveram a existência de um estágio pré-clínico que incluía a presença de declínio cognitivo na presença de preservação funcional global. Em alguns estudos, CDR 0,5 foi considerado equivalente à noção de MCI, mas atualmente há consenso que os critérios para CDR 0,5 podem incluir pacientes com demência leve.[10]

É interessante tentar entender porque o conceito de CCL teria ganhado ímpeto a partir do final da década de 90 e não no início dos anos 80, quando surgiu. É possível que a comunidade científica tenha necessitado de aproximadamente 15 anos para aceitar, e transferir para os protocolos de pesquisa, este conceito. Entretanto, outra hipótese viável é que Petersen e et al. (1999) tenham dado destaque ao aspecto psicométrico e preditivo do conceito de CCL ao apontar maior risco de conversão para as demências a partir de desempenho cognitivo inferior a 1,5 DP, para normas corrigidas para idade e escolaridade. A partir do conceito de CCL de Petersen, passa-se a tentar identificar prospectivamente pacientes com maior risco para as demências, e não somente descrever um estágio transitório em um processo degenerativo inexorável. Esta perspectiva, intencionalmente ou não, chama atenção para a possibilidade de controlar os desfechos clínicos, se intervenções eficazes forem direcionadas aos indivíduos com maior vulnerabilidade.

Limites do conceito de CCL

Os critérios de Petersen e et al. (1999) para CCL, apesar de inicialmente atraentes, logo tornaram-se alvos de múltiplas críticas, devido às imprecisões inerentes. Afinal, como devemos avaliar se uma queixa cognitiva reflete uma real dificuldade cognitiva ou se esta reflete traços de personalidade como neuroticismo, ou um transtorno do humor? Quais são as funções cognitivas alvo que devem ser avaliadas objetivamente, e por quais instrumentos? Como devemos proceder quando não há normas para uma determinada população para os instrumentos psicométricos? Por fim, quais são as alterações funcionais mínimas que podem ser aceitas para os pacientes com CCL antes que sejam diagnosticados como portadores de síndrome demencial? Frente a estas imprecisões, grupos de especialistas passaram a trabalhar com conceitos mais amplos de CCL, que não exigem a documentação precisa da magnitude do prejuízo cognitivo (em 1,5 DP).

No Estudo Canadense de Saúde e Envelhecimento (*Canadian Study of Health and Aging*)[11], esta perspectiva mais ampla e inclusiva foi usada para definir prejuízo cognitivo em uma grande coorte de pessoas idosas sem demência, que foi seguida longitudinalmente por cinco anos. Pessoas com comprometimento cognitivo, mas não demência (CCND), *Cognitive Impairment No Dementia* (CIND) em inglês, apresentavam maior risco de desenvolver demência do que aqueles indivíduos com cognição intacta (47 vs. 15%), e o uso de critérios diagnósticos específicos para definir declínio não melhorou a identificação de casos.

A partir do consenso de 2004,[2] que reconhece a utilidade do conceito de CCL, mas destaca suas imprecisões, o acompanhamento do paciente ao longo do tempo passa a ser valorizado. É ressaltado no artigo resultante que o declínio em avaliações sequenciais pode ser um indicativo mais confiável do que o desempenho inferior em uma avaliação em um ponto na linha do tempo. Esta recomendação, apesar de amplamente aceita, gera dificuldades adicionais, pois avaliar com precisão o declínio cognitivo de um indivíduo deve considerar, também, o declínio associado ao envelhecimento normal e os efeitos de retestagem, mesmo com versões alternativas dos instrumentos. Decorrente das recomendações de Winblad e et al.,[2] pode-se concluir que novos estudos devem precisar: 1) o efeito da retestagem, que pode gerar falsas estimativas de estabilidade; e 2) o declínio cognitivo esperado para a função avaliada entre idosos normais – que pode amplificar percepções de declínio – em um determinado período de tempo para os instrumentos cognitivos importantes para o diagnóstico das demências. Pesquisadores suíços[12] realizaram esta avaliação com o Teste de Aprendizagem Auditivo Verbal de Rey em sua versão alemã, quando sugeriram fórmulas de ajuste para avaliações longitudinais com este instrumento. Estes achados dão destaque à complexidade gerada pelos atuais critérios para CCL e apontam que múltiplos fatores podem estar associados ao desempenho cognitivo acima ou abaixo da normalidade, quando avaliado ao longo do tempo.

Realmente é difícil dizer qual definição de disfunção cognitiva melhor ilustra o quadro clínico de demência prodrômica. Uma análise interessante sobre como diferentes definições podem detectar alterações cognitivas iniciais na população geral foi recentemente publicada[13], baseada em dados de um estudo multicêntrico de larga escala no Reino Unido, com mais de 13.000 indivíduos com idade superior a 65 anos. Os autores concluíram que a classificação dos indivíduos como cognitivamente normais ou comprometidos dependia da maneira como os critérios de inclusão eram definidos; como consequência, as estimativas de prevalência podem variar entre 0,1% e 42%. A prevalência de CCL amnéstico, como definido pela Clínica Mayo, foi 2,5% neste estudo. Esta larga variabilidade é explicada pela ampla variabilidade na operacionalização do diagnóstico, a saber, a exigência que uma medida objetiva de declínio cognitivo (em oposição a queixas autorrelatadas), a inclusão de outras funções cognitivas além da memória episódica no protocolo diagnóstico, e a magnitude do comprometimento a partir do qual se detecta a presença de um caso (por exemplo, 1,5 DP abaixo de normas corrigidas para idade e educação, para estar de acordo com os critérios de CCL de Petersen). Saxton e et al., em 2009,[14] também demonstraram que o diagnóstico de CCL baseado em protocolo de testes neuropsicológicos, e o diagnóstico baseado nos critérios da CDR (CDR 0,5), geram índices de detecção de CCL bastante distintos entre 3.063 pessoas avaliadas. O índice de conversão para as demências em seis anos também foi distinto para os dois sistemas diagnósticos, a saber, mais elevado para o grupo diagnosticado como CCL por meio de testes neuropsicológicos.

Outro aspecto importante é o contexto no qual os estudos são conduzidos. Definições estreitas de CCL, desenvolvidas para contextos clínicos, podem não ser sensíveis o suficiente para detectar manifestações sutis de comprometimento cognitivo em estudos populacionais, resultando em uma grande proporção de indivíduos que progredirão para as demências, tendo sido excluídos das classificações de CCL. Para este propósito, definições mais amplas seriam mais precisas na identificação de indivíduos em risco para a demência, como o conceito de CIND, apesar de aumentar o risco de maior presença de casos falso-positivos.[15] Consequentemente, há a necessidade urgente de uma definição de consenso para ser usada como padrão, que geraria maior possibilidade de comparação entre os dados das pesquisas.

A caracterização do prejuízo funcional constitui-se em outro assunto nebuloso. Dificuldades sutis ilustradas por maior lentidão e hesitação no manejo de atividades complexas de vida diária podem indicar algum grau de disfunção que seria detectada por um rastreamento sensível ao longo do *continuum* de CCL.[16] De acordo com os critérios de Petersen, pacientes com CCL, em oposição a pacientes portadores de demência, deveriam apresentar funcionamento cognitivo global normal, o que favoreceria a realização de atividades de vida diária (AVD) praticamente sem prejuízos. Entretanto, quando chega o momento de decidir se um determinado paciente converteu para DA em avaliação de seguimento, isto é, fechar o verdadeiro diagnóstico de demência, é necessário demonstrar que os *déficits* cognitivos afetam a habilidade de realizar AVDs. Esta decisão normalmente conta com o julgamento do clínico, apoiado por medidas breves de funcionalidade.[17] A avaliação objetiva da funcionalidade não é um processo rotineiro na avaliação de pacientes com suspeita de comprometimento cognitivo; ao invés, esta normalmente depende da avaliação subjetiva de um familiar ou cuidador, ou mesmo da avaliação do próprio paciente sobre si mesmo, o que torna esta informação imprecisa e sujeita a muitas fontes de vieses, incluindo a personalidade, o humor e o *status* cognitivo do informante.[18] Esta pode ser uma das muitas razões para a heterogeneidade em amostras grandes de pacientes, resultando na inclusão de indivíduos que preenchem critérios para CCL, mas que na verdade, têm déficits muito sutis com relevância prognóstica limitada. Estes estudos podem ter estimativas de desfecho que irão conflitar com aqueles originalmente propostos para CCL clinicamente definido.

CCL e a transição para demência

Na busca por fatores clínicos preditivos de demência, chama atenção a subamostra de pacientes com CCL que realmente declinam e convertem para demência. Antes da conversão em si, a estabilidade do diagnóstico ao longo do tempo é um importante passo na caracterização de uma síndrome particular dentro do grupo CCL. Loewenstein e et al.[19] relataram um ritmo de estabilidade diagnóstica de 10% em um ano, em uma amostra clínica, em particular, para pacientes com CCL de domínio cognitivo único e múltiplos domínios amnésticos. Assim, indivíduos que mantém o diagnóstico de CCL nas avaliações de seguimento, apresentam risco aumentado de conversão para as demências em anos posteriores. Em oposição, uma proporção significativa de pacientes retorna à função cognitiva normal nas avaliações posteriores. Este achado tem sido chamado de "instabilidade diagnóstica" do CCL, isto é, 25%-40% dos indivíduos nas coortes avaliadas podem retornar à normalidade após terem sido inicialmente diagnosticados como CCL.[20-22] Isto sugere que, por meio de avaliações longitudinais, a caracterização do declínio seja talvez de maior importância do que o diagnóstico de comprometimento no corte transversal, como destacado anteriormente.[23]

É aparentemente seguro assumir que nem o CCL nem qualquer outra definição seja sinônimo de DA incipiente ou nenhuma outra doença neurodegenerativa. Entretanto, estudos longitudinais indicam que indivíduos com CCL apresentam risco aumentado para desenvolver DA e outras demências, apesar da estimativa deste risco ser mais conservadora do que originalmente proposta. As características da amostra nos dados de base, com relação às variáveis demográficas, biológicas e clínicas, como a idade média da coorte estudada, a prevalência de outros riscos conhecidos (por exemplo, o alelo E4 da apolipoproteína-E) e a magnitude dos *déficits* cognitivos, parecem influenciar os desfechos de demência. Mesmo dentro da categoria CCL, a extensão dos *déficits* pode variar substancialmente; em outras palavras, quanto maior o *déficit* cognitivo e funcional no início do seguimento, maior a proporção de pacientes que irá converter para as demências em seguimento de curto prazo. Esta heterogeneidade cognitiva é talvez uma função da patologia intracerebral subjacente, como sugerido por Nordlund e et al.[24] em um artigo aprimorado, mostrando que os *déficits* mais severos em memória e atenção, entre pacientes com CCL, estavam associados com achados anormais semelhantes aos gerados pela DA no líquido cefalorraquidiano.

A necessidade contemporânea de um diagnóstico de demência preciso e precoce acompanha o desenvolvimento de novos componentes farmacológicos com potenciais propriedades modificadoras da doença com o objetivo de tratar e prevenir a DA. Os critérios diagnósticos para CCL definidos por Petersen e Morris[25] têm sido extensivamente usados para guiar o recrutamento de indivíduos para estudos de previsão de conversão e ensaios de intervenção precoce. Como afirmado acima, estes critérios, apesar de relativamente sensíveis, têm baixa especificidade e valor prognóstico limitado. Por este motivo, é razoável admitir que as amostras de pacientes, recrutadas de acordo com critérios diagnósticos clínicos para CCL, se provarão muito heterogêneas para gerar *insights* a respeito dos talvez pequenos efeitos destas drogas.[26] Em outras palavras, de acordo com critérios diagnósticos clínicos, muitos indivíduos diagnosticados com CCL, na verdade, não terão a DA como patologia de base, e não irão se beneficiar com o tratamento. O viés de amostragem – que gera grande heterogeneidade – é possivelmente uma das razões que poderia explicar o fracasso dos ensaios randomizados controlados com inibidores de colinesterase para o tratamento de CCL, que utilizaram a conversão para DA como medida primária de desfecho.[27-29] Entretanto, subanálises destas mesmas amostras, examinando pacientes com características biológicas específicas (como a presença do alelo E4 da apolipoproteína E), revelaram um resultado diferente a favor dos grupos tratados.

A identificação de casos prodrômicos de DA, baseada em avaliações de corte transversal, pode não atingir precisão diagnóstica adequada se baseada somente em instrumentos clínicos.[30] Na verdade, a identificação se beneficia substancialmente da combinação de informações clínicas e biológicas. Os critérios diagnósticos revisados de DA,[31] apresentados pelo grupo de trabalho do *National Institute of Neurological Disorders and Stroke – Alzheimer´s Disease and Related Disorders Association* (NINCDS-ADRDA), estipula que o diagnóstico de DA provável pode ser estabelecido antes da manifestação plena de demência, na presença de *déficits* cognitivos documentados que descrevem os sintomas mais precoces da DA, a saber, o comprometimento da memória episódica, somado a outras características que apoiem o diagnóstico, como a presença de atrofia do lobo temporal medial;[32] anormalidades nos marcadores biológicos do fluido cerebroespinal, como baixas concentrações de AB42 e/ou níveis aumentados da proteína tau (tau total, fosfo-tau),[33,34] ou uma combinação destes e outros marcadores bem validados a serem descobertos no futuro; um padrão específico em neuroimagem funcional com tomografia de emissão de pósitron (PET), como a redução de metabolismo de glicose em regiões temporais parietais ou imagens de amiloide com o componente B de Pittsburgh, FDDNP ou outros ligantes bem validados; ou mutações autossômicas dominantes relacionadas com a DA entre familiares próximos. Isto significa dizer que pacientes que apresentam queixas clínicas relevantes, apoiadas por alterações cognitivas sutis, compatíveis com o diagnóstico de CCL (ou qualquer outra definição similar), e que apresentem pelo menos um dos biomarcadores supracitados, têm maior chance de ter DA em um estágio pré-demencial. Naturalmente, a perspectiva multidisciplinar necessária para esta avaliação envolve um grau significativo de especialização, habilidades técnicas e recursos financeiros. Estes procedimentos podem estar disponíveis em clínicas de memória altamente especializadas, mas são irreais no nível primário. Adicionalmente, a análise de marcadores no liquor, ou a neuroimagem com PET, podem não ser factíveis na maioria dos contextos clínicos, especialmente em países menos favorecidos.

Conclusão

Apesar dos pesquisadores e clínicos terem aceito o construto de CCL como um passo importante na compreensão dos estágios prodrômicos das doenças demenciantes, outros tem criticado o conceito severamente, à luz de sua heterogeneidade clínica e prognóstica. Face à atual ausência de tratamentos com eficácia comprovada para adiar ou evitar a conversão para as demências, a utilidade deste diagnóstico vem sendo questionada, em particular, por ter o potencial para gerar estigma e sofrimento psicológico. Considerando a natureza insidiosa e progressiva da maior parte das doenças neurodegenerativas, dentre as quais a DA representa a condição mais prevalente, é razoável assumir que a maioria dos pacientes que tende a desenvolver demência apresentará, nos estágios iniciais, sintomas compatíveis com CCL. Entretanto, a hipótese recíproca pode não ser verdadeira, visto que muitas pessoas que preenchem critérios para CCL em alguma avaliação particular não irão evoluir para demência definitivamente. É possível que, no futuro, a união de marcadores clínicos a marcadores biológicos venha aumentar a especificidade dos critérios para CCL, possibilitando assim a identificação dos pacientes com real risco de conversão.

Bibliografia

1. Petersen RC, Smith GE, Waring SC, et al. Mild cognitive impairment: clinical characterization and outcome. Arch Neurol 1999; 56(3):303-8.
2. Winblad B, Palmer K, Kivipelto M, et al. Mild cognitive impairment-beyond controversies, towards a consensus: report of the International Working Group on Mild Cognitive Impairment. J Intern Med 2004; 256(3):240-6.
3. Petersen RC, Stevens JC, Ganguli M, et al. Practice parameter: early detection of dementia: mild cognitive impairment (an evidence-based review). Report of the Quality Standards Subcommittee of the American Academy of Neurology. Neurology 2001; 56(9):1133-42.
4. Petersen RC, Knopman DS. MCI is a clinically useful concept. Int Psychogeriatr 2006; 18(3):394-402.
5. Visser PJ, Brodaty H. MCI is not a clinically useful concept. Int Psychogeriatr 2006; 18(3):402-9.
6. Busse A, Hansel A, Gühne U., et al. Mild Cognitive Impairment: Long-term course of four clinical subtypes. Neurology 2006; 67: 2176-85.
7. Fischer P, Jungwirth S, Zehetmayer S, et al. Conversion of subtypes of mild cognitive impairment to Alzheimer dementia. Neurology 2007; 68:228-91.
8. Kral VA. Senescent forgetfulness: benign and malignant. Can Med Assoc J 1962; 86:257-60.
9. Flicker C, Ferris SH, Reisberg B. Mild cognitive impairment in the elderly: predictors of dementia. Neurology 1991; 41(7):1006-9.
10. Reisberg B, Ferris SH, Kluger A, Franssen E, Wegiel J, de Leon MJ. Mild cognitive impairment (MCI): a historical perspective. Int Psychogeriatr 2008;20(1):18-31.
11. Tuokko H, Frerichs R, Graham J, et al. Five-year follow-up of cognitive impairment with no dementia. Arch Neurol 2003; 60:577-82.
12. Bläsi S, Zehnder AE, Berres M, Taylor KI, Spiegel R, Monsch AU. Norms for change in episodic memory as a prerequisite for the diagnosis of mild cognitive impairment (MCI). Neuropsychology 2009; 23(2):189-200.
13. Fisk J.D; Rockwood K. Outcomes of incident mild cognitive impairment in relation to case definition. J Neurol 2005; 76(8):1175-77.
14. Saxton J, Snitz BE, Lopez OL, Ives DG, Dunn LO, Fitzpatrick A, Carlson MC, Dekosky ST; GEM Study Investigators. Functional and cognitive criteria produce different rates of mild cognitive impairment and conversion to dementia. J Neurol Neurosurg Psychiatry 2009; 80(7):737-43.
15. Stephan BC, Matthews FE, McKeith IG, et al. Medical Research Council Cognitive Function and Aging Study. Early cognitive change in the general population: how do different definitions work? J Am Geriatr Soc 2007; 55:1534-40.
16. Stephan BCM, Brayne C, McKeith IG, et al. Mild cognitive impairment in the older population: Who is missed and does it matter? Int J Geriatr Psychiatry 2008; 23: 863–71.
17. Pereira FS, Yassuda MS, Oliveira AM, Forlenza OV. Executive dysfunction correlates with impaired functional status in older adults with varying degrees of cognitive impairment. Int Psychogeriatr 2008; 20(6):1104-15.
18. Loewenstein DA, Argüelles S, Bravo M, et al. Caregivers' judgments of the functional abilities of the Alzheimer's disease patient: a comparison of proxy reports and objective measures. J Gerontol B Psychol Sci Soc Sci 2001; 56:78-84.
19. Loewenstein DA, Acevedo A, Agron J, et al. The use of amnestic and nonamnestic composite measures at different thresholds in the neuropsychological diagnosis of MCI. J Clin Exp Neuropsychol 2007; 29(3):300-7.
20. Ritchie K, Artero S, Touchon J. Classification criteria for mild cognitive impairment: a population-based validation study. Neurology 2001; 56(1):37-42.
21. Larrieu S, Letenneur L, Orgogozo JM, et al. Incidence and outcome of mild cognitive impairment in a population-based prospective cohort. Neurology 2002; 59(10):1594-9
22. Diniz BS, Nunes PV, Yassuda MS, Forlenza OV. Diagnosis of Mild Cognitive Impairment Revisited after One Year Preliminary Results of a Prospective Study. Dement Geriatr Cogn Disord 2009; 27:224–31.
23. Forlenza OV, Diniz BS, Nunes PV, Memória CM, Yassuda MS, Gattaz WF. Diagnostic transitions in mild cognitive impairment subtypes. Int Psychogeriatr 2009; 21(6):1088–1095.
24. Nordlund A, Rolstad S, Klang O, et al. Episodic memory and speed/attention deficits are associated with Alzheimer-typical CSF abnormalities in MCI. J Int Neuropsychol Soc 2008; 14(4):582-90.
25. Petersen RC, Morris JC. Mild Cognitive Impairment as a clinical entity and treatment target. Arch Neurol 2005; 62:1160-3.

CAPÍTULO 3 ▸ Revisão Crítica Sobre a Evolução do Conceito de Comprometimento Cognitivo Leve.... 31

26. Gauthier S, Touchon J. MCI is not a clinical entity and should not be treated. Arch Neurol 2005; 62:1164-7.
27. Petersen RC, Thomas RG, Grundman M, et al. Alzheimer's Disease Cooperative Study Group. Vitamin E and donepezil for the treatment of mild cognitive impairment. N Engl J Med 2005; 352(23):2379-88.
28. Feldman HH, Ferris S, Winblad B, et al. Effect of rivastigmine on delay to diagnosis of Alzheimer's disease from mild cognitive impairment: the InDDEx study. Lancet Neurol 2007; 6(6):501-12.
29. Winblad B, Gauthier S, Scinto L, et al. GAL-INT-11/18 Study Group. Safety and efficacy of galantamine in subjects with mild cognitive impairment. Neurology 2008; 70(22):2024-35.
30. Diniz BS, Nunes PV, Yassuda MS, Pereira FS, Flaks MK, Viola LF, Radanovic M, Abreu ID, Borelli DT, Gattaz WF, Forlenza OV. Mild cognitive impairment: cognitive screening or neuropsychological assessment? Rev Bras Psiq 2008; 30(4):316-21.
31. Dubois B, Feldman HH, Jacova C, et al. Research criteria for the diagnosis of Alzheimer's disease: revising the NINCDS-ADRDA criteria. Lancet Neurol 2007; 6(8):734-46.
32. Ferreira LK, Diniz BS, Forlenza OV, Busatto GF, Zanetti MV. Neurostructural predictors of Alzheimer's disease: A meta-analysis of VBM studies. Neurobiol Aging [Epub ahead of print].
33. Forlenza OV, Diniz BS, Talib LL, Radanovic M, Yassuda MS, Ojopi EB, Gattaz WF. Clinical and biological predictors of Alzheimer's disease in patients with amnestic mild cognitive impairment. Rev Bras Psiquiatr 2010 [Epub ahead of print].
34. Diniz BS, Pinto Júnior JA, Forlenza OV. Do CSF total tau, phosphorylated tau, and beta-amyloid 42 help to predict progression of mild cognitive impairment to Alzheimer's disease? A systematic review and meta-analysis of the literature. World J Biol Psychiatry 2008; 9(3):172-82.

4 capítulo

Doença de Alzheimer: Quadro Clínico e Tratamento Medicamentoso

- Paula Villela Nunes
- Ivan Aprahamian
- Orestes Vicente Forlenza

Introdução

A doença de Alzheimer é a principal causa de declínio das funções mentais em idosos. Este declínio intenso das funções mentais, em especial das funções cognitivas (que inclui memória, atenção, cálculo, orientação, entre outras) é chamado de demência. Demência é a terminologia médica que significa o mesmo que "senilidade", "esclerose" ou "caduquice".

Objetivos

Os objetivos deste capítulo são apresentar as características clínicas da doença de Alzheimer, sua prevalência, fatores de risco, critérios diagnósticos e o tratamento medicamentoso indicado para este transtorno.

Fundamentação teórica

Prevalência e fatores de risco

A doença de Alzheimer representa mais da metade dos casos de demência. Outras causas importantes de demência no idoso são as de origem vascular como microderrames secundários, a insuficiência de irrigação do cérebro por entupimento dos vasos sanguíneos (como por exemplo por doença arterioesclerótica) ou pressão mal controlada. As demências de origem vascular podem ocorrer simultaneamente à doença de Alzheimer. Quanto mais idosa a pessoa, maiores os riscos dela vir a desenvolver a doença de Alzheimer. Como ilustração, a prevalência passa de 0,7% entre os 60 e 64 anos de idade para 50% nos grupos etários de 90 a 95 anos.[1,2]

Além do envelhecimento, existem diversos fatores de risco contribuintes para o desenvolvimento da doença de Alzheimer, tais como: a presença de Comprometimento Cognitivo Leve (CCL), baixa escolaridade (poucos anos de estudo na infância e adolescência) e herança genética. Doenças mal controladas, tais como hipertensão arterial, diabetes mellitus, dislipidemia (aumento de colesterol), obesidade, bem como hábitos pouco saudáveis como inatividade física e mental, dieta inadequada, tabagismo, alcoolismo, também contribuem para aumentar os riscos da doença de Alzheimer se manifestar.[3]

Características histopatológicas e clínicas

Quando se estuda o cérebro de uma pessoa que teve doença de Alzheimer, encontra-se uma alta concentração extracelular de proteínas beta-amiloides, distribuídas em placas difusas e placas neu-

DOENÇA DE ALZHEIMER ▶ Uma perspectiva do tratamento multiprofissional

ríticas e depósitos da proteína tau hiperfosforilada na forma de emaranhados neurofibrilares. Além disso (por consequência das lesões que acabamos de descrever), existe uma redução importante do cérebro devido à morte das suas células nervosas chamadas neurônios. Essas alterações têm início em uma região do cérebro chamada hipocampo (responsável pela memória) e espalham-se por todo o cérebro na medida em que a doença progride.[4]

A doença de Alzheimer é uma demência de curso insidioso, isto é, começa com sintomas leves que vão aumentando ao longo do tempo. Geralmente os primeiros sintomas são uma piora importante da memória.[5] A doença tem progressão lenta e duração muito variável, em geral entre 2 e 18 anos até a morte. Com frequência não se morre diretamente em razão da doença, mas por complicações decorrentes dela como desnutrição (por dificuldade de deglutição), pneumonia (por se ficar longo tempo acamado), entre outras coisas.

O diagnóstico da doença de Alzheimer é eminentemente clínico, isto é, é feito através da constatação da perda gradual e progressiva das funções cognitivas tanto avaliadas diretamente no paciente, quanto relatada por um cuidador ou familiar. Estas perdas precisam ser suficientemente intensas a ponto de trazer dificuldades na realização das atividades usuais na vida do paciente. Para auxílio no diagnóstico, normalmente são utilizados testes que já possuem uma padronização para a idade e a escolaridade do paciente, como por exemplo o Miniexame do Estado Mental, também conhecido por Minimental. Para um conhecimento aprofundado ou rigor nos critérios para o diagnóstico, pode-se utilizar critérios mundialmente aceitos, como por exemplo, os critérios NINCDS- ADRDA (Tabela 4.1).

Tabela 4.1 Critérios diagnósticos para demência de Alzheimer do *National Institute of Neurological and Communicative Disorders and Stroke* (NINCDS) – *Alzheimer´s Disease and Related Disorders Association* (ADRDA) (Adaptado de McKhann G, Drachman D, Folstein M, Katzman R, Price D, Stadlan EM. Clinical diagnosis of Alzheimer's disease: report of the NINCDS-ADRDA Work Group under the auspices of Department of Health and Human Services Task Force on Alzheimer's Disease). Neurology 1984; 34(7):939-44).

Demência de Alzheimer provável

I. Critério

1. Demência estabelecida por exame clínico:
   a. Documentado pelo Miniexame do Estado Mental ou similar;
   b. Confirmado por avaliação neuropsicológica.
2. *Déficit* em duas ou mais áreas da cognição.
3. Piora progressiva da memória e de outras funções cognitivas.
4. Sem distúrbio da consciência.
5. Início entre 40 e 90 anos de idade.
6. Ausência de doenças sistemáticas ou cerebrais que poderiam provocar *déficit* progressivo da memória e cognição.

II. Dados de suporte

1. Deterioração progressiva de funções cognitivas específicas como linguagem, habilidades motoras e perceptuais.
2. Atividades de vida diária comprometida.
3. História familiar de desordem semelhante.
4. Análise de LCR normal, alterações não específicas no EEG e evidência de atrofia cerebral em TC.

III. Compatível com?

1. Ocorrência de platôs no curso da doença.
2. Sintomas associados como alteração do comportamento, distúrbio do sono e perda de peso.
3. Outras anormalidades neurológicas em alguns, como sinais motores (hipertonia, mioclonias, alteração da marcha na fase avançada da doença).
4. Crises convulsivas na fase avançada da doença.
5. Tomografia computadorizada normal para a idade.

CAPÍTULO 4 ▶ Doença de Alzheimer: Quadro Clínico e Tratamento Medicamentoso

Tabela 4.1 Critérios diagnósticos para demência de Alzheimer do *National Institute of Neurological and Communicative Disorders and Stroke* (NINCDS) – *Alzheimer´s Disease and Related Disorders Association* (ADRDA) (Adaptado de McKhann G, Drachman D, Folstein M, Katzman R, Price D, Stadlan EM. Clinical diagnosis of Alzheimer's disease: report of the NINCDS-ADRDA Work Group under the auspices of Department of Health and Human Services Task Force on Alzheimer's Disease). Neurology 1984; 34(7):939-44). (*continuação*)

Demência de Alzheimer provável
IV. Quadros que tornam o diagnóstico improvável
1. Início súbito, apoplético 2. Sinais neurológicos focais 3. Distúrbio de marcha ou crises convulsivas no início ou precocemente no curso da doença
Demência de Alzheimer possível
V. Critério
1. Síndrome demencial com início, apresentação e evolução atípicas 2. Permitida uma segunda desordem sistêmica ou cerebral suficiente para produzir demência, mas não considerada como causa da demência 3. para fins de pesquisa, um único *déficit* progressivo é suficiente

Assim, na doença de Alzheimer observa-se, em geral, uma perda progressiva da memória, inicialmente para eventos recentes, bem como o surgimento de dificuldades para o raciocínio e julgamento de situações e dificuldades para orientação no tempo (por exemplo, dia do mês ou dia da semana) e no espaço (perde-se em lugares em que antes lhe eram familiares). Em pessoas com alto desempenho social ou intelectual, os *déficits* podem demorar para aparecer, sendo necessários exames mais sensíveis para o diagnóstico, tais como uma avaliação conhecida como exame neuropsicológico, que consiste de testes mais complexos e extensos. Na medida em que a doença progride, a pessoa passa a ter dificuldades de aprender coisas novas e de lembrar informações pouco utilizadas no dia a dia e que antes era capaz de lembrar. Com o tempo, deixa de ser capaz de memorizar qualquer coisa e passa a esquecer informações muito importantes como por exemplo o nome ou feição do cônjuge ou filhos. O comprometimento da linguagem normalmente se dá nos estágios mais avançados da doença. Desta forma, na evolução da doença o indivíduo torna-se progressivamente incapaz de desempenhar atividades da vida diária (trabalho, lazer, vida social) e de cuidar de si mesmo (cuidar do próprio asseio pessoal, vestir-se, alimentar-se), passando a depender de um cuidador. Alterações comportamentais, tais como apatia, depressão, ansiedade, psicose, alterações do sono, agitação psicomotora e agressividade, estão presentes em até 75% dos casos em algum estágio da evolução da demência, causando grande desgaste para os cuidadores,; muitas vezes requer um tratamento específico com remédios. Estes quadros comportamentais normalmente ocorrem a partir do estágio intermediário da doença de Alzheimer.[6] Na doença avançada, observa-se perda significativa da linguagem (a ponto de deixar de ser capaz de compreender e de se comunicar), da capacidade de fazer qualquer coisa. O paciente passa a apresentar alterações motoras limitantes e graves (a ponto de não conseguir mais coordenação para andar, ficando deitado em uma cama e não ter mais capacidade para deglutir alimentos).

Exames laboratoriais são úteis para exclusão de outras causas de declínio cognitivo ou demência para as quais o tratamento e evolução são diferentes da doença de Alzheimer. Quando existe a suspeita de doença de Alzheimer, normalmente deve ser feita uma Tomografia Computadorizada (TC) ou Ressonância Magnética (RM) do cérebro. Outros exames do cérebro que podem ser solicitados para auxílio no diagnóstico são a tomografia computadorizada por emissão de fóton único (SPECT) ou a tomografia por emissão de pósitrons (PET). Estes exames são úteis na investigação de casos muito leves ou na diferenciação de um outro tipo de demência, a demência frontotemporal. Ainda com relação aos exames do cérebro, será promissora a utilização de exames do liquido cefalorraquidiano para a detecção de alterações mais específicas da doença de Alzheimer, como a presença de proteínas beta-amiloides e tau, antes possíveis de serem detectadas apenas depois que o paciente faleceu.[7] Além do exame do cérebro, são importantes também exames de sangue, que servem para a confirmação de ausência de outras doenças que poderiam interferir na cognição. Normalmente são solicitados exames para avaliar a glicemia, função do fígado, rim, tireoide, entre outros órgãos, bem como hemograma, dosagens de algumas vitaminas e sorologia para doenças como sífilis, AIDS e hepatite.

Tratamento medicamentoso

O tratamento da doença de Alzheimer envolve estratégias farmacológicas e intervenções psicossociais para o paciente e seus familiares. Estas últimas não serão abordadas neste capítulo. No campo do tratamento farmacológico, inúmeros agentes têm sido propostos para preservar ou restabelecer a cognição, o comportamento e as habilidades funcionais do paciente com demência. Contudo, os efeitos das drogas hoje aprovadas para o tratamento da doença de Alzheimer limitam-se a um retardo discreto na evolução natural da doença, permitindo apenas uma melhora temporária da cognição e do estado funcional do paciente.

Existem três estratégias para o tratamento farmacológico da doença de Alzheimer:

1. Tratamento das causas que levam à morte neuronal e à demência: estes tratamentos ainda estão em estágios iniciais de pesquisa e quase sempre apresentam resultados ruins ou ainda insuficientes;
2. Tratamento sintomático, que visa a restaurar, ainda que parcial ou provisoriamente, as capacidades cognitivas e comportamentais, assim como as habilidades funcionais dos pacientes;
3. Terapêutica complementar, que busca o tratamento das manifestações psicológicas e comportamentais, tais como as alterações do humor e os distúrbios do sono.

Daremos mais ênfase neste capítulo ao tratamento sintomático da doença de Alzheimer, por ser o mais específico para esta doença. Existem duas classes de medicamentos que podem ser utilizados isoladamente ou em combinação: inibidores das colinesterases e memantina.

Inibidores das colinesterases

Os inibidores das acetilcolinesterases são as principais drogas licenciadas para o tratamento específico da doença de Alzheimer (Tabela 4.2). Seu uso baseia-se no pressuposto *déficit* do neurotransmissor acetilcolina que ocorre na doença. Através da inibição das suas principais enzimas catalíticas, a acetilcolinesterase e a butirilcolinesterase, estes medicamentos acabam aumentando a disponibilidade sináptica de acetilcolina. Como resultado, obtêm-se um efeito sintomático discreto sobre a cognição, beneficiando também certas alterações não cognitivas da demência. As drogas liberadas para terapêutica são: donepezil, galantamina e rivastigmina. A rivastigmina inibe a acetilcolinesterase e a butirilcolinesterase; as demais drogas inibem só a acetilcolinesterase. Isto pode resultar em maior incidência de efeitos colaterais periféricos, mas por outro lado, a butirilcolinesterase também está envolvida na maturação das placas neuríticas, e sua inibição pode representar benefícios adicionais ao tratamento.

Tabela 4.2 Terapêutica da doença de Alzheimer.

Droga	Meia-vida	Efeitos colaterais	Indicação	Dose
Donepezil	70 horas	Náuseas, vômitos, diarreia, cefaleia, insônia, sonhos vívidos, tontura, bradicardia	Doença de Alzheimer leve, moderada e grave	Início com 5 mg até 15 mg em 4 a 6 semanas
Rivastigmina	1,5 horas	Náuseas, vômitos, anorexia, perda de peso	Doença de Alzheimer leve e moderada	Início com 1,5 mg até 6 mg 2 vezes ao dia em 3 a 4 semanas
Rivastigmina patch	3 horas	Náuseas, vômitos, anorexia, perda de peso	Doença de Alzheimer leve e moderada	Início com adesivo de 4,6 mg, aumentando a cada 4 semanas para 9,5 mg até 13,3 mg

CAPÍTULO 4 ▶ Doença de Alzheimer: Quadro Clínico e Tratamento Medicamentoso

Tabela 4.2 Terapêutica da doença de Alzheimer. (*continuação*)

Droga	Meia-vida	Efeitos colaterais	Indicação	Dose
Galantamina	7 horas	Náuseas, vômitos, diarreia, anorexia	Doença de Alzheimer leve e moderada	Início com 8 mg ER até 24 mg ER em 3 a 4 semanas
Memantina	60 a 80 horas	Constipação, tontura, cefaleia, dor	Doença de Alzheimer moderada e grave	Início com 5 mg ao dia. Aumento de 5 mg por semana, até o total de 10 mg 2 vezes ao dia

A resposta aos inibidores das acetilcolinesterases é heterogênea, sendo que alguns pacientes beneficiam-se de forma significativa, enquanto outros (cerca de 20%), beneficiam-se muito pouco. Estudos controlados por placebo mostram que os benefícios são geralmente observados a partir de 12 a 18 semanas de tratamento e possivelmente desaparecem após 6 a 8 semanas da interrupção do tratamento.[8] Os inibidores das acetilcolinesterases têm eficácia comprovada estatisticamente, muito embora no dia a dia o benefício observado seja em geral muito discreto em relação à cognição, comportamento e funcionalidade, nos pacientes com doença de Alzheimer leve ou moderada.[9, 10, 11] Duas revisões de metanálise (que fazem um balanço dos diversos estudos sobre este tema), recentemente publicados, confirmam os benefícios sintomáticos dos inibidores das acetilcolinesterases.[12,13] Os pacientes que recebem estas drogas permanecem estáveis cognitivamente por 12 meses, em média, para em seguida voltar a declinar numa taxa menor do que naqueles sem a medicação. Uma metanálise de 27 estudos, metodologicamente adequados, concluiu que não há diferença no discreto benefício cognitivo proporcionado pelo tratamento entre a rivastigmina, donepezil e galantamina.[14] Neste estudo, em relação às alterações de comportamento, o donepezil foi um pouco melhor do que a rivastigmina e a galantamina. Em um outro estudo de revisão, observou-se uma melhora discreta no comportamento e na funcionalidade, sendo que nesta, o donepezil foi discretamente melhor.[15]

O uso destes remédios pode ser interrompido nos seguintes casos:

1. Quando o paciente adere mal ao tratamento;
2. Se o paciente mantém a deterioração cognitiva no mesmo ritmo, mesmo após 3 a 6 meses de tratamento, e não apresenta benefício no comportamento;
3. Quando há uma rápida deterioração após um período inicial de estabilização; ou
4. Se, após um período de interrupção do tratamento, constata-se que a droga não está mais proporcionando benefícios.[16]

Outro parâmetro que deve sempre ser levado em consideração, naturalmente, é a relação custo--benefício do tratamento. Os resultados de um grande estudo realizado em diversos centros de pesquisa realizado nos Estados Unidos, questionaram essa relação, uma vez que os pacientes tratados com donepezil, embora apresentassem indícios de melhora cognitiva discreta, não evoluíram de forma diferente dos indivíduos não tratados quanto à progressão para incapacitação funcional e institucionalização.[17] Entretanto, uma metanálise recente de estudos envolvendo tratamento com donepezil, rivastigmina, galantamina e memantina, demonstrou resultados favoráveis tanto na avaliação global, analisada pelo cuidador, como em parâmetros cognitivos.[18]

Os perfis de efeitos colaterais destes medicamentos são também semelhantes, apresentando em geral boa tolerabilidade. Alguns pacientes apresentam efeitos colaterais importantes, resultantes da hiperativação colinérgica periférica, tais como:

1. **Efeitos adversos gastrointestinais:** náuseas, vômitos, diarreia, anorexia, dispepsia, dor abdominal, aumento da secreção ácida;
2. **Cardiovasculares:** oscilação da pressão arterial, síncope, arritmia, bradicardia;
3. **Outros sintomas:** tonturas, cefaleia, agitação, insônia, cãimbras, sudorese, aumento da secreção brônquica.

DOENÇA DE ALZHEIMER ▶ Uma perspectiva do tratamento multiprofissional

Para melhorar a tolerabilidade da rivastigmina na forma de cápsulas (uso por via oral), foi desenvolvida uma forma transdérmica desta substância, com apresentações em adesivos de 4,6 mg, 9,5 mg e 13,3 mg. O medicamento transdérmico tem a comodidade de ser administrado apenas uma vez ao dia (e não duas vezes ao dia, como precisa ser a formulação oral), e com ele observou-se menor incidência de náusea e vômito nos pacientes.[19]

Memantina

A memantina age, no cérebro, sobre outros neurotransmissores, que também estão comprometidos na doença de Alzheimer. Este neurotransmissor é o glutamato, que tem a função de estimulação de diversas funções cognitivas e da memória. A segurança clínica do uso da memantina foi demonstrada há relativamente bastante tempo, por meio de estudos clínicos (adequados da forma metodológica) com 500 pacientes portadores de demência leve ou moderada.[20] Doses diárias entre 20 e 30 mg proporcionaram benefícios sobre as funções cognitivas, motoras e comportamentais. Os efeitos colaterais mais comumente relatados em pacientes recebendo memantina foram diarreia, vertigens, cefaleia, insônia, inquietação, excitação e cansaço.[21] Para o uso da memantina são necessárias duas tomadas de 10 mg para completar a dose diária usual de 20 mg. A coadministração da memantina com um dos inibidores da acetilcolinesterase (rivastigmina, donepezil ou galantamina) é possível, com baixíssimos riscos de interações medicamentosas.[21] Para pacientes com doença de Alzheimer leve e muito leve, não há evidência de benefício.[22]

Em pacientes com doença de Alzheimer moderada a grave, recebendo doses estáveis de inibidores da acetilcolinesterase, o tratamento combinado com memantina, além de seguro e bem tolerado, pode favorecer desfechos mais favoráveis em parâmetros cognitivos, funcionais e comportamentais, apesar dos efeitos serem clinicamente discretos.[23]

Outras abordagens terapêuticas

Inúmeras outras drogas foram propostas nos últimos anos para o tratamento ou prevenção da doença de Alzheimer. São em sua maioria drogas indicadas para o tratamento de outras condições clínicas, que se mostraram também capazes de modificar determinados processos envolvidos no desenvolvimento da doença de Alzheimer. É o caso dos antioxidantes, dos anti-inflamatórios, das estatinas e da reposição estrogênica. Com base em evidências produzidas a partir de modelos laboratoriais e em animais, algumas das quais reforçadas por estudos epidemiológicos preliminares, essas substâncias seriam capazes de modificar o processo patogênico da doença de Alzheimer, retardando o seu início ou a sua evolução.[24,25] Contudo, o suposto benefício das abordagens citadas não foi confirmado por estudos controlados ou estudos epidemiológicos de longa duração.[26, 27] Além disso, revisões sistemáticas sobre o uso dessas abordagens não sustentaram sua indicação na doença de Alzheimer.[28, 29, 30]

Considerações finais

O tratamento curativo para a doença de Alzheimer ainda é utópico. Esta é uma questão crítica, considerando a tendência ao envelhecimento da população mundial e, assim, o aumento exponencial da doença de Alzheimer. As terapias pesquisadas atualmente estão voltadas para a modificação do curso da doença, ou seja, atuando sobre a fisiopatologia da mesma e retardando a sua evolução. Dentre os alvos terapêuticos, destaca-se o combate à proteína beta-amiloide através de imunizações, modulação ou inibição enzimática, antifibrilização, quelantes de metais, entre outros. Entretanto, agentes contra mecanismos inflamatórios, oxidantes, de excitotoxicidade, de hiperfosforilação da proteína tau, também estão sendo desenvolvidos. Essas drogas têm sido agrupadas em três grandes grupos: antiamiloide, neuroprotetora e restauradora, mas ainda não tem seu uso autorizado fora dos ambientes de pesquisa.

Leituras recomendadas

1. Site ABRAz (Associação Brasileira de Alzheimer): www.abraz.com.br
2. Psiquiatria Geriátrica: do Diagnóstico Precoce à Reabilitação. Editor: Orestes Vicence Forlenza. São Paulo: Atheneu, 2007.
3. Psicofarmacologia Geriátrica: o que todo médico deve saber. Organizadores: Sérgio Ricardo Hototian e Kalil Duailibi. São Paulo: Artes Médicas, 2009.

Bibliografia

1. Lopes MA, Bottino CM. [Prevalence of dementia in several regions of the world: analysis of epidemiologic studies from 1994 to 2000]. Arq Neuropsiquiatr 2002; 60(1):61-9.
2. Nitrini R, Bottino CM, Albala C, Custodio Capuñay NS, Ketzoian C, Llibre Rodriguez JJ, et al. Prevalence of dementia in Latin America: a collaborative study of population-based cohorts. Int Psychogeriatr 2009; 21(4):622-30.
3. Caramelli P, Areza-Fegyveres R. Doença de Alzheimer. In: Forlenza OV (Ed.) Psiquiatria Geriátrica: do Diagnóstico Precoce à Reabilitação. São Paulo: Editora Atheneu, 2007; p.169-74.
4. Duyckaerts C, Delatour B, Potier MC. Classification and basic pathology of Alzheimer disease. Acta Neuropathol 2009; 118:5-36.
5. Petersen RC, Smith GE, Waring SC, Ivnik RJ, Tangalos EG, Kokmen E. Mild cognitive impairment. Arch Neurol 1999; 56:303-8.
6. Lopez OL, Becker JT, Sweet RA, Klunk W, Kaufer DI, Saxton J, et al. Psychiatric symptoms vary with the severity of dementia in probable Alzheimer's disease. J Neuropsychiatry Clin Neurosci 2003; 15(3):346-53.
7. Blennow K, Hampel H. CSF markers for incipient Alzheimer's disease. Lancet Neurol 2003; 2(10):605-13.
8. Jann MV. Pharmacology and clinical efficacy of cholinesterase inhibitors. Am J Health Syst Pharm 1998; 55:S22-5.
9. Rösler M, Anand R, Cicin-Sain A, Gauthier S, Agid Y, Dal-Bianco P, et al. Efficacy and safety of rivastigmine in patients with Alzheimer's disease: international randomised controlled trial. BMJ 1999; 318:633-8.
10. Wilcock GK, Lilienfeld S, Gaens E. Efficacy and safety of galantamine in patients with mild to moderate Alzheimer's disease: multicentre randomised controlled trial. BMJ 2000; 321:1445-9.
11. Winblad B, Wimo A, Engedal K, Soininen H, Verhey F, Waldemar G, et al. 3-Year study of donepezil therapy in Alzheimer's disease: effects of early and continuous therapy. Dement Geriatr Cogn Disord 2006; 21:353-63.
12. Lanctôt KL, Herrmann N, Yau KK, Khan LR, Liu BA, LouLou MM, et al. Efficacy and safety of cholinesterase inhibitors in Alzheimer's disease: a meta-analysis. CMAJ 2003; 169(6):557-64.
13. Rockwood K. Size of the treatment effect on cognition of cholinesterase inhibition in Alzheimer's disease. J Neurol Neurosurg Psychiatry 2004; 75(5):677-85.
14. Hansen RA, Gartlehner G, Webb AP, Morgan LC, Moore CG, Jonas DE. Efficacy and safety of donepezil, galantamine, and rivastigmine for the treatment of Alzheimer's disease: a systematic review and meta-analysis. Clin Interv Aging 2008; 3:211-25.
15. Mayeux R. Clinical practice. Early Alzheimer's disease. N Engl J Med 2010; 362(23):2194-201.
16. Lovestone S, Graham N, Howard R. Guidelines on drug treatments for Alzheimer's disease. Lancet 1997; 350:752-68.
17. Courtney C, Farrell D, Gray R, Hills R, Lynch L, Sellwood E, et al. Long-term donepezil treatment in 565 patients with Alzheimer's disease (AD2000): randomised double-blind trial. Lancet 2004; 363:2105-15.
18. Raina P, Santaguida P, Ismaila A, Patterson C, Cowan D, Levine M, et al. Effectiveness of cholinesterase inhibitors and memantine for treating dementia: Evidence review for a clinical practice guideline. Ann Inter Med 2008; 148:379-97.
19. Grossberg G, Sadowsky C, Fröstl H, Frölich L, Nagel J, Tekin S, et al. Safety and tolerability of the rivastigmine patch: results of a 28-week open-label extension. Alzheimer Dis Assoc Disord 2009; 23(2):158-64.
20. Pantev M, Ritter R, Görtelmeyer R. Clinical and behavioural evaluation in long-term care patients with mild to moderate dementia under Memantine treatment. Zeitschrift für Gerontopsychologie und –psychiatrie 1993; 6:103-17.
21. Jarvis B, Figgitt DP. Memantine. Drugs Aging 2003; 20(6):465-76.
22. Bakchine S, Loft H. Memantine treatment in patients with mild to moderate Alzheimer's disease: results of a randomised, double-blind, placebo-controlled 6-month study. J Alzheimers Dis 2008; 13(1):97-107.
23. Tariot PN, Farlow MR, Grossberg GT, Graham SM, McDonald S, Gergel I. Memantine Study Group. Memantine treatment in patients with moderate to severe Alzheimer disease already receiving donepezil: a randomized controlled trial. JAMA 2004; 291(3):317-24.
24. Sano M, Ernesto C, Thomas RG. A controlled trial of selegiline, alpha-tocopherol, or both as treatment for Alzheimer's disease. The Alzheimer's Disease Cooperative Study. N Engl J Med 1997; 336:1216-22.

42 DOENÇA DE ALZHEIMER ▶ Uma perspectiva do tratamento multiprofissional

Deste modo, as intervenções psicossociais podem fazer uma diferença significativa no funcionamento dos idosos com DA, colaborando para a promoção e a manutenção da capacidade cognitiva e funcional,[12] bem como na qualidade de vida e na forma como seus cuidadores gerenciam o problema.[14]

Diante dessas informações, que reforçam a importância das intervenções psicossociais no tratamento da doença de Alzheimer, uma equipe de profissionais do Ambulatório de Psicogeriatria do Laboratório de Neurociências (LIM-27), do Instituto de Psiquiatria do HC-FMUSP, juntamente com docentes do Curso de Gerontologia da Escola de Artes, Ciências e Humanidades da Universidade de São Paulo (EACH-USP), elaboraram um programa inovador atrelando assistência e pesquisa para idosos com DA e a seus familiares e/ou cuidadores, que desde o segundo semestre de 2007 foi implementado no Centro de Reabilitação e Hospital Dia do Instituto de Psiquiatria do Hospital das Clínicas da Faculdade de Medicina da Universidade de São Paulo (IPq – HC FMUSP). Em 2008, este projeto foi um dos cinco premiados do Concurso Talentos da Maturidade, categoria Programas Exemplares do Grupo Santander Brasil.

Com base nessas considerações, os objetivos deste capítulo são:

1. Apresentar o Programa Estimulação Cognitiva e Funcional para Idosos realizado no Centro de Reabilitação e Hospital Dia do Instituto de Psiquiatria do Hospital das Clínicas da Faculdade de Medicina da Universidade de São Paulo (IPq – HC FMUSP);
2. Descrever o processo de gestão do programa;
3. Refletir sobre as ações e os programas destinados aos idosos com doença de Alzheimer e aos seus familiares no Brasil.

Tratamento multidisciplinar para a doença de Alzheimer: Programa estimulação cognitiva e funcional para idosos

O Programa Estimulação Cognitiva e Funcional para Idosos é uma iniciativa pioneira no Brasil que propõe oferecer ao idoso com DA, na fase leve a moderada, e sua família, tratamento multidisciplinar complementar ao tratamento farmacológico. Trata-se de um programa de oficinas terapêuticas que visa a reinserir o idoso em atividades benéficas para a funcionalidade e bem-estar, melhorar a qualidade de vida, bem como apoiar familiares e/ou cuidadores, auxiliando a lidar com as dificuldades advindas da doença, o que pode evitar ou adiar a necessidade de institucionalização. Além disso, o programa também tem como objetivo qualificar agentes multiplicadores das ações propostas (familiares, cuidadores, estudantes e profissionais da área de saúde) durante o processo terapêutico, que poderão aplicar os conhecimentos adquiridos em seu ambiente familiar ou em outros serviços.

O programa conta com uma equipe multiprofissional altamente qualificada, formada por psiquiatras, psicólogos, gerontólogos, terapeutas ocupacionais, fisioterapeutas, fonoaudiólogos, arteterapeutas, educadores físicos e profissionais de enfermagem.

As atividades para os idosos com DA, realizadas no programa, englobam: reabilitação cognitiva, incluindo uso de programas computadorizados, jogo de xadrez e jogos pré-enxadrísticos; terapia ocupacional; arteterapia; fonoaudiologia; fisioterapia e educação física. Para familiares e cuidadores são oferecidos grupos psicoterapêutico e psicoeducacional, como segue abaixo a descrição breve de cada atividade terapêutica:

- **Reabilitação cognitiva:** trabalha com a estimulação da memória (episódica e implícita), realização de novas aprendizagens e implementação de estratégias compensatórias externas e com jogos de raciocínio. Além disso, pode utilizar o auxílio do uso de computadores e programas computadorizados.
- **Jogos de xadrez e pré-enxadrísticos:** busca uma forma acessível e divertida, usando metodologias diversificadas, para estimular funções cognitivas como: concentração, raciocínio lógico-matemático, agilidade de pensamento, poder de decisão, entre outras.
- **Terapia Ocupacional:** objetiva o treino das atividades básicas de vida diária (AVDs) e de atividades instrumentais de vida diária (AIVDs); estimulação das funções cognitivas e orientações aos familiares e cuidadores visando alterações ambientais.

CAPÍTULO 5 ▶ Gestão em Gerontologia: Integralidade na Atenção ao Idoso e à Família

- **Arteterapia:** possibilita aos pacientes a expressão livre e espontânea dos sentimentos, pensamentos e ações; proporciona a oportunidade de aprender e desenvolver novas habilidades.
- **Fonoaudiologia:** desenvolve estratégias de comunicação facilitadoras e efetivas para o idoso com DA, a elaboração de histórias, estimulação da escrita e da leitura.
- **Fisioterapia:** visa à diminuição do risco de quedas, a melhora do equilíbrio, da postura, da independência funcional. Aborda treino de força, coordenação, equilíbrio e orientação sensorial.
- **Educação Física:** promove a melhora das condições físicas e orgânicas, e dos aspectos motor, afetivo-social e cognitivo, para que possa alcançar sua autonomia e melhor qualidade de vida, por meio de exercícios físicos leves e caminhadas.
- **Grupos de Apoio aos familiares e cuidadores**: há dois grupos, o de Atenção Psicogerontológica, Sociofamiliar e Educativa aos Cuidadores e Familiares de Idosos com Doença de Alzheimer e o Grupo de Intervenção Psicoeducacional para Cuidadores de Pessoas com Doença de Alzheimer que realizam intervenções educativas e terapêuticas, ajudando familiares e cuidadores a lidarem com as dificuldades que surgem nas relações familiares e sociais diante da presença da DA.

As oficinas terapêuticas oferecidas aos idosos possuem um número limitado a dez participantes. Os atendimentos são realizados em regime de hospital-dia, duas vezes por semana, às terças e quintas-feiras, das 9h às 15h30min. Os grupos destinados aos familiares ocorrem semanalmente com uma hora e meia de duração, como a seguir exibem as Tabelas 5.1 e 5.2.

Tabela 5.1 Grade de Oficinas Terapêuticas para os idosos.

Horário	Terça-feira	Quinta-feira
9h às 10h30	Arteterapia	Reabilitação cognitiva
10h30 às 12h	Terapia ocupacional	Reabilitação cognitiva computadorizada
12h às 13h15	Almoço e repouso	Almoço e repouso
13h15 às 14h15	Estimulação cognitiva: xadrez e outros jogos	Fonoaudiologia
14h15 às 14h30	Café da tarde	Café da tarde
14h30 às 15h30	Educação física	Fisioterapia

Tabela 5.2 Grade de Oficinas Terapêuticas para os Familiares.

Horário	Terça-feira	Quinta-feira
10h30 às 12h	Grupo de intervenção psicoeducacional para cuidadores de pessoas com doença de Alzheimer.	Grupo de atenção psicogerontológica, sociofamiliar e educativa aos cuidadores e familiares de idosos com doença de Alzheimer.

O programa é organizado de maneira modular, sendo que cada módulo é formado por 15 semanas, aproximadamente quatro meses, o que possibilita a avaliação do benefício do mesmo por meio de avaliações objetivas, aplicadas antes e após cada módulo.

DOENÇA DE ALZHEIMER ▶ Uma perspectiva do tratamento multiprofissional

Dados recentes sobre o efeito deste programa revelaram melhora nos sintomas depressivos e na qualidade de vida dos idosos,[17] expansão das redes de amizade e elevação da motivação e do prazer em participar das atividades terapêuticas, mostrando que intervenções psicossociais como estas podem ser uma estratégia eficaz na melhora da qualidade de vida dos idosos acometidos pela DA.[7] Destaca-se, também, ampliação da rede social dos familiares e cuidadores, que possibilita esclarecer dúvidas, manter um espaço para a troca de experiências e oferece a oportunidade de falar sobre os seus problemas e dificuldades, pois diante da situação de perdas que a doença impõe, ocorrem modificações no funcionamento da dinâmica familiar, necessitando de readaptação dos papéis exercidos anteriormente.[18]

Para o idoso participar do programa é necessário os seguintes critérios: ter 60 anos ou mais; diagnóstico de possível ou provável doença de Alzheimer; estar realizando acompanhamento médico e em uso de medicação (inibidor da acetilcolinesterase e/ou memantina); ter no mínimo dois anos de escolaridade; conseguir ler e escrever; apresentar pontuação no Miniexame do Estado Mental[19] de até 14 pontos; ter disponibilidade de frequentar o programa e vir acompanhado por algum familiar ou cuidador.

Inicialmente é realizado um contato telefônico para fornecer informações sobre o programa e verificar se o idoso enquadra-se nos critérios de participação. Nesta fase, geralmente realiza-se o aconselhamento gerontológico, que consiste em orientações aos idosos e familiares de acordo com suas demandas. Com frequência, há muitos casos de familiares que suspeitam do diagnóstico de seus parentes, mas não sabem por onde começar ou qual especialidade procurar, se é geriatra, neurologista ou psiquiatra. Até mesmo para os casos de idosos mais comprometidos do ponto de vista cognitivo, e que não se beneficiariam do programa, seus familiares são orientados a procurar outros serviços. Segundo Caldeira e Ribeiro,[20] as famílias de idosos com DA não possuem conhecimentos suficientes sobre a doença e não sabem como agir nesta situação. Muitas famílias confundem as alterações de memória com o próprio processo de envelhecimento e com o passar do tempo, percebem que essas alterações tendem a piorar.[21]

Para os idosos que se enquadram nos critérios do programa, é agendada uma triagem na presença de algum familiar ou cuidador. O objetivo desta primeira avaliação é verificar o perfil do idoso e familiar para orientar as propostas a serem desenvolvidas nas oficinas terapêuticas. A avaliação é realizada por meio de uma história do quadro e aplicação das escalas Miniexame do Estado Mental,[19] Escala de Atividades Básicas da Vida Diária (AVD) de Katz,[22] Atividades Instrumentais de Vida Diária (AIVD) de Lawton,[23] Escala de Depressão Geriátrica,[24] Escala de Avaliação de Qualidade de Vida[25] e a Escala de Sobrecarga do Cuidador.[26] Conforme o objetivo do trabalho, outras escalas também podem ser utilizadas para complementar a avaliação.

No início do programa é importante explicar novamente aos idosos e familiares a proposta do trabalho que será desenvolvido e manter-se acessível para casos de dúvidas, identificar os idosos com crachás, realizar uma lista de presença para controle de faltas, apresentar o novo ambiente ao idoso e supervisioná-lo nas atividades.

Ao longo do programa, percebe-se que além das dificuldades decorrentes com a DA, existem demandas complexas dos pacientes, familiares e cuidadores, cabendo ao profissional de saúde realizar uma escuta qualificada e humanizada com foco nas necessidades dos indivíduos.

Ao término do programa, é elaborado um plano de atenção de acordo com as necessidades de cada idoso, incluindo seu familiar ou cuidador, e são oferecidas orientações para a continuidade do tratamento não farmacológico. Periodicamente, é realizado contato telefônico e, em alguns casos, é agendado um atendimento individual quando preciso.

Gestão do programa estimulação cognitiva e funcional para idosos: um serviço gerontológico

Segundo o dicionário Aurélio,[27] a palavra gestão tem como sinônimo administração e gerenciamento. Segundo Chiavenato,[28] administração envolve planejamento, organização, implementação, coordenação e avaliação. Desta maneira, a pessoa que realiza a gestão, ou seja, o gestor, realiza funções de planejamento, articulação, negociação, acompanhamento, controle e avaliação das ações.[29]

Na literatura gerontológica, há poucos estudos sobre gestão de serviços destinados aos idosos. Percebe-se que não há um modelo específico de gestão para a Gerontologia, muitos autores utilizam os modelos que mais se identificam no campo da administração e realizam adaptações conforme as suas realidades.

CAPÍTULO 5 ▶ Gestão em Gerontologia: Integralidade na Atenção ao Idoso e à Família

Conforme Fernandez-Ballesteros, Merita e Hernández,[30] para se realizar uma intervenção em gerontologia, baseado no modelo de gestão da qualidade, é preciso seguir sete etapas fundamentais, que serão explicadas por exemplos associados ao Programa de Estimulação Cognitiva e Funcional para Idosos (Tabela 5.3).

Tabela 5.3 Etapas fundamentais em intervenções gerontológicas.

Etapas fundamentais em intervenções gerontológicas[30]	Exemplos
1 – Analisar as necessidades	As pessoas com DA necessitam da criação de serviços especializados, programas de suporte para familiares, capacitação de profissionais nesta área, entre outros.
2 – Listar os objetivos e metas	Os objetivos precisam estar bem definidos e específicos, de acordo com a realidade: oferecer atividades de estimulação cognitiva e funcional para pessoas com DA; apoio e suporte aos familiares e cuidadores. As metas correspondem o que se pretende conseguir: melhorar a qualidade de vida de pacientes e familiares.
3 – Realizar uma pré-avaliação da situação	Realizar uma pesquisa sobre o que há publicado sobre o assunto na literatura especializada. No caso de intervenções psicossociais para pacientes com DA e seus familiares e/ou cuidadores, os estudos até o momento revelaram benefícios para ambos.
4 – Desenhar o programa (planejamento)	Redigir um projeto com fundamentação teórica, objetivos e metas. Especificando: • Infraestrutura: lugar e período onde será realizada a intervenção; recursos materiais; equipe de profissionais. • Divulgação do programa e público-alvo. • Etapas de ingresso ao programa: contato telefônico, triagem e avaliação inicial. • Divisão dos idosos em grupos conforme o perfil cognitivo. • Avaliação dos idosos e familiares após programa. • Avaliação dos resultados. • Devolutiva aos familiares e elaboração de plano de cuidado conjuntamente com idosos, familiares e cuidadores.
5 – Implementar seguindo as especificações pré-estabelecidas	Corresponde à fase de execução do programa. O gestor deverá organizar as atividades e coordená-las. É importante destacar a importância da presença de profissionais da área da Gerontologia nesta função.
6 – Avaliar os resultados	A avaliação deverá ser periódica e adequada ao planejamento estabelecido. Sugere-se montar um banco de dados, para auxiliar nas tomadas de decisões futuras. Pode-se contar com avaliações qualitativas e quantitativas de acordo com os objetivos estabelecidos: • Grau de satisfação dos clientes (idosos e familiares). • Avaliação cognitiva e funcional dos idosos. • Avaliação da sobrecarga dos cuidadores.
7 – Tomada de decisões com base na avaliação dos resultados	Esta etapa possibilita manter o que vem apresentando bons resultados ou realizar modificações no programa.

Uma parte muito importante na gestão de um programa gerontológico é a autoavaliação, que consiste em uma análise completa e sistemática dos resultados obtidos. Com a intenção de identificar os pontos fortes e fracos do programa para construção de planos de ação, essa ferramenta possibilita ao gestor refletir sobre a sua forma de gerenciar, elaborar um plano de melhoria identificando novos pontos fortes e novas áreas de melhoria prioritária e, ainda, traçar novos planos de ação.[31]

Outro ponto que merece destaque é a presença de um gestor com conhecimentos na área da Gerontologia na coordenação das atividades, sendo este profissional um mediador nas relações entre pacientes, familiares, profissionais e instituição. Segundo Domingues, Santos e Quintans,[10] este profissional possui conhecimento dos aspectos biopsicossociais do processo do envelhecimento, contribuindo para ajudar os familiares de idosos, portadores de demência, na difícil tarefa que envolve a dinâmica do cuidado, e em serviços de apoio ao cuidador. De acordo com Navia, Ramallo e García,[32] algumas habilidades são esperadas para este profissional, como: empatia, gentileza, autenticidade, respeito, boa comunicação, flexibilidade e habilidade de escuta.

As demandas de idosos com DA e de seus familiares e/ou cuidadores são complexas, sendo necessária uma atenção multidisciplinar com a participação conjunta de vários profissionais. Dessa maneira, é fundamental que o gestor consiga trabalhar em equipe, compartilhando com o grupo os desafios a serem enfrentados e seus conhecimentos com os demais, mantendo o relacionamento interpessoal e estimulando a busca conjunta de soluções para os problemas enfrentados.[33] Além de gerenciar os recursos humanos, financeiros e materiais, o gestor precisa possuir visão de futuro, espírito empreendedor, para manter um clima organizacional no qual as pessoas da equipe sintam-se motivadas e participantes do trabalho realizado.

O envolvimento da equipe com o programa, reconhecendo a sua importância e seus objetivos, é imprescindível. Dessa maneira, as reuniões de equipe são essenciais em serviços dessa natureza, pois permitem a troca de informação entre profissionais, divisão dos problemas com os demais colegas, decisões compartilhadas, reorientação de posturas e redefinição de propostas.[34]

No atendimento aos idosos com DA, aos seus familiares e cuidadores, é importante que o profissional esteja disponível para verificar e atender às necessidades das pessoas por meio do acolhimento, que consiste em um processo de escuta qualificada e humanizada, centralizada nas pessoas e nas suas necessidades.[35] Essa atitude fortalece o vínculo terapêutico entre usuários e profissionais, proporcionando segurança e confiança.[36] De acordo com Spiller e et al.,[37] durante o atendimento há uma interação entre o profissional e o cliente (idoso e familiar) em tempo real, com muitos componentes psicológicos e comportamentais envolvidos, tais como: confiança, atitude, pró-atividade, interesse, acolhimento, troca, cooperação e compreensão. É importante lembrar que o atendimento somente ocorre de maneira adequada quando há profundo interesse pelas pessoas. Além disso, o cuidado voltado à pessoa idosa deve ser um trabalho compartilhado entre equipe de saúde, idoso e família.[38]

Ações e programas destinados aos idosos com doença de Alzheimer e aos seus familiares no Brasil

Nos últimos anos, algumas medidas de assistência, do Ministério da Saúde, ao idoso com doença de Alzheimer, vêm sendo realizadas, como a regulamentação do tratamento ao idoso por meio das Portarias GM/MS nº. 702/2002 e SAS/MS nº. 249/2002, que regulamentam o Programa de Assistências as pessoas com doença de Alzheimer, com o cadastramento dos Centros de Referências em Assistência à Saúde do Idoso para a realização do diagnóstico, tratamento, acompanhamento dos idosos com DA e fornecimento de orientação aos familiares e cuidadores, abarcando várias modalidades de atenção como: internação hospitalar, atendimento ambulatorial especializado, hospital-dia e atendimento domiciliar. Há também as Portarias GM/MS nº. 703/2002, SAS/MS nº. 255/2002 e GM/MS nº. 843/2002, que regulamentam o Protocolo Clínico e as Diretrizes Terapêuticas – Demência por doença de Alzheimer, que inclui o fornecimento gratuito da medicação específica para DA.[8,39,40]

No território brasileiro, há 74 Centros de Referências em Assistência à Saúde do Idoso. Destes, 15 encontram-se no Estado de São Paulo, 8 em Minas Gerais e 7 no Rio de Janeiro.[36,37] Estudo rea-

CAPÍTULO 5 ▶ Gestão em Gerontologia: Integralidade na Atenção ao Idoso e à Família

lizado por Cintra e et al.[41] verificou que a taxa de cobertura na parte da dispensação da medicação do Programa de Assistências as pessoas com doença de Alzheimer nos Estados brasileiros foi baixa, em torno de 12%, e variável entre as regiões, sendo o maior índice na região Sudeste e o menor na região Norte. Esses resultados podem estar relacionados ao subdiagnóstico da DA, ao desconhecimento sobre a existência do programa, bem como a presença de regras diferentes de dispensação da medicação em cada Estado.

Devido às dificuldades na rede de saúde, não há um funcionamento eficaz desta assistência regulamentada.[8] Isso envolve a necessidade de capacitação profissional na rede básica no que se refere à abordagem ao paciente com demência, pois muitos pacientes não passam por uma triagem eficiente antes de serem encaminhados aos Centros de Referência,[40] e há falta de profissionais especializados nestes locais.[15] Dessa maneira, para se alcançar uma integralidade no tratamento da doença DA no Brasil são necessários muitos passos, uma vez que os serviços de apoio aos idosos com demências ainda são escassos.[8]

Segundo a Política Nacional de Saúde da Pessoa Idosa (PNSPI), Portaria GM nº. 2.528/2006, a atenção à saúde dos idosos tem como porta de entrada no Sistema Único de Saúde a Atenção Básica/Saúde da Família, e como referência, a rede de serviços especializada de média e alta complexidade, que funciona com base no princípio de territorialização, ou seja, a Atenção Básica deve ser responsável pela atenção à saúde dos idosos que estão na sua área de abrangência, inclusive aqueles que se encontram em instituições, públicas ou privadas.[38]

As ações e os programas voltados para idosos com DA e seus familiares vêm surgindo gradativamente, como o Programa de Estimulação Cognitiva e Funcional para idosos com DA, desenvolvido no Centro de Reabilitação e Hospital-Dia do Instituto de Psiquiatria do Hospital das Clínicas da Faculdade de Medicina da Universidade de São Paulo (IPq – HC FMUSP), e outras intervenções multidisciplinares que possuem características específicas, como por exemplo: o Centro de Referência em Assistência à Saúde do Idoso e Portadores da Doença de Alzheimer, que funciona no Centro de Medicina do Idoso (CMI), localizado no Hospital Universitário de Brasília (HUB), no Distrito Federal;[17] o Centro da Doença de Alzheimer (CDA) da Universidade Federal do Rio de Janeiro (IPUB/UFRJ); o Programa Interdisciplinar de Geriatria e Gerontologia (PIGG) do Hospital Universitário Antonio Pedro (HUAP), da Universidade Federal Fluminense (UFF) no Rio de Janeiro;[42] o Centro de Orientação ao Idoso e seu Cuidador da Unidade Saúde Escola da Universidade Federal de São Carlos (UFSCAR), e o Centro de Referência em Distúrbios Cognitivos do Hospital das Clínicas de São Paulo (CEREDIC– HC/FMUSP).

Paralelamente, existem programas dirigidos aos familiares e/ou cuidadores que estão ligados às universidades, com intuito de oferecer orientação e suporte, tais como: o Programa de Educação em Demência e Assistência ao Cuidador, desenvolvido pelo Núcleo de Envelhecimento Cerebral da Universidade Federal de São Paulo (NUDEC – UNIFESP); o Grupo de Apoio a Familiares e Portadores da Doença de Alzheimer do Hospital de Clínicas de Porto Alegre, ligado à Universidade Federal do Rio Grande do Sul (HC-UFRS); e o Grupo de Ajuda Mútua de Familiares de Idosos Portadores da Doença de Alzheimer ou Doenças Similares do Hospital Universitário da Universidade Federal de Santa Catarina (HU-UFSC).

Neste contexto, vale ressaltar o papel das organizações não governamentais no suporte a familiares e cuidadores, como: a Associação Brasileira de Alzheimer (ABRAz), a Associação de Parentes e Amigos de Pessoas com Alzheimer Doenças Similares e Idosos Dependentes (APAZ),[15] e a Associação Maior Apoio ao Doente de Alzheimer (AMADA).

Outras iniciativas mostram-se importantes em relação à DA como: o site Cuidadores da Web, iniciativa da ABRAz com outros parceiros e que está fornecendo informações sobre o diagnóstico e o tratamento da doença de Alzheimer via internet; e o Curso-Mutirão para Diagnóstico dos Distúrbios de Memória e Demências do Estado de Minas Gerais do Hospital das Clínicas da Universidade Federal de Minas Gerais (HC-UFMG), junto com a Secretária de Estado da Saúde, que anualmente é realizado com a finalidade de alertar a comunidade para a importância do diagnóstico precoce de demências e qualificar os médicos da rede básica de saúde e profissionais de saúde no atendimento precoce a este paciente e seus familiares.

DOENÇA DE ALZHEIMER ▶ Uma perspectiva do tratamento multiprofissional

Podemos observar que muitas iniciativas existentes partem das universidades que atrelam assistência, ensino e pesquisa. Todavia, é necessário um maior intercâmbio entre as universidades, organizações não governamentais e os serviços que atendem as pessoas com DA na rede pública. Neste aspecto, o Programa de Estimulação Cognitiva e Funcional para idosos amplia suas ações ao oferecer a oportunidade de profissionais de saúde da rede privada e pública participarem das oficinas terapêuticas para serem agentes multiplicadores em outros contextos.

No entanto, existe um longo caminho pela frente para atender a demanda de idosos com DA e de outras demências em uma rede de suporte efetiva e integrada, considerando aspectos sociais e de saúde,[40] apropriadas às realidades locais, com envolvimento comunitário, otimização dos recursos e incentivo de novos programas de intervenção.[15]

Considerações finais

Durante muito tempo, pensou-se que somente a medicação era o suficiente no tratamento para a DA. Cada vez mais, diversos profissionais reforçam a importância da atenção integral ao idoso com DA, que inclui: tratamento medicamentoso, intervenções psicossociais e apoio ao familiar e cuidador.

As intervenções psicossociais voltadas aos idosos com DA ajudam na manutenção das habilidades cognitivas e funcionais, além de proporcionar interação social e colaborar para a melhoria da qualidade de vida do paciente. O apoio aos familiares e cuidadores é essencial para que eles possam lidar com as dificuldades e sofrimento advindos desta doença, reduzindo a sobrecarga e o estresse.

Devido à complexidade da doença, o idoso com DA e sua família necessitam de uma atenção multidisciplinar, com a participação de diferentes profissionais nas diversas modalidades de atendimento. Algumas ações vêm sendo realizadas, como a regulamentação de Portarias para o tratamento e a assistência as pessoas com DA, a implementação de programas destinados aos doentes e aos seus familiares ligados às universidades e às organizações não governamentais. Entretanto, é necessário que esses serviços funcionem em uma rede integrada, para que se possa garantir ao idoso com DA o tratamento médico, a medicação e as abordagens psicossociais, bem como o acesso aos programas de apoio e suporte por seus familiares e cuidadores. Nesse contexto, destaca-se a importância da qualificação de profissionais e cuidadores formais que prestam assistência aos idosos, e principalmente, a criação de centros-dias, hospitais-dias e instituições de longa permanência para atender a demanda dessa população.

Nesta perspectiva, o Programa de Estimulação Cognitiva e Funcional para Idosos é uma experiência bem-sucedida, pois ao longo de três anos atendeu diretamente 120 idosos, 150 familiares e/ou cuidadores e qualificou 144 agentes multiplicadores para atuarem junto à essa população.

Esses achados podem ser replicados nas modalidades intermediárias da assistência, em Centros de Referência à Saúde do Idoso e em hospital-dia, bem como na comunidade no formato de centro-dia, de acordo com as condições cognitivas e funcionais dos idosos, recursos físicos, humanos e financeiros disponíveis nesses locais.

Sugestões para a leitura

1. Fernández-Ballesteros, R. (org). Gerontología Social. España: Pirámide, 2004.
2. Forlenza, OV. Psiquiatria Geriátrica: do Diagnóstico Precoce à Reabilitação. São Paulo: Atheneu, 2007.
3. Spiller ES, Senna AM, Santos JF, Vilar JM. Gestão dos serviços em saúde. Rio de Janeiro: FGV, 2009.

Referências

1. Alzheimer's Disease International. Relatório sobre a Doença de Alzheimer no Mundo. Resumo Executivo, 2009.
2. Garrido R, Tamai S. O impacto da demência nos cuidadores e familiares: Relevância clínica e escalas de avaliação. In Bottino CMC, Laks J, Blay SL. Demência e transtornos cognitivos em idosos. Rio de Janeiro: Guanabara Koogan, 2006:141-50.
3. Dourado M. Psicoterapia de pacientes com demência. In Bottino CMC, Laks J, Blay SL. Demência e transtornos cognitivos em idosos. Rio de Janeiro: Guanabara Koogan, 2006:363-70.

CAPÍTULO 5 ▶ Gestão em Gerontologia: Integralidade na Atenção ao Idoso e à Família

49

4. Carvalho IAM, Alvarez AMMA, Ávila R, Bottino CMC. Reabilitação cognitiva em pacientes com doença de Alzheimer. In Bottino CMC, Laks J, Blay SL. Demência e transtornos cognitivos em idosos. Rio de Janeiro: Guanabara Koogan, 2006:353-62.

5. Forlenza, OV. Tratamento farmacológico da doença de Alzheimer. Rev Psiquiat Clínica 2005; 32 (3):137-48.

6. Cerqueira ATAR. Deterioração cognitiva e depressão. In Lebrão ML, Duarte YAO. SABE – Saúde, Bem-estar e Envelhecimento. O projeto Sabe no município de São Paulo: uma abordagem inicial. Brasília: Organização Pan-Americana da Saúde, 2003:143-62.

7. Machado F et al. Quality of life and Alzheimer's disease: Influence of participation at a rehabilitation center. Dementia & Neuropsychologia 2009; 3 (3):241-7.

8. Domingues MARC, Santos CF, Quintans JR. Doença de Alzheimer: o perfil dos cuidadores que utilizam o serviço de apoio telefônico da ABRAZ – Associação Brasileira de Alzheimer. O Mundo da Saúde. São Paulo 2009; 33(1):161-9.

9. Ávila R. Resultados da reabilitação neuropsicológica em paciente com doença de Alzheimer leve. Rev Psiquiat Clín 2003; 30 (4):139-46.

10. Bottino, CMC, et al. Reabilitação cognitiva em pacientes com Doença de Alzheimer. Arq Neuropsiquiatr 2002; 60(1):70-9.

11. Machado JCV. Doença de Alzheimer. In: Freitas EV, Py L, Néri AL, Cançado FAX, Gorzoni ML, Rocha SM (Orgs). Tratado de Geriatria e Gerontologia. 2 ed. Rio de Janeiro: Guanabara Koogan, 2006: 260-80.

12. Yassuda MS, Flaks MK. Revisão Crítica de Programas de Reabilitação Cognitiva para Pacientes com Demência. In: Forlenza, OV. Psiquiatria Geriátrica: do Diagnóstico Precoce à Reabilitação. São Paulo: Atheneu, 2007:411-22.

13. Bottino CMC et al. Cognitive rehabilitation combined with drug treatment in Alzheimer's disease patients: a pilot study. Clinical Rehabilitation 2005; 19:861-9.

14. Zarit SH, Zarit JM. Transtornos Mentais em Idosos: Fundamentos de avaliação e tratamento [trad Tatiana Russo França] – São Paulo: Roca, 2009.

15. Falcão DVS, Bucher-Maluschke JSNF. Cuidar de familiares idosos com a doença de Alzheimer: uma reflexão sobre aspectos psicossociais. Psicologia em Estudo Maringá 2009; 14(4): 777-86.

16. Ferretti CE, Bottino SMB. Intervenções psicossociais em cuidadores e familiares de pacientes com demência. In Bottino CMC, Laks J, Blay SL. Demência e transtornos cognitivos em idosos. Rio de Janeiro: Guanabara Koogan, 2006: 371-6.

17. Viola LF. A avaliação da eficácia de um programa de estimulação cognitiva multiprofissional em pacientes portadores de doença de Alzheimer leve e moderada: benefícios para o paciente e seu cuidador [dissertação]. São Paulo (SP): Faculdade de Medicina/USP; 2009.

18. Falcão DVS, Flauzino KL, Fratezi FR. Rede de Suporte Social e Doença de Alzheimer: O caso de um cônjuge idoso cuidador. In: Falcão DVS; Araújo LF (Orgs). Psicologia do envelhecimento: Relações Sociais, Bem-estar Subjetivo e Atuação Profissional em Contextos Diferenciados. Campinas, SP: Alínea, 2009:45-66.

19. Folstein MF, Folstein SE, McHugh PR. "Minimental state"- a pratical method for grading the mental state of patients for clinician. J Psychiat Res 1975; 12:189-98.

20. Caldeira AP, Ribeiro RCHM. O enfrentamento do cuidador do idoso com Alzheimer. Arq Cienc Saúde 2004; 11(2):X-X.

21. Pavarini SCI, Melo LC, Silva VM, Orlandi FS, Mendiondo MSZ, Filizola CLA, et al. Cuidando de idosos com Alzheimer: a vivência de cuidadores familiares. Rev. Eletr. Enf. [Internet] 2008; 10(3):580-90. Disponível em http://www.fen.ufg.br/revista/v10/n3/v10 n3a04.htm.

22. Katz S, Downs TD, Cash HR, et al. Progress in development of the index of adl. Gerontologist 1970; 10:20-30.

23. Lawton MP, Moss M, Fulcomer M, et al. A research and service-oriented multilevel assessment instrument. J Gerontol 1982; 37:91-9.

24. Yesavage JA, Brink TL, Rose TL, et al. Development and validation of a geriatric depression screening scale: a preliminary report. J Psychiatr Res 1983; 17:37-42.

25. Novelli MMPC. Adaptação transcultural da escala de avaliação de qualidade de vida na doença de Alzheimer. [dissertação]. São Paulo (SP): Faculdade de Medicina/USP; 2003.

26. Taub A, Andreoli SB, Bertolucci PH. Dementia caregiver burden: reliability of the Brazilian version of the Zarit caregiver burden interview. Cad Saúde Pública, Rio de Janeiro 2004;20:372-376.

27. Ferreira ABH. Dicionário Aurélio da Língua Portuguesa, 2008.

28. Chiavenato I. Administração nos Novos Tempos. 2ª ed. Rio de Janeiro: Elsevier, 2004.
29. Teixeira CF, Molesini JA. Gestão Municipal do SUS: atribuições e responsabilidades do gestor do sistema e dos gerentes de unidades de saúde. Revista Baiana de Saúde Pública 2002; 26(1/2):29-40.
30. Fernández-Ballesteros R, Merita MG, Hernández JM. Planificación y evaluación de programas gerontológicos. In Fernández-Ballesteros, R. (Org). Gerontología Social. España: Pirámide 2004:402-33.
31. Fernández-Ballesteros R. Calidad total en servicios gerontológicos. In Fernández-Ballesteros, R. (Org). Gerontología Social. España: Pirámide 2004:434-52.
32. Navia VA, Ramallo FB, García RM. Habilidades del gerontólogo. In Fernández-Ballesteros, R. (Org). Gerontología Social. España: Pirámide 2004:597-612.
33. Carbone PP, Brandão HP, Leite JBD, Vilhena RMP. Gestão por competências e gestão do conhecimento, São Paulo: FGV, 2009.
34. Jacob Filho W, Gorzoni ML. Interdisciplinaridade. *In*: Jacob Filho W., Gorzoni ML. Geriatria e Gerontologia: O que todos devem saber. São Paulo: Roca, 2008: 269 -281.
35. Ministério da Saúde. Acolhimento nas Práticas de Produção de Saúde. 2ª edição. Brasília 2008.
36. Fowler DJ, Sá AC. Humanização nos cuidados de pacientes com doenças crônico-degenerativas. O Mundo da Saúde São Paulo 2009; 33(2):225-230.
37. Spiller ES, Senna AM, Santos JF, Vilar JM. Gestão dos serviços em saúde. Rio de Janeiro: FGV 2009.
38. Brasil. Ministério da Saúde. Secretaria de Atenção à Saúde. Departamento de Atenção Básica. Envelhecimento e saúde da pessoa idosa / Ministério da Saúde, Secretaria de Atenção à Saúde, Departamento de Atenção Básica – Brasília: Ministério da Saúde, 2006.
39. Brasil. Ministério da Saúde. Secretaria de Assistência à Saúde. Redes Estaduais de Atenção à Saúde do Idoso: guia operacional e portarias relacionadas / Ministério da Saúde, Secretaria de Assistência à Saúde – Brasília: Ministério da Saúde 2002.
40. Ferretti, REL. Associações de Cuidadores e Entidades Prestadoras de Suporte: Onde obter Informações. In: Forlenza, OV. Psiquiatria Geriátrica: do Diagnóstico Precoce à Reabilitação. São Paulo: Atheneu 2007: 435-40.
41. Cintra MTG, Belém D, Moraes FL, Moraes EN. Avaliação do Programa Público Brasileiro de tratamento da Doença de Alzheimer, 2008. [14 set 2010]. Disponível em http://www.saude.sp.gov.br/resources/profissional/acesso_rapido/gtae/saude_pessoa_idosa/avaliacao_programa_brasileiro_tratamento_doenca_mal_alzheimer.pdf
42. Camara VD, et al. Reabilitação cognitiva das demências. Rev Bras Neurol 2009; 45(1): 25-33.

6 capítulo

A Estimulação Cognitiva no Comprometimento Cognitivo Leve e Doença de Alzheimer no contexto Multidisciplinar

- Paula Schimidt Brum
- Mônica Sanches Yassuda

Introdução

Nas últimas décadas, o número de pesquisas envolvendo idosos aumentou significativamente. Este fato pode ser explicado pelo aumento da população idosa, pelos avanços nas áreas biológicas, e pelo interesse dos pesquisadores e clínicos em agregar qualidade de vida aos anos vividos.[1] É neste contexto que se destacam as pesquisas que buscam compreender o funcionamento da memória, suas peculiaridades na velhice,[2] e possíveis estratégias para compensar *déficits* cognitivos tanto na senilidade quanto na velhice saudável.[3]

A estimulação cognitiva pode ser entendida como um tratamento não farmacológico, que tem como intuito amenizar ou sanar dificuldades cognitivas. Consiste em oferecer tarefas que estimulem diversas funções cognitivas como atenção, memória, linguagem, velocidade de processamento, entre outras, segundo protocolos pré-estabelecidos, entretanto, desenhados para atender o perfil neuropsicológico de cada paciente de forma individualizada.

A eficácia da estimulação cognitiva vem sendo confirmada por estudos científicos.[4,5] Entretanto, os estudos sobre treino cognitivo para a população idosa são diversos quanto à metodologia empregada, o número de participantes, as estratégicas mnemônicas ensinadas, o número de sessões e o grau de comprometimento cognitivo dos participantes.[6] Diante desta variedade, ressalta-se a dificuldade de comparar os estudos e encontrar a metodologia mais adequada para trabalhar com os diversos graus de comprometimento cognitivo.

A doença de Alzheimer (DA) e o Comprometimento Cognitivo Leve (CCL) recebem grande destaque no meio científico por ser, respectivamente, a principal demência a acometer os idosos, e por ser um grupo com maior probabilidade de conversão para algum tipo de demência, mas com possibilidade de recuperação.

A doença de Alzheimer pode ser entendida como uma entidade nosológica neurodegenerativa que leva à perda progressiva da memória, função executiva, linguagem, dentre outras funções cognitivas. Recebe grande destaque na literatura e traz gastos significativos tanto para o paciente quanto para a saúde pública.[7] A DA ainda não possui cura, mas o diagnóstico precoce e o tratamento farmacológico, aliado ao tratamento não farmacológico, são essenciais para melhorar a qualidade de vida do paciente, e consequentemente, de seu cuidador e familiar.[8, 9, 10, 11]

Quanto antes iniciado o tratamento farmacológico e não farmacológico maior o beneficio para o paciente, uma vez que, depois de diagnosticada, a evolução natural da doença levará à deterioração inevitável das funções cognitivas. O principal objetivo da estimulação cognitiva na DA é diminuir a velocidade da progressão da doença e manter, durante o maior tempo possível, as funções cognitivas preservadas.[9, 10, 11]

Destaca-se, ainda, o respeito e dedicação, características fundamentais ao terapeuta que pretende iniciar um trabalho de estimulação cognitiva com este público. A frase de Frau August D (primeira paciente que permitiu a Alois Alzheimer estudar a doença que mais tarde recebeu seu nome) explica bem o que um paciente com essa patologia sente: 'Eu me perdi em mim mesma'. Esta frase deve ser lembrada pelo terapeuta sempre que estiver trabalhando com alguém com esta doença, uma vez que demonstra o quão difícil pode ser o seu enfrentamento por parte do paciente.

O Comprometimento Cognitivo Leve (CCL) é uma quadro clínico que se caracteriza por pontuação abaixo da esperada para idade e escolaridade em testes cognitivos, entretanto, o paciente continua realizando normalmente as atividades de vida diária. Pessoas com CCL têm maior probabilidade de desenvolver algum tipo de demência, quando comparadas a outras que não possuem este diagnóstico. Mesmo assim, muitos dos pacientes com CCL podem voltar a pontuar como normais, porque o diagnóstico de CCL é bastante complexo, dependendo de testes cognitivos com normas para a população idosa, e sofrendo influência da escolaridade e do humor.[12]

A estimulação cognitiva no CCL também deve ser iniciada o quanto antes, para que os benefícios possam ser percebidos rapidamente pelos pacientes e familiares. O principal objetivo da estimulação neste caso é manter as funções cognitivas preservadas, e compensar as alterações nas funções que começaram a sofrer declínio. As funções nas quais foram observadas alterações devem ser enfatizadas para que atinjam desempenho esperado para a idade e escolaridade do participante. Ressalta-se, aqui, a importância do diagnóstico precoce e do perfil cognitivo como principais fatores na determinação das metas do programa de estimulação.

É neste contexto que destacamos a iniciativa do Programa de Estimulação Cognitiva e Funcional, realizado no Instituto de Psiquiatria do Hospital das Clínicas, na Faculdade de Medicina da Universidade de São Paulo (FMUSP) (São Paulo, Brasil). Este programa oferece diversas oficinas, incluindo a oficina de estimulação cognitiva, a idosos diagnosticados com DA e com CCL. Estas oficinas trazem benefícios tanto aos pacientes quanto aos cuidadores, que muitas vezes são detectáveis em pesquisas que buscam avaliar a qualidade de vida.[13] A seguir, exploramos o conteúdo e a programação desta oficina, que vem sendo realizada todo semestre, com grupos diferentes, desde 2007.

O intuito principal das sessões de estimulação é amenizar as dificuldades de atenção e memória, recrutando as funções cognitivas preservadas. Antes de detalhar o funcionamento das sessões, é importante ressaltar que estamos trabalhando com idosos, o que exige um conhecimento prévio sobre a velhice e o processo de envelhecimento.

Trabalhar com idosos exige que estereótipos negativos sobre a velhice sejam quebrados. O idoso não é criança e por isso não nos referimos a eles como nos referimos a crianças. A infantilização da velhice é um fenômeno bastante comum na sociedade brasileira e se refere a colocar palavras no diminutivo (por exemplo: 'vovozinha', 'vamos fazer esse joguinho',...), e não levar em consideração que o idoso possui conhecimento prévio sobre muitos assuntos, muitas vezes mais vastos que os conhecimentos dos terapeutas, ou uma opinião sobre o tema que está sendo abordado.

A infantilização, assim como os estereótipos negativos sobre a velhice, devem ser abolidos. Um exemplo de estereótipo bastante comum em nossa sociedade é acreditar que a velhice é sinônimo de doença. A velhice é uma fase dentro do processo de envelhecimento que trás consigo benefícios e malefícios, assim como as demais fases da vida. O idoso pode ter uma ótima qualidade de vida tendo as doenças de base controladas e realizando as tarefas que sempre realizou ao longo do processo de envelhecimento.[14]

Por este motivo, para valorizar a formação e as experiências prévias dos participantes, as sessões de estimulação cognitiva são baseadas nas informações que o participante traz sobre um determinado assunto. A programação deve ser baseada no interesse e nas queixas do grupo, sempre partindo do conhecimento de mundo dos participantes. Sabendo das principais queixas, dúvidas e interesses,

CAPÍTULO 6 ▶ A Estimulação Cognitiva no Comprometimento Cognitivo Leve e Doença de Alzheimer... 53

é possível fazer um programa que gere maior adesão e envolvimento. Toda oficina é diferente, uma vez que o planejamento das sessões leva em conta as informações colhidas durante a avaliação e a primeira sessão sobre as principais dificuldades cognitivas enfrentadas, o grau de escolaridade dos participantes, a história de vida e conhecimento de mundo desses idosos.

A experiência no Programa de Estimulação Cognitiva e Funcional vem mostrando que os idosos com a DA têm dificuldade para lembrar nomes de pessoas, datas, textos, onde estão os objetos em casa, além de se perder em um caminho que costumavam fazer com frequência. Assim sendo, a partir da literatura científica, e das principais dificuldades mnemônicas relatadas pelos idosos, construímos a programação das sessões.

Estrutura das oficinas de estimulação cognitiva no programa de estimulação cognitiva e funcional

A estrutura da oficina de estimulação cognitiva realizada no Programa de Estimulação Cognitiva e Funcional inclui os seguintes componentes essenciais, que são mantidos a cada sessão:

- Orientação temporal e espacial;
- Atividade de atenção;
- Conteúdo educacional sobre memória ou outra função cognitiva;
- Desafios de memória;
- Estimulação das demais funções cognitivas.

Os idosos são divididos de acordo com o grau de comprometimento cognitivo, ficando o idoso com DA leve a moderada em um grupo e os com CCL, em outro. Os grupos são formados em geral por 10 idosos e, além do terapeuta, contamos com quatro 'aprendizes', ou seja, profissionais ou estudantes da área da saúde com interesse no tema da estimulação cognitiva. Os aprendizes têm como função auxiliar o terapeuta durante a oficina, podendo contribuir com novas atividades. A estrutura das sessões, ressaltada acima, é utilizada em ambos os grupos, porém, o que varia é o grau de dificuldade dos exercícios/tarefas propostas.

Orientação temporal

As atividades de orientação temporal e espacial têm como intuito direcionar o idoso para a realidade. Muitos idosos relatam que se sentem perdidos ou confusos e se preocupam com isso. A orientação é fundamental para trazer melhora à qualidade de vida desses participantes, uma vez que, a partir do momento que o idoso sabe qual é o ano corrente, consegue se lembrar se está ou não aposentado, e as tarefas que tem de cumprir naquele dia. Além disso, o ano pode fornecer pistas sobre onde mora atualmente, quais membros da família faleceram, também lhe mostra se é avô, se tem bisnetos, dentre outras informações.

Muitas vezes, quando os idosos se aposentam, o número de compromissos diminui e o contato social pode se tornar mais restrito. Manter-se engajado na vida social é um recurso importante para evitar o esquecimento para datas.

Existem diversas maneiras de guardar as datas. A utilização de recursos internos ou externos é bastante relevante. Os recursos internos dizem respeito aos recursos mentais, aqueles que dependem apenas da memória. Os recursos externos podem ser entendidos como recursos presentes no ambiente e que facilitam a memorização, por exemplo, agenda, bipe, calendário, dentre outros.

Nas oficinas de estimulação usamos, com frequência, o calendário, considerado um recurso externo simples (pois tenho todas as informações necessárias apenas olhando para uma página). Este tem se mostrado um recurso muito útil para lembrar datas, inclusive para pacientes com DA. Os pacientes com DA e com CCL podem ser incentivados a usar um calendário diariamente. A princípio, é necessário um calendário grande (para facilitar a visualização) e uma caneta. O idoso deve circular o número correspondente ao dia em que estamos e dizer em voz alta: 'hoje é dia _ (dia do mês) de _ (mês) de_ (ano), _(dia da semana)'. Se durante o dia o idoso quiser saber a data, é importante que o cuidador o incentive a ir ao calendário e mostre que ali ele conseguirá a informação. Com o treino, o idoso deve parar de perguntar a data ao cuidador e ir ele mesmo até o calendário para observar a data. Ao final do dia, é importante que este idoso volte ao calendário e faça um x em cima do número, dizendo em voz alta: 'hoje foi dia _(dia do mês) de _ (mês) de_ (ano), _(dia da semana)'. Dessa maneira, ao menos duas vezes por dia o idoso falará a data. A repetição é fundamental para que a informação seja guardada na memória, e para que o idoso desenvolva o hábito de checar o calendário. Ressalta-se que é imprescindível que o idoso, e não o cuidador, utilize o calendário. O cuidador deverá apoiar a tarefa, mas somente quando o idoso não tiver condições de riscar o calendário, o cuidador deverá assumir esta função.

As experiências na oficina mostraram que os idosos, tanto do grupo com CCL quanto do grupo com DA, conseguem guardar as datas através do uso constante do calendário. A diferença é que o grupo com CCL consegue colocar em prática a estratégia mais rapidamente, enquanto que, no grupo de DA, é necessário um número maior de repetições.

Orientação espacial

Além da orientação temporal, também é necessário trabalhar a orientação espacial. Muitos idosos não se lembram do nome da cidade onde estão. Este fato acontece com maior frequência entre idosos que viveram por muitos anos em uma cidade e se mudaram. Alguns relatam estar na cidade natal. Para trabalhar a orientação espacial, utiliza-se a pergunta: 'onde estamos?', e segue-se o princípio da aprendizagem sem erro, que propõe o fornecimento de pistas graduais para evitar que o paciente fale nomes incorretos, pois pode memorizar os nomes incorretos. Podem ser utilizadas pistas fonêmicas (começa com "São..) ou do ambiente, como a primeira página do jornal local. Questionar porque o idoso acha que está em outro lugar também pode ser de grande valia neste momento. Com a repetição e com as pistas externas é esperado que este idoso comece a falar corretamente o local onde está.

A orientação espacial também pode ser feita com os pacientes com CCL, mas estes, por continuarem engajados socialmente, em geral falam corretamente ou têm pequenas dúvidas que são rapidamente esclarecidas. Os pacientes com DA, por sua vez, exigem a repetição constante da informação e das pistas para, com o tempo, poder falar corretamente a localização.

Atenção

Após trabalhar a orientação temporal e espacial, trabalhamos com a atenção. A atenção é fundamental para os processos de memorização. É por meio dela que a informação chega à consciência e é processada. Uma pessoa atenta tem melhor memória que uma pessoa desatenta. Esta é a justificativa que nos leva a treinar a atenção em todas as sessões. Existem cinco modalidades de atenção correspondentes aos cincos sentidos.[15] Na estimulação cognitiva trabalhamos com duas modalidades, principalmente a atenção auditiva e visual.

A oficina acontece uma vez por semana e, dessa maneira, uma semana se trabalhará a atenção visual e, na outra, a atenção auditiva. Destaca-se que antes de qualquer atividade é necessário explicar o motivo e como será realizada a tarefa proposta. Como explicitado acima, o idoso possui conhecimento prévio sobre diversos assuntos e fazer uma atividade descontextualizada pode gerar desmotivação e sensação de estranhamento. Por isso, sempre deve ser explicado qual o objetivo da atividade que os idosos irão realizar.

Existem diversas formas de estimular a atenção visual: jogos de sete erros, caça-palavras, atividades de rastreio visual, dentre outras. Observa-se que nenhuma atividade para idosos deve ser infantil. Sabe-se da dificuldade para encontrar material de estimulação cognitiva que não seja infantilizado, mas existem alternativas, como a produção de material próprio para as atividades. Este é um tópico extremamente relevante que não deve ser negligenciado pelo profissional responsável pela sessão. Materiais destinados ao público adulto devem ser localizados ou elaborados.

Com relação às tarefas de atenção auditiva, podemos trabalhar com música, sendo esta uma atividade muito produtiva. Se a música é familiar ao idoso, pode-se trabalhar pedindo para que este conte quantas vezes uma determinada palavra, previamente escolhida pelo terapeuta, aparece na música. Se a música é desconhecida, além de pedir para que ele conte quantas vezes uma determinada palavra aparece, também é possível solicitar que os idosos digam qual o sentido da letra da música. Em ambas as atividades trabalha-se o foco da atenção auditiva.

CAPÍTULO 6 ▶ A Estimulação Cognitiva no Comprometimento Cognitivo Leve e Doença de Alzheimer... 55

Outros tipos de atividades de atenção auditiva são: falar três palavras distintas e pedir para que o idoso repita as três, só que de trás para frente, por exemplo: o terapeuta diz 'gato, tigre, leão' e o idoso deve dizer: 'leão, tigre, gato'. Ou ainda falar frases desconexas e pedir para que os participantes coloquem em ordem (por exemplo: 'o vidro quebrado da janela está' onde o idoso deve dizer: 'o vidro da janela está quebrado').

Observamos que estas atividades funcionam tanto para o grupo com DA quanto para o grupo com CCL. Entretanto, costuma-se aumentar o grau de dificuldade das tarefas de atenção para o grupo com CCL, trabalhando com um volume maior de informações, com atenção dividida, ou com tempo reduzido. É importante destacar que as atividades não podem ser muito simples e nem muito complexas para evitar desinteresse e frustração, respectivamente.

Conteúdo educacional sobre memória ou outra função cognitiva

Outro tópico na programação das oficinas refere-se ao conteúdo educacional. A experiência mostra que os idosos, não importando a condição clínica, têm muitas dúvidas acerca do processo de envelhecimento, do funcionamento da memória, do impacto do humor na cognição, e de diversos outros temas que surgem ao longo das sessões. O conteúdo educacional não pode ser tratado como uma questão menos importante na sessão. Nas sessões de estimulação, buscamos adaptar o conteúdo educacional às necessidades dos idosos, que são percebidas nas primeiras sessões, quando os idosos são incentivados a falar sobre as suas dúvidas e angústias. Trabalhamos com informações sobre o que é esperado no envelhecimento saudável, o que é memória, os tipos de memória, o quanto é normal esquecer,[16] as diferenças entre jovens e idosos, a heterogeneidade na velhice, a importância da atenção para a memória, os diferentes tipos de memória, dentre outros tópicos.

Destacamos, aqui, algumas informações sobre os tópicos expostos acima. Diversos estudos mostram que é possível envelhecer sem perdas cognitivas que comprometam a realização de atividades de vida diária, ou seja, é possível envelhecer bem e com qualidade de vida.[2] Ao longo do processo de envelhecimento, as pessoas vão se diferenciando, o que leva à heterogeneidade na velhice, ou seja, os idosos podem ser muito diferentes entre si, em habilidades físicas ou cognitivas.[17] É importante trabalhar estas questões com os idosos, que sem perceber, acabam por reforçar alguns estereótipos. Por exemplo, um indivíduo pode ter mais de 60 anos e estar muito bem física e cognitivamente, o que não faz dele um jovem. Somente quando nos dermos conta disso, e não mostrarmos o idoso saudável como exceção, é que começaremos a trabalhar na mudança desse estereótipo. A doença existe em todas as fases do processo de envelhecimento. Por que na velhice a aceitaríamos como normal?[11]

Também abordamos a diferença entre jovens e idosos. Pesquisas são feitas comparando o desempenho de jovens e idosos, e algumas demonstraram que, se treinados, os idosos podem alcançar o mesmo desempenho que os jovens.[18] Esta informação é bastante importante, uma vez que os idosos acabam se motivando e buscando realizar as atividades propostas, inclusive em casa, no caso dos pacientes CCLs.

Existem outros tópicos que são discutidos durante as sessões, como a importância da atenção para a boa memória. Muitas vezes o esquecimento não está apenas relacionado à memória e, sim, à atenção. A atenção é um sistema de vigilância que o ser humano possui para captar as informações presentes no meio. É importante que os participantes se tornem conscientes de seus momentos de desatenção para que possam se esforçar para manter o foco atencional diante das situações de aprendizagem.

Ressalta-se, também, que este conteúdo é voltado para os idosos com DA. Os cuidadores também trabalham estas questões, porém, em oficinas separadas, voltadas apenas para os familiares e cuidadores que acontecem ao mesmo tempo, mas em salas diferentes. Nessas oficinas eles recebem informações sobre a doença e suas características, retiram dúvidas, compartilham experiências e trabalham outras questões, além de aprenderem algumas formas de estimular o paciente em casa.

Tarefas (ou desafios) de memória

O treino cognitivo tem como um dos objetivos ensinar estratégias de memorização aos participantes. Estratégias mnemônicas são formas descritas na literatura para facilitar que uma informação seja gravada. Estas estratégias foram testadas por pesquisadores, os quais mostraram que quando utilizadas facilitaram a lembrança de determinada informação.[4] Na estimulação cognitiva são ensinadas a estratégia de categorização, as associações verbais e a criação de imagens mentais.

Existem diversos tipos de estratégias mnemônicas. Nas sessões de estimulação cognitiva utilizamos várias estratégias de memorização descritas na literatura, dependendo das queixas que os idosos relatam nas primeiras sessões. A diferença principal entre as oficinas para pacientes com DA e com CCL encontra-se neste ponto. Os idosos com CCL, por estarem mais preservados cognitivamente, conseguem compreender como funcionam as estratégias apresentadas durante a sessão e as utilizam no dia a dia. Estes pacientes trazem algumas dúvidas quanto à aplicação das estratégias no cotidiano, que são esclarecidas, relatando que se beneficiam das estratégias com as quais mais se identificam. Dessa maneira, muitas vezes, conseguem atingir o desempenho esperado para a sua idade e escolaridade.

Os idosos com DA têm mais dificuldade para entender e memorizar as estratégias mnemônicas mais complexas. Dessa forma, se beneficiam mais da utilização de recursos externos simples e da repetição. Entretanto, os resultados dependem do grau de comprometimento cognitivo dos pacientes com DA. Os mais preservados conseguem entender algumas estratégias mnemônicas, como a criação de imagens mentais e a aprendizagem sem erro.

Estimulação das demais funções cognitivas

Em seguida, também trabalhamos com as demais funções cognitivas como linguagem, visuoconstrução, função executiva, planejamento, ordenação, dentre outras. A cada semana uma função cognitiva diferente é trabalhada, devido ao tempo limitado da sessão. A linguagem é trabalhada de diferentes formas, sendo a fluência verbal o exercício mais frequentemente utilizado. Pede-se para que os participantes digam objetos que existem em um determinado lugar (restrição por categoria), por exemplo, 'O que encontramos no supermercado?' e os participantes, um de cada vez, falam 'feijão, arroz, óleo, frutas, dentre outras'. Também é possível trabalhar a linguagem com a fluência verbal com restrição fonológica (restringindo a letra). Neste caso, o terapeuta pede aos participantes: 'Digam-me nomes com a letra A' e os participantes falam os nomes que se recordam: 'Aline, Arthur, Ariclenes, Astolfo, Arnaldo, Amanda,...'. Ressalta-se que com o grupo com DA não usamos a restrição fonológica e por categorias ao mesmo tempo (como o último exemplo), mas esta pode ser utilizada com os pacientes com CCL. Novamente, deve-se levar em consideração o grau de dificuldade da tarefa. Falar o que há na cozinha com a letra A (tarefa realizada com o grupo CCL) exige mais das habilidades cognitivas do que falar tudo o que há na cozinha, sem a restrição fonológica (tarefa feita com o grupo DA). Outra forma de estimular a linguagem é pedir para que o idoso continue uma estória, iniciada pelo terapeuta.

A visuoconstrução é trabalhada com quebra-cabeças. Novamente ressaltamos a importância das figuras não serem infantilizadas. Destacamos, ainda, que as peças devem ser grandes para facilitar a visualização e que o quebra-cabeça não contenha muitas peças. O ideal é que tenha entre 15 e 30 peças, no máximo, para evitar frustração. A diferença entre o grupo CCL e o grupo com DA, é que o segundo tem maior dificuldade para identificar as partes das figuras e planejar como farão a montagem.

Também destaca-se a importância de estimular a ordenação de eventos. Pacientes com DA, com a evolução da doença, acabam tendo dificuldade nesta habilidade. O ser humano costuma seguir rotinas e esquemas. Por exemplo, uma pessoa pode acordar e tomar café, tomar banho, se vestir e sair para trabalhar. Mas nunca irá sair de casa só de pijama, ou irá vestir-se para o trabalho, para depois tomar banho. Utiliza-se nas sessões filipetas com os passos descritos para fazer alguma atividade, e pede-se para que o idoso coloque na ordem correta. Por exemplo, o terapeuta solicita ao idoso que coloque na sequência correta o modo como se faz um café. Em seguida, o idoso é incentivado a colocar na ordem correta as filipetas à sua frente: 'pegar o filtro de papel', 'colocar a água para ferver', 'pegar o pó do café', 'colocar a água fervendo no filtro', 'tomar o café'. Destaca-se que esta tarefa é muito usada para o grupo com DA, mas pouco com o grupo de CCL, que tem esta habilidade preservada. É importante que a prática seja familiar ao cotidiano do idoso, para que a atividade se

CAPÍTULO 6 ▶ A Estimulação Cognitiva no Comprometimento Cognitivo Leve e Doença de Alzheimer... **57**

torne mais produtiva, quando se solicita a uma dona de casa para ordenar como se faz o arroz, e a um motorista como se liga um carro.

Para finalizar, estimulamos a memória implícita (ou memória incidental) com a seguinte questão: 'O que fizemos hoje?'. Dessa maneira, um dos participantes começa a falar o que se recorda e os demais vão auxiliando, trabalhando a memória implícita, ou seja, sem perceber estão tendo de resgatar o que fizeram naquela hora do dia.

Encontra-se, abaixo, um exemplo da programação utilizada durante um dos semestres na oficina de estimulação cognitiva no 'Programa de Estimulação Cognitiva e Funcional'.

Sessão 1

- Apresentação dos participantes – nomes e o que fizeram ao longo da vida.
- Quais as principais dificuldades com relação à memória?
- Atividade de atenção auditiva: com música (para mostrar o quanto a atenção é importante para a memória). Pede-se para os participantes contarem quantas vezes uma determinada palavra aparece em uma música desconhecida. Em seguida solicita-se que eles digam do que se tratava a letra da música. É provável que eles não saibam do que se trata, mostrando assim o quanto a atenção é seletiva e fundamental para a memorização.
- Memória implícita – com a frase: 'O que fizemos hoje?'

Sessão 2

- Recordar os nomes – pode-se usar associação (estratégia de memorização para gravar nomes, quando a pessoa deve associar o nome da pessoa que conheceu a alguma característica desta pessoa).
- Orientação temporal (com o calendário) e espacial (podendo inclusive levar os pacientes à entrada da instituição onde as oficinas estão sendo realizadas para que memorizem o caminho).
- Atividade de atenção visual (jogo de sete erros).
- Conteúdo educacional – a memória e seus subtipos.
- Tarefa de linguagem (fluência verbal com restrição fonológica e/ou categórica).
- Memória implícita.

Sessão 3

- Recordar nomes usando associação (a repetição é fundamental, principalmente com pacientes DA).
- Orientação temporal e espacial.
- Atividade de atenção auditiva – solicitar aos idosos que repitam palavras de trás para frente (3 ou 4 palavras no máximo).
- Conteúdo educacional – Sugestão: Como a memória se organiza? (as fases da memorização: atenção, gravação, recuperação).
- Tarefa de visuoconstrução – quebra-cabeças.
- Memória implícita.

Sessão 4

- Recordar nomes.
- Orientação temporal e espacial.
- Atividade de atenção visual – caça-palavras.
- Conteúdo educacional: uso das estratégias externas e internas.
- Tarefa de ordenação (com as filipetas).
- Memória implícita.

As sessões acima são exemplos de como podemos trabalhar com estimulação cognitiva com idosos com DA. Para trabalhar com CCL utilizamos o mesmo esquema, porém, dificultando as tarefas e enfatizando o uso das estratégias mnemônicas. A repetição, enquanto estratégia cognitiva, pode ser claramente observada na programação, é mais utilizada com os pacientes com DA. Para os pacientes com CCLs, quando se percebe que eles já aprenderam os nomes dos participantes, costuma-se excluir esta parte da sessão, passando direto para a orientação temporal. A princípio, a sessão pode parecer sobrecarregada, mas com o tempo os idosos, incluindo os idosos com DA, se acostumam às estratégias e recursos externos, e fazem mais rapidamente os exercícios propostos.

Considerações finais

A literatura científica sobre treino/estimulação cognitiva tem aumentado nos últimos anos, mas ainda são necessários mais estudos para que possamos explicar como a estimulação cognitiva pode auxiliar os idosos com *déficit* de memória. Seria importante que estudos longitudinais e de replicação fossem realizados para que pudéssemos entender as melhores abordagens para auxiliar dificuldades específicas de memória.

Destaca-se, ainda, a importância do início da estimulação assim que são observados os primeiros *déficits* cognitivos. Sabe-se que quanto antes iniciado o trabalho de estimulação, melhores serão os resultados para as habilidades cognitivas com *déficits* e para aquelas ainda preservadas.

O tratamento não farmacológico não deve ser realizado isoladamente. É importante que o paciente também seja acompanhado por um médico e que seja tratado, se necessário, com medicamentos. A associação de ambos os tratamentos tende a ser mais eficaz que tratamentos isolados.[9, 10, 11]

Ressalta-se a importância da capacitação do profissional que irá realizar a estimulação cognitiva. O profissional deve ter sólida formação sobre o envelhecimento cognitivo e sobre treino e reabilitação no contexto da cognição. O profissional também deve estar capacitado para atuar junto à população idosa, que é heterogênea e tem peculiaridades importantes, as quais devem ser levadas em consideração no momento da formulação do programa de estimulação cognitiva.

'Fazer com o paciente e não por ele' é fundamental para que possamos observar melhora. Esta perspectiva requer mais tempo, mas proporciona ao participante a autonomia e independência, que muitas vezes estão perdidas. A estimulação exige paciência e dedicação que são compensadas pela melhora da qualidade de vida do paciente, que deixa de se sentir tão perdido, e pode amenizar (no caso dos pacientes com DA), ou mesmo restaurar (no caso dos CCL) a função cognitiva, que lhes parecia perdida.

Leituras recomendadas

1. Hall CB, Lipton RB, Sliwinski M, Katz MJ, Derby CA, Verghese J. Cognitive activities delay onset of memory decline in persons who develop dementia. In: Neurology 2009; 73:356–61.
2. Alvarez, A. Deu Branco. 2ª ed, Editora Best Seller, São Paulo, 9-111, 2003.
3. Miotto, E.C, Serrão V.T, Guerra, G.B, Lúcia, M.C.S, Scaff, M. Reabilitação neuropsicológica de *déficits* cognitivos e transtorno cognitivo leve. Uma revisão da literatura. In: Dementia & Neuropsychologia 2008; 2(2):139-45.
4. Olazarán J, Reisberg B, Clare L, Cruz I, Peña-Casanova J, Del Ser T, et al. Nonpharmacological Therapies in Alzheimer's Disease: A Systematic Review of Efficacy. In: Dement Geriatr Cogn Disord 2010; 30(2):161-78.

Bibliografia

1. Camarano A. Envelhecimento da população brasileira: uma contribuição demográfica. In: Tratado de geriatria e gerontologia. Ed: Guanabara Koogan, 2 edição. Rio de Janeiro 2006; p.88-102
2. Drag LL, Bieliauskas LA. Contemporary Review 2009: Cognitive Aging. In: J Geriatr Psychiatry Neurol Online First; 2010.
3. Hall CB, Lipton RB, Sliwinski M, Katz MJ, Derby CA, Verghese J. Cognitive activities delay onset of memory decline in persons who develop dementia. In: Neurology 2009 73:356–61.
4. Yassuda, MS, Batistoni SST, Fortes AG, Neri AL. Memory training in healthy elders: outcomes and possible mechanisms of improvement. In: Psicol Reflex Crit 2006; 19(3), Porto Alegre.

CAPÍTULO 6 ▶ A Estimulação Cognitiva no Comprometimento Cognitivo Leve e Doença de Alzheimer...

5. Lima-Silva TB, Ordonez TN, Santos GD, Fabrício AT, Aramaki FO, Almeida EB, Vianna-Paulo DL, Malagutti MP, Valente-Oliveira AC, Iwasaki A, Souza GS, Yassuda MS. Effects of cognitive training based on metamemory and mental images. In: Dementia and Neuropsychologia 2010; 4(2).

6. Yassuda, MS. Memória e envelhecimento saudável. In: Tratado de geriatria e gerontologia. Ed: Guanabara Koogan, 2ª edição. Rio de Janeiro 2006; p.1245-51.

7. Veras RP, Caldas CP, Dantas SB, Sancho LG, Sicsú B, Motta LB, Cardinale C. Family care for demented elderly individuals: cost analysis. In: Rev Psiquiatr Clín 2007;34(1).

8. Bottino CMC, Carvalho IAM, Alvarez AMMA, Avila R, Zukauskas PR, Bustamante SEZ, Andrade FC, Hototian SR, Saffi F, Camargo CHP. Reabilitação cognitiva em pacientes com Doença de Alzheimer. Relato de trabalho em equipe multidisciplinar. In: Arq Neuro Psiquiatr 2002; 60(1).

9. Knapp M, Thorgrimsen L, Patel A, Spector A, Hallam A, Woods B, Orrell M. Cognitive stimulation therapy for people with dementia: cost-effectiveness analysis. In: Br J Psychiatry 2006; 188:574-80.

10. Spector A, Thorgrimsen L, Woods B, Royan L, Davies S, Butterworth M, Orrell M. Efficacy of an evidence-based cognitive stimulation therapy programme for people with dementia: randomised controlled trial. In: Br J Psychiatry 2003;183:248-54.

11. Olazarán J, Reisberg B, Clare L, Cruz I, Peña-Casanova J, Del Ser T, et al. Nonpharmacological Therapies in Alzheimer's Disease: A Systematic Review of Efficacy. In: Dement Geriatr Cogn Disord 2010; 30(2):161-78.

12. Charchat-Fichman H, Caramelli P, Sameshima K, Nitrini R. Decline of cognitive capacity during aging. In: Rev Bras Psiquiatr 2005; 27(1).

13. Machado F, Nunes PV, Viola LF, Santos F S, Forlenza OV, Yassuda MS. Quality of life and Alzheimers disease: influence of participation at a rehabilitation center. In: Dement Neuropsychol 2009; 3(3):241-7.

14. Debert GG. A reinvenção da velhice: Socialização e Processos de Reprivatização do envelhecimento. 1ª ed. São Paulo: Editora da Universidade de São Paulo, FAPESP, 2004.

15. Pinto ALF. Memory: A challenge to the autonomy of elderly. In: http://ojs.c3sl.ufpr.br/ojs2/index.php/refased/article/viewFile/4874/3724.

16. Izquierdo I, Bevilaqua LRM, Cammarota M. A arte de esquecer. In: Estud Av 2006; 20:58, São Paulo.

17. Belleville, S. Cognitive training for persons with mild cognitive impairment. In: International Psychogeriatrics 2008; 20:1, 57-66.

18. Yassuda, MS, Lasca VB, Neri AL. Metamemória e autoeficácia: um estudo de validação de instrumentos de pesquisa sobre memória e envelhecimento. In: Psicol Reflex Crit 2005; 18, 1, 78-90.

7 capítulo

Fisioterapia: Uma Proposta Baseada no Treino do Equilíbrio, da Funcionalidade e na Prevenção de Quedas em Idosos com *Déficit* Cognitivo

■ Sheila de Melo Borges

Introdução

No processo de envelhecimento ocorrem diversas alterações biológicas que podem comprometer o equilíbrio, a marcha, a funcionalidade e aumentar a ocorrência de quedas na velhice. Dentre os vários fatores de risco de quedas em idosos, destaca-se a presença do *déficit* cognitivo e demência.[1-6] Idosos com *déficits* cognitivos têm um risco aumentado para quedas, com prevalência em torno de 60-80% quando comparados com idosos cognitivamente preservados.[6] Observa-se em estudos mais recentes que a prevalência é 42% de quedas em idosos com demência leve e moderada na comunidade, e 60% em instituições de longa permanência.[7,8]

A diminuição do desempenho do equilíbrio corporal é um forte indicador de quedas em idosos.[9,10] Distúrbios de equilíbrio e da marcha têm sido observados em pessoas com demência, quando comparados com idosos saudáveis.[7,11,12] Alterações motoras estão associadas ao envelhecimento e são acentuadas na presença do declínio cognitivo.[13] Embora o declínio cognitivo seja o principal marcador clínico da demência, desordens motoras são mais comumente descritas no estágio final da doença.[14] Porém, nos últimos dez anos, alguns estudos têm demonstrado que as mudanças da marcha podem preceder o diagnóstico do declínio cognitivo. Segundo esses estudos, a deficiência cortical do controle da marcha e *déficits* motores (controle postural e força muscular, por exemplo) são um dos primeiros achados clínicos precoces da Demência de Alzheimer (DA) e outras demências.[14-18] Nesse sentido, a avaliação das alterações na marcha pode ser útil na prevenção de quedas, na avaliação do declínio funcional e na detecção precoce do declínio cognitivo em estágio inicial.[1]

Boyle et al.[19] sugerem que as medidas de fragilidade física podem ajudar a identificar as pessoas suscetíveis ao declínio cognitivo e aquelas que são mais propensas a se beneficiar de intervenções para manter a função cognitiva. Nesse estudo, os autores observaram que 305 (40%) dos 761 idosos avaliados desenvolveram comprometimento cognitivo leve (CCL) no período de 12 anos de acompanhamento. Um maior nível de fragilidade física foi associado a um declínio cognitivo global e em cinco componentes cognitivos específicos (memória episódica, memória semântica, memória de trabalho, velocidade perceptual e habilidade visuoespacial). Foram avaliados quatro componentes de fragilidade física nesses idosos (força de preensão palmar, velocidade da marcha, composição corporal e exaustão). Desses componentes, a força de preensão palmar e a velocidade da marcha foram os mais fortemente associados ao CCL. Tais achados estão de acordo com estudos publicados nos últimos anos, sugerindo que as mudanças na marcha e na força de preensão palmar podem preceder o diagnóstico do declínio cognitivo.[1,14-21]

O comprometimento cognitivo associado à instabilidade postural, a alterações na marcha e à ocorrência de quedas em idosos, constitui um desafio para os profissionais da saúde, para o idoso e para seus familiares. Isso porque, além da morbidade secundária devido à incapacidade, dor, fraturas, traumas e institucionalização, há o aumento expressivo da mortalidade em idosos com quedas frequentes. E mais, as quedas na velhice constituem um dos principais problemas clínicos e de saúde pública devido à sua alta prevalência, às consequentes complicações para a saúde e aos altos custos assistenciais.[6,22,23]

Frente ao exposto, medidas preventivas por meio de treino de marcha e equilíbrio corporais associados a atividades cognitivas, funcionais e educacionais para os idosos com comprometimento cognitivo, inclusive na DA, são necessárias para a prevenção de quedas, estimulação e manutenção de um padrão de marcha adequado e equilíbrio eficiente em condições do dia a dia do idoso, proporcionando uma maior independência, autonomia e segurança. Desta maneira, estimula-se a funcionalidade e a independência desses idosos, na tentativa de minimizar a sobrecarga aos cuidadores e/ou familiares.

Objetivos

O objetivo principal da fisioterapia em idosos com *déficit* cognitivo é a prevenção de quedas por meio do treino de marcha e equilíbrio corporal, com e sem tarefa cognitiva (dupla tarefa), e educação continuada para idosos e seus cuidadores.

Breve fundamentação teórica

As causas das quedas são multifatoriais e envolvem uma combinação de fatores intrínsecos (pessoais) e extrínsecos (ambientais). Dentre os intrínsecos podemos destacar: fraqueza muscular, história pregressa de quedas, medo de cair, alterações na marcha e no equilíbrio, deficiências visual e auditiva, polifarmácia, sedentarismo, depressão e o comprometimento cognitivo.[6,9,24-26] Dentre os extrínsecos, os mais comuns são piso escorregadio, tapetes, ambientes mal iluminados, animais de estimação, uso de sapatos inadequados e calçadas esburacadas.[25-28]

O equilíbrio corporal é a capacidade do indivíduo em manter o corpo (centro de gravidade) projetado sobre sua base de sustentação tanto em condições estáticas quanto em posições dinâmicas.[29] Para isso acontecer, o equilíbrio depende de três componentes: o sensorial, o processamento central e o efetor, que passam por alterações durante o processo de envelhecimento.[27] O componente sensorial é composto por três sistemas: vestibular, visual e proprioceptivo ou somatossensorial.[30,31]

A execução pode ser regulada por dois mecanismos relacionados ao processador central: reativas e de proteção.[32,33] As respostas reativas resultam de adaptação postural integrada ao programa motor em altos níveis do controle motor (gânglios basais, córtex cerebral e cerebelo) e refere-se a situações nas quais o corpo é perturbado por um evento externo, como o deslizamento sobre um tapete, um tropeço ou o fato de ser empurrado.[32,33] O centro de gravidade é deslocado e o sistema nervoso central (SNC), com base nas informações recebidas, estabelece uma resposta postural para trazer o centro de gravidade de volta à base de sustentação.[27,34] Já as respostas de proteção são provenientes de informações visuais periférica, vestibular e proprioceptiva (ou somatossensorial), e são geradas em níveis mais baixos do controle motor representado pelo tronco encefálico e pela medula espinhal concernentes com a execução; estas respostas permitem os ajustes posturais necessários para corrigir os distúrbios inesperados que ocorrem possivelmente durante a execução do movimento.[32,33] A reação de proteção refere-se à situação na qual o SNC estabelece uma resposta postural em antecipação a um distúrbio do centro de gravidade, como pegar uma bola ou simplesmente levantar os braços.[27,34]

Portanto, quando o equilíbrio se altera, dependendo das modificações, diante das perturbações, o indivíduo poderá acionar os mecanismos reativos e adotar três tipos de estratégias (tornozelo, quadril e o passo) no sentido de restabelecer o equilíbrio. Com o processo biológico do envelhecimento, esses sistemas de reação e proteção são afetados, podendo aumentar a instabilidade postural e o risco de quedas.[33,35]

Para compensar os distúrbios e perdas sensoriais relacionadas com o envelhecimento, o controle postural nos idosos exige maiores recursos do SNC, como o sistema atencional.[36]

A capacidade atencional é uma das primeiras funções cognitivas a ser prejudicada na DA.[38] O comprometimento da atenção e da memória, em especial a memória recente ou de aquisição, a deterioração das funções executivas, a dificuldade em realizar atividades funcionais do dia a dia e o prejuízo dos aspectos psicomotores em idosos com DA[39] podem provocar ações mais arriscadas do idoso e dificultar a adaptação a ambientes diferentes ou novos.[39] Além disso, o componente motor da marcha se altera com a idade; enfraquecem os componentes automáticos (involuntário, subcortical), com um correspondente aumento do componente voluntário (cortical, intencional).[40] Estudos mostram que a estabilidade postural sofre interferência de tarefa cognitiva adicional.[13,41-44] Em comparação ao adulto jovem, o idoso saudável apresenta uma mudança no comportamento motor quando comparado o tempo entre tarefa única e tarefa dupla, mas a dificuldade em tarefa dupla se mostra mais acentuada em idosos com DA.[45] Muitos estudos têm demonstrado que a execução de uma tarefa cognitiva (ex: falar, fazer conta, etc) durante/simultaneamente ao andar, afeta o equilíbrio postural[41,46-48] e está relacionado a um importante fator de risco para quedas em idosos.[49,50]

O *déficit* no desempenho da dupla tarefa tem se mostrado como preditor de quedas ou declínio funcional nas atividades de vida diária.[13] Montero-Odasso et al.[51] avaliaram 60 idosos com comprometimento cognitivo leve (CCL) e observaram comprometimento em vários domínios cognitivos (atenção, função executiva e memória de trabalho), associados com diminuição da velocidade da marcha usual, e uma diminuição ainda maior da velocidade da marcha em condições de dupla tarefa, demonstrando que os domínios cognitivos são cruciais na manutenção do desempenho normal da marcha.

Um estudo piloto publicado por um grupo de pesquisadores da Bélgica, mostrou que existem diferenças em relação à análise da marcha com tarefa simples e dupla tarefa entre os idosos saudáveis, com CCL e com DA.[52]

É sabido que são múltiplos os fatores que podem estar relacionados ao risco de queda em idosos, mas destacamos que em idosos com prejuízo cognitivo, e em especial os idosos com DA, a falta de atenção e a falta de percepção dos comportamentos de risco, associados ao declínio de equilíbrio com prejuízo na marcha e instabilidade postural, aumentam ainda mais este risco.[53] Sendo assim, o trabalho em equipe é fundamental para o alcance de melhores resultados.

Dentre as opções de tratamento, vários estudos têm demonstrado que a intervenção não farmacológica pode ser eficaz para diminuir ou minimizar o declínio funcional presente em idosos com comprometimento cognitivo mais avançado, como na DA.[33,54-58]

Experiência da oficina de fisioterapia do Instituto de Psiquiatria da Faculdade de Medicina da Universidade de São Paulo

A oficina de fisioterapia do projeto de estimulação cognitiva e funcional para idosos, do Instituto de Psiquiatria (IPq) da Faculdade de Medicina da Universidade de São Paulo (FMUSP), é baseada na atenção nos três níveis de atenção à saúde (primário, secundário e terciário), uma vez que atende idosos com (CCL), DA (de grau leve e moderado), com o propósito de prevenir quedas e suas consequências, bem como realizar intervenção precoce e reeducação das alterações psicomotoras, do equilíbrio corporal e marcha nessa população. Também realiza-se avaliação do risco de quedas por meio de instrumentos validados e treinamento do equilíbrio corporal e marcha em simulações de atividades de vida diária, para melhor orientação, conhecimento e integração das atividades realizadas nas sessões de fisioterapia e na vida cotidiana desses idosos e de seus cuidadores. Nessas atividades, é fundamental contar com a colaboração de outros profissionais, como o terapeuta ocupacional e o fonoaudiólogo.

Utiliza-se material educativo com informações sobre quedas e suas consequências, com orientações para idosos e seus cuidadores e/ou familiares. Realiza-se atividades específicas de atividades psicomotoras, treino de equilíbrio corporal e marcha, associada ou não com atividades de tarefa de atenção dividida (dupla tarefa motora e cognitiva) e, assim, enfatiza-se o equilíbrio e a marcha em condições do cotidiano que exigem demandas atencionais. Schwenk *et al.*[56] demonstraram que um programa de exercícios específicos foi eficaz para melhorar o desempenho da dupla tarefa em pacientes com demência. Os idosos com demência que praticaram atividades de dupla tarefa em relação ao grupo-controle apresentaram melhora significativa, principalmente em relação à diminuição da velocidade da marcha. Esse estudo fornece classe II de evidência e demonstra que o treino utilizando a dupla tarefa durante a marcha, em condições terapêuticas, melhora o desempenho do idoso em condições de atenção dividida. Outro estudo, com um número amostral menor, também demonstrou benefícios no desempenho motor em condições de dupla tarefa em idosos com doenças neurológicas.[57]

Um ponto forte a ser destacado é a importância do trabalho em equipe. Para Hill et al.[55], o treino de equilíbrio, associado a tratamentos multidisciplinares, reduz a incidência de quedas em idosos com DA leve e moderada. Portanto, acreditamos que melhores resultados são obtidos quando o idoso é assistido integralmente e de forma multiprofissional.

Estrutura e descrição dos atendimentos

As oficinas de fisioterapia são desenvolvidas em grupo de idosos e em conjunto com seus cuidadores e/ou familiares. O programa tem duração de 15 semanas, com terapia/sessões uma vez por semana, durante uma hora e meia.

Na primeira e na última sessão os idosos são avaliados e reavaliados, respectivamente, quanto a: comorbidades, medicamentos em uso, investigação sobre dor musculoesquelética, incontinência urinária, inventário sobre quedas, avaliação do equilíbrio estático e dinâmico, interação sensorial e avaliação da funcionalidade.

Os testes de equilíbrio aplicados são: *Timed up and go test* e *Timed up and go test* modificado (fluência verbal: animais); alcance funcional e o teste clínico de interação sensorial e equilíbrio.

Durante a segunda a 14ª sessão são trabalhados os seguintes aspectos:

1. **Aquecimento e atividades psicomotoras** (tonicidade, equilíbrio, consciência corporal, orientação espaço temporal e coordenação motora) utilizando os seguintes recursos:
   - Alongamento (global, mas priorizando a região cervical pela sua importância em relação à vascularização cerebral) e movimentos corporais circulares;
   - Danças terapêuticas adaptadas (dança sênior e dança circular).
2. **Treino de equilíbrio corporal e marcha:**
   - Treino de interação sensorial (sistema visual, vestibular e proprioceptivo)
   - Treino das estratégias de equilíbrio (tornozelo e quadril) e proteção (passo), com ênfase na estratégia de tornozelo, pois é a primeira estratégia a ser perdida na velhice[59,60] e muito importante durante a fase de balanço na marcha, uma vez que o pé que está em apoio no solo precisa manter o equilíbrio corporal em apoio unipodal para uma boa realização da fase de balanço.[61]

Utiliza-se diversos recursos simples para esse treinamento, tais como: óculos transparentes com gel para deixar a visão inexata, superfícies de diferentes densidades e giro-planos para treinamento da propriocepção, fita crepe para treino de marcha tandem (um pé na frente do outro) e apoio unipodal, bolas e pesos durante o treino de estratégias reativas do equilíbrio, entre outros.

Primeiramente, todas as atividades são realizadas com o máximo da atenção dos idosos e, para isso, solicitamos que não conversem durante a execução do movimento. Sendo assim, o idoso deve estar atento às orientações dos exercícios e ao que está fazendo no momento da execução dos movimentos solicitados. Após algumas repetições do(s) exercício(s), realiza-se o(s) mesmo(s) exercício(s) de equilíbrio e marcha em atividade de dupla tarefa (atenção dividida), no(s) qual(is) os idosos devem realizar as atividades propostas em condições de associação a outra tarefa motora (ex: segurando um copo ou uma bandeja, passando um objeto de uma mão para outra, jogando a bola para outro idoso, etc.) e/ou associada a uma tarefa cognitiva (com fluência verbal, cantando, fazendo contas, etc.).

Essas atividades podem ser realizadas tanto em exercícios estáticos como de forma dinâmica.

No apêndice são descritos exemplos de exercícios realizados nas oficinas de fisioterapia que estimulam a psicomotricidade, o equilíbrio, a marcha, a atenção e a memória.

3. Relaxamento e orientação:
- Massagem nos pés e/ou nas costas utilizando as mãos ou bola de tênis (automassagem ou em outra pessoa);
- Técnicas de respiração.

Ao final da terapia é importante conversar sobre as atividades realizadas naquela oficina, esclarecer as possíveis dúvidas dos idosos e/ou de seus cuidadores e orientar sobre aspectos observados durante as atividades que podem ajudá-los no domicílio.

Durante as atividades, além dos cuidadores terem a oportunidade de entender melhor as dificuldades dos idosos, também permite que tenham um período de descontração, relaxamento e aprendizado, bem como objetiva um cuidado com a saúde física, psíquica e social desses indivíduos. A participação dos cuidadores é de suma importância tanto do ponto de vista de aplicabilidade dos ensinamentos da oficina no cotidiano do idoso, quanto para a segurança deles. Além disso, muitas das informações orientadas serão esquecidas pelos idosos que têm prejuízo da atenção e memória, e por isso também é produzido um material educativo para que a informação seja reforçada em casa.

Considerações finais

As quedas causam preocupação tanto para os idosos quanto para os profissionais que atuam com essa população. Ocorrência de quedas aumenta com a idade e pode ser agravado por condições que comprometam a função cognitiva dos idosos, sendo assim, identificar os fatores de risco e desenvolver estratégias de prevenção de quedas pode resultar na melhora da manutenção da funcionalidade e qualidade de vida destes pacientes. Além disso, tende a minimizar o impacto negativo da doença na vida dos seus cuidadores e familiares e, consequentemente, causará menor ônus para a o sistema de saúde e para a sociedade.

Leituras recomendadas

1. Boyle PA, Buchman AS, Wilson RS, Leurgans SE, Bennett DA. Physical frailty is associated with incident mild cognitive impairment in community-based older persons. J Am Geriatr Soc 2010; 58:248-55.
2. Hill KD, LeGiudice D, Lautenschlager NT, Said CM, Dodd KJ, Suttanon P. Effectiveness of balance training exercise in people with mild to moderate severity Alzheimer's disease: protocol for a randomized trial. BMC Geriatr 2009; 9:29.
3. Schwenk M, Zieschang T, Oster P, Hauer K. Dual-task performances can be improved in patients with dementia: a randomized controlled trial. Neurology 2010; 74(24):1961-8.
4. Evans JJ, Grenfield E, Wilson BA, Bateman A. Walking and walking therapy: improving cognitive-motor dual task in neurological illness. J Int Neuropsychol Soc 2009; 15(1):112-20.
5. Kato EM, Radanovic M. Fisioterapia nas demências. Atheneu, 2007.

Bibliografia

1. Gillain S, Warzee E, Lekeu F, Wojasik V, Maquet D, Croisier Jl, et al. The value of instrumental gait analysis in elderly healthy, MCI or Alzheimer's Disease subjects and a comparison with other clinical tests used in single and dual-task conditions. Ann of Phys Rehabil Med 2009; 52(6):453-74.
2. Lorbach ER, Webster KE, Menz HB, Wittwer JE, Merory JR. Physiological falls risk assessment in older people with Alzheimer's disease. Dement Geriatr Cogn Disord 2007; 24:260-5.

3. Weller I, Schatzker J. Hip fractures and Alzheimer's disease in elderly institutionalized Canadians. Ann Epidemiol 2004; 14:319-24.
4. Van Doorn C, Gruber-Baldini AL, Zimmerman S, Hebel JR, Port CL, Baumgarten M, et al. Dementia as a Risk Factor for Falls and Fall Injuries Among Nursing Home Residents. J Am Geriatr Soc 2003; 51:1213-8.
5. Carvalho AM, Coutinho ESF. Demência como fator de risco para fraturas graves em idosos. Rev Saúde Pública 2002; 36:448-54.
6. Tinetti ME, Speechley M, Ginter SF. Risk factors for falls among eldery persons living in the community. N Eng J Med 1988; 319:1701-07.
7. Horikawa E, Matsui T, Arai H, Seki T, Iwasaki K, Sasaki H. Risk of falls in Alzheimer's disease: a prospective study. *Intern Med* 2005; 44:717-21.
8. Jensen J, Nyberg L, Gustafson Y, Lundin-Olsson L. Fall and injury prevention in residential care-effects in residents with higher and lower levels of cognition. *J Am Geriatr Soc* 2003; 51:627-35.
9. Berry, SD, Miller RR. Falls: Epidemiology, Pathophysiology, and Relationship to Fracture. Curr Osteoporos Rep 2008; 6:149-54.
10. Russell MA, Hill KD, Blackberry I, Day LL, Dharmage SC. Falls risk and functional decline in older fallers discharged directly from emergency departments. *J Gerontol A Biol Sci Med Sci* 2006; 61A:1090-5.
11. Manckoundia P, Pfitzenmeyer P, d'Athis P, Dubost V, Mourey F. Impact of cognitive task on the posture of elderly subjects with Alzheimer's disease compared to healthy elderly subjects. *Movement Disorders* 2006; **21**:236–241.
12. Pettersson AF, Engardt M, Wahlund LO. Activity level and balance in subjects with mild Alzheimer's disease. Dement Geriatr Cogn Disord 2002; 13(4):213-6.
13. Hauer K, Marburger C, Oster P. Motor performance deteriorates with simultaneously performed cognitive tasks in geriatric patients. Arch Phys Med Rehabil 2002; 83:217-23.
14. Beauchet O, Allali, G, Berrut G, Hommet C, Dubost V, Assal F. Gait analysis in dementia subjects: Interests and perspectives. Neuropsych Dis and Treat 2008; 4(1):155-60.
15. Verghese J, Wang C, Lipton RB, Holtzer R, Wue X. Qualitative gait dysfunction and risk cognitive decline and dementia. J Neurol Neurosurg Psychiatry 2007; 78:929-35.
16. Aggarwal NT, Wilson RS, Beck TL, Bienas DA, Bennett. Motor Dysfunction in mild cognitive impairmet and the risk of incident Alzheimer disease. Arch Neurol 2006; 63:1763-9.
17. Wait LM, Grayson DA, Piguet H, Creasy HP, Bennet GA. Gait Slowing as a predictor of incident dementia: 6 years longitudinal data from the Sydney older person study. J Neurol Sci 2005; 229: 89-93.
18. Marquis S, Moore MM, Howieson DB, Sexton G, Payami H, Kaye JAD, Camiciol IR. Independent predictors of cognitive decline in healthy elderly persons. Arch Neurol 2002; 59:601-6.
19. Boyle PA, Buchman AS, Wilson RS, Leurgans SE, Bennett DA. Physical frailty is associated with incident mild cognitive impairment in community-based older persons. J Am Geriatr Soc 2010; 58:248-55.
20. Buchman AS, Wilson RS, Boyle PA, Bienias JL, Bennett DA. Grip strength and the risk of incident Alzheimer's disease. Neuroepidemiology 2007; 29(1-2):66-73.
21. Buchman AS, Schneider JA, Leurgans S, Bennett DA. Physical frailty in older persons is associated with Alzheimer disease pathology. Neurology 2008; 71:499-504.
22. Deliberato PCP. Fisioterapia preventiva. Ed Manole 1ª edição; 2002.
23. Perracini MR, Ramos LR. Fatores associados a quedas em uma coorte de idosos residentes na comunidade. Rev Saúde Pública 2002; 36:709-16.
24. Samson MM, Meeuwsen IBAE, Crowe A, Dessens JAG, Duursma SA, Verharr HJJ. Relationships between physical performance measures: age, height and body weight in healthy adults. Age Ageing 2000;29:235-42.
25. Tinetti ME, Inouye SK, Gill TM, Doucette JT. Shared risk factors for falls, incontinence and functional dependence: unifying the approach to geriatric syndromes. JAMA 1995; 273:1348-53.
26. Kato, EM; Radanovic M. Fisioterapia nas demências. Atheneu, 2007.
27. Rebelatto JR; Morelli JGS. Fisioterapia Geriátrica: A prática da assistência ao idoso. Editora Manole 2ª edição, 2007.
28. Fabrício SCC, Rodrigues RAP, Costa ML. Causas e consequências de quedas de idosos atendidos em hospital público. Rev Saúde Pública 2004; 38:93-9.
29. Alexander NB, Shepard N, Gu MJ, Schultz A. Postural control in young and elderly adults when stance is perturbed: kinematics. J Gerontol Med Sci Bio Sci 1992; 47:M79-87.

CAPÍTULO 7 ▸ Fisioterapia: Uma Proposta Baseada no Treino do Equilíbrio, da Funcionalidade...

30. Shumway-Cook A, Woollacott MH. Controle motor: Teorias e aplicações práticas. Editora Manole; 2ª edição, 2003.
31. Ricci NA, de Faria Figueiredo Gonçalves D, Coimbra AM, Coimbra IB. Sensory interaction on static balance: a comparison concerning the history of falls of community-dwelling elderly. Geriatr Gerontolol Int 2009; 9(2):165-71.
32. Lalonde R, Strazielle C. Brain regions and genes affecting postural control. Prog Neurobiol. 2007; 81:45-60.
33. Piermartiri TCB, Bezerra NC, Hoeller AA. Efeito preventivo da fisioterapia na redução da incidência de quedas em pacientes com Doença de Alzheimer. Rev Neuroscienc 2008: in press. Acessado em: 10 de junho de 2010. Disponível em html: http://www.unifesp.br/dneuro/neurociencias/273_revisao.pdf
34. Greene HH, Maden DJ. Adult age difference in visual acuity, stereopsis and contrast sensitivy. Am J Optom Physiol 1986; 63:724-32.
35. Sullivan EV, Rose J, Rohlfing T, Pfefferbaum A. Postural sway reduction in aging men and women: relation to brain structure, cognitive status, and stabilizing factors. Neurobiol Aging. 2009; 30:793-807.
36. Freitas EV, Py L, Neri AL, Cançado AX, Gorzoni ML, Rocha SM. Tratado de Geriatria e Gerontologia. Rio de Janeiro: Guanabara, 2002.
37. Baddeley AD, Baddeley HA, Bucks RS, Wilcock GK. Attentional control in Alzheimer´s Disease. Brain 2001; 124:1492-1508.
38. *Borges SM,* Aprahamian I, Radanovic M, Forlenza OV. Psicomotricidade e retrogênese: considerações sobre o envelhecimento e a doença de Alzheimer. *Rev Psiq Clín 2010; 37:131-7.*
39. Rapport LJ, Hanks RA, Millis SR, Deshpande SA. Executive functioning and predictors of falls in the rehabilitation setting. Arch Phys Med Rehabil 1998; 79:629-33.
40. Woollacott M, Shumway-Cook A. Attention and the control of posture and gait: a review of an emerging area of research. Gait Posture 2002; 16:1-14.
41. Yogev-Seligmann G, Hausdorff JM, Giladi N. The role of executive function and attention in gait. Mov Disord 2008; 23:329-42.
42. Condron JE, Hill KD. Reliability and validity of a dual-task force platform assessment of balance performance: Effect of age, balance, impairment and cognitive task. JAGS 2002; 50:157-62.
43. Shumway-Cook A, Woollacott M, Kerns KA, Baldwin M. the effect of two types of cognitive tasks on postural stability in older adults with and without a history of falls. J Gerontol A Biol Sci Med Sci 1997; 54:232-40.
44. Chen HC, Schultz AB, Ashton-Miller JA, Giordani B, Alexander ND, Guire KW. Stepping over obstacles: dividing attention impairs performance o folder more than younger adults. J Gerontol A Biol Sci Med Sci 1996; 51:116-22.
45. Baddeley AD, Logie R, Bressi S, Della Sala S, Spinnler H. Dementia and working memory. Q J Exp Psychol 1986; 38:603-18.
46. Maki, BE, Zecevic A, Bateni H, Kirshenbaum N, McIlroy WE. Cognitive demands of executing postural reactions: does aging impede attention switching. Neuroreport 2001; 12(16):3583-7.
47. Melzer l, Benjuya N, Kaplanski J. Age-related changes of postural control: effect of cognitive tasks. Gerontology 2001; 47:189-94.
48. Marsh AP, Geel SE. The effect of age on the attentional demands of postural control. Gait Posture 2000; 12:105-13.
49. Dubost V, Kressig RW, Gonthier R, Hermann FR. Relationships between dual-task related changes in stride velocity and stride time variability in healthy older adults. Hum Mov Sci 2006; 25:372-82.
50. Beauchet O, Dubost V, Gonthier R, Kressig RW. Dual-task-related gait changes in transitional frail older adults: the type of the walking-associated. Gerontology 2005; 51:48-52.
51. Montero-Odasso M, Bergman H, Phillips NA, Wong C, Sourial N, Chertkow H. The effect of executive and memory dysfunction in gait performance in a cognitive impairment population. J Am Geriatric Soc 2006; 54:S154.
52. Maquet D, Lekeu F, Warzee E, Gillain S, Wojtasik V, Salmon E, et al. Gait analysis in elderly adult patients with mild cognitive impairment and patients with mild Alzheimer´s disease: simple versus dual task: a preliminary report. Clin Physiol Funct Imaging 2010; 30:51-6.
53. Shaw FE, Bond J, Richardson DA, Dawson P, Steen IN, McKeith IG, et al. Multifactorial intervention after a fall in older people with cognitive impairment and dementia presenting to the accident and emergency department: randomized controlled trial. Br Med J 2003; 326:73-7.

54. Viola LF. A avaliação do efeito de um programa multiprofissional de estimulação cognitiva e funcional em pacientes portadores de doença de Alzheimer leve e moderada. Dissertação apresentada à Faculdade de Medicina da Universidade de São Paulo (Dissertação de Mestrado) 2010.
55. Hill KD, LeGiudice D, Lautenschlager NT, Said CM, Dodd KJ, Suttanon P. Effectiveness of balance training exercise in people with mild to moderate severity Alzheimer's disease: protocol for a randomized trial. BMC Geriatrics 2009; 9:29.
56. Schwenk M, Zieschang T, Oster P, Hauer K. Dual-task performances can be improved in patients with dementia: a randomized controlled trial. Neurology. Neurology 2010; 74(24):1961-8.
57. Evans JJ, Grenfield E, Wilson BA, Bateman A. Walking and talking therapy: improving cognitive-motor dual task in neurological illness. J Int Neuropsychol Soc 2009; 15(1):112-20.
58. Toulotte C, Fabre C, Dangremont B, Lensel G, Thévenon A. Effects of physical training on the physical capacity of frail, demented patients with a history of falling: a randomised controlled trial. Age Ageing 2003;; 32(1):67-73.
59. Horak FB, Diener HC, Nashner LM Influence of central set on human postural responses vestibular function.. J Neurophysiol 1989; 62:841-53.
60. Horak FB, Nashner LM, Diener HC. Postural strategies associated with somatosensory and vestibular loss. Exp Brain Res 1990; 82:167-77.
61. Hartmann A, Murer K, de Bie RA, de Bruin ED. The effect of a foot gymnastic exercise programme on gait performance in older adults: a randomised controlled trial. Disabil Rehabil 2009; 31:2101-10.

Apêndice 1

Sugestões de exercícios elaborados para as oficinas de fisioterapia

Dança utilizando letras e movimentos de rotação

Sequência das letras em pares (um ao lado do outro) e em círculo (virados para o centro da roda), quando o terapêuta disser:

A (vira para um lado e encosta as mãos nas mãos do outro colega – que será seu parceiro A)

B (vira para outro lado e encosta as mãos nas mãos do outro colega – que será o seu parceiro B)

C (vira o tronco para o centro do círculo e abre os braços, de modo que cada mão vai encontrar a mão dos dois colegas situados ao lado – parceiros A e B simultaneamente)

D (ainda com o tronco para o centro, vamos bater palma uma única vez).

Música sugerida: refrão da música Pé de Nabo (palavra cantada). Essa atividade foi adaptada para idosos com *déficit* cognitivo a partir de uma dança realizada pelas Danças Circulares Sagradas (DCS).

No refrão dessa música, com essa sequência de movimentos, trabalhamos: tonicidade, noção de corpo, orientação espacial e temporal, coordenação motora, equilíbrio (principalmente do sistema vestibular e visual, bem como o sistema proprioceptivo), atenção e memória.

Podemos iniciar o movimento sentado até eles aprenderem e depois evoluímos para em pé, com exigência de maior equilíbrio e atenção.

Circuito

Os idosos são instruídos a seguir um circuito com as seguintes atividades:

- Levantar da cadeira, marchar em uma linha reta de fita crepe, apoio unipodal com X feito de fita crepe, andar em diferentes texturas (colchonete, espuma, balance), ultrapassar e desviar de obstáculos (diferentes alturas e formas), pegar um objeto em um armário na prateleira de baixo e colocar em uma prateleira em cima e sentar novamente na cadeira.

Enquanto os idosos estão aguardando a sua vez, eles deverão sentar e levantar das cadeiras conforme um idoso inicia e o outro termina a atividade, nesse momento eles vão sentar e levantar de cadeiras com diferentes formas e alturas variadas.

Proposta de sequência das atividades:

1º Os idosos executam duas vezes a atividade prestando atenção para aprender o exercício;

2º Os idosos vão executar esse exercício com a luz apagada, utilizando luz natural e/ou o mínimo de claridade;

3º Os idosos vão realizar esse exercício utilizando um óculos com gel;

4º Os idosos vão realizar essa tarefa segurando um copo com água ou sacolas de compras com algum peso;

5º Os idosos vão realizar esses exercícios com fluência verbal (evocando nomes de pessoas, animais, cores, cidades, etc.) ou fazendo soma ou subtração ou cantando.

Não necessariamente fazemos todas as atividades explicadas acima, mas é primordial que façamos pelo menos duas vezes (no mínimo) a tarefa motora única (1º exercício) antes de indicarmos outra atividade seja ela de interação sensorial (escuro e com os óculos) ou de atenção dividida (motora e/ou cognitiva). De acordo com o(s) objetivo(s) da terapia, o fisioterapeuta poderá incluir as outras condições (2º, 3º, 4º e 5º).

Primordialmente trabalhamos nessa atividade os componentes de mobilidade, equilíbrio. Podemos associar a condições sensoriais inexatas (priorizamos o trabalho com diferentes pisos: espumas, balances, colchonetes; e em condições de pouca luz e/ou com a visão inexata, utilizando os óculos com gel), também podemos trabalhar com o paradigma da atenção dividida, realizando a dupla tarefa (dupla motora, fazendo o circuito e segurando outro objeto ou cognitiva e motora, fazendo o circuito realizando com fluência verbal, por exemplo).

Atividade das cadeiras

São colocadas cadeiras em diferentes posições com nomes ou figuras diferentes em cada cadeira:

1º O idoso é instruído a andar entre as cadeiras executando os exercícios dinâmicos de: andar na ponta dos pés (flexão plantar) e/ou nos calcanhares (dorsiflexão) e/ou dissociando cinturas (mão direita deve encostar no joelho esquerdo e a mão esquerda encostar no joelho direito e assim sucessivamente) e/ou andar devagar, rápido e parar de acordo com o nosso comando;

2º É solicitado que o idoso escolha uma cadeira e essa será a cadeira número 1 dele;

3º O idoso sentará nessa cadeira e nós solicitamos que ele veja qual é o nome ou a figura que está na cadeira, quem está sentado na frente ou do lado ou atrás, enfim todas as informações pertinentes para chamar a atenção do cérebro e para que essa informação seja memorizada;

4º Assim que a condição 3 for efetuada, solicitamos que os idosos levantem e executem os movimentos (flexão plantar ou dorsiflexão ou dissociação de cinturas ou que andem normalmente, rápido ou devagar) e solicitamos que ele sente novamente na cadeira número 1 até ele aprender qual é a cadeira 1;

5º Conforme o grupo vai aprendendo, solicitamos que sentem na cadeira no 2, 3, 4 e assim sucessivamente, conforme a evolução do grupo. Realizamos essa tarefa em ordem e sem ordem numérica assim que os idosos tenham aprendido a atividade. Sempre vamos realizar os entre os comandos de sentar na cadeira determinada pelo terapeuta.

Ao final da atividade, solicitamos que os idosos lembrem na ordem as cadeiras em que eles sentaram (1ª, 2ª, 3ª... até o número de cadeiras que foi possível trabalhar durante as atividades) e quais os nomes ou as figuras que estavam nas cadeiras, se possível quem estava na frente, do lado ou atrás deles.

Essa atividade, além de um excelente exercício de orientação espacial, atenção e memória, estimula os sistemas sensoriais, a mobilidade, a agilidade, noção de tempo e das estratégias de equilíbrio.

Apêndice 2

Modelo de cartilha de prevenção de quedas

Na cartilha educativa são dadas as seguintes as orientações:

- **Cuidado com a atenção dividida:** a atenção dos idosos enquanto realizam uma atividade é de suma importância para avaliar os riscos ambientais, em condições de atenção dividida e com algumas alterações próprias do envelhecimento associadas ao déficit cognitivo os idosos correm mais riscos de quedas;
- **Modificações ambientais:** retirar tapetes da casa; manter o ambiente **sempre** bem iluminado (à noite: manter um abajur ao lado da cama ou a luz do corredor acessa); deixar os objetos que mais manipula (copos, panelas e pratos) em armários de altura média (evitar colocá-los em armários muito altos ou muito baixos); se possível colocar barras de segurança no banheiro, etc.;
- **Dicas de cuidado com a saúde:** visita regular ao médico, prática de atividade física, boa alimentação e aproveitar o momento da vida para realizar atividades de lazer.

8 capítulo

O Trabalho da Fonoaudiologia com Pacientes com Doença de Alzheimer: Singularidades e Cotidiano

■ Roberta Massariolli Mirandez

Introdução

O envelhecimento não ocorre igualmente em todo ser humano. É um processo que se inicia com o nascimento e tem seu término com a morte. Sofre influência de fatores intrínsecos e extrínsecos. Algumas pessoas podem apresentar maiores dificuldades neste processo, principalmente na velhice. A velhice é uma fase dentro deste ciclo vital, determinada pelas decisões que tomamos ao longo de todo o processo, por exemplo, como nos alimentamos ao longo da vida, se realizamos exercícios físicos, dentre outros fatores. Contudo, com o avançar da idade, todos necessitam de atenção e cuidados específicos para manter a qualidade de suas vidas. Envelhecer não é adoecer. Este é apenas um dos muitos estereótipos negativos há muito arraigado em nossa sociedade e que precisa ser quebrado rapidamente. Atualmente, a ideia de que o idoso não aprende, ou que necessariamente é debilitado, precisa ser combatida, e as pesquisas mais recentes vêm mostrando a existência da plasticidade neural, isto é, a capacidade do cérebro em desenvolver novas conexões sinápticas entre os neurônios a partir da experiência e do comportamento do indivíduo[1], e deste fato contribuir para a possibilidade de envelhecer controlando as doenças de base e, consequentemente, tendo uma velhice saudável.

Neste contexto destaca-se, ainda, o aumento da população idosa não somente no Brasil, mas em todo o mundo.[6] Este fenômeno é devido ao aumento da expectativa e qualidade de vida, aspectos advindos de todo um corpo de conhecimento sobre Medicina Preventiva e promoção da saúde, englobando aspectos relacionados à saúde pública (melhoria de condições de higiene, hábitos alimentares, erradicação de doenças, etc). Enfatizamos, aqui, a importância de formação de pessoas especializadas no cuidado ao idoso. Os cuidadores são e serão cada vez mais essenciais para que pacientes em situações de risco possam manter sua qualidade de vida e bem-estar subjetivo.

Diante do exposto, o atendimento multidisciplinar, onde cada especialista contribui com seus conhecimentos, favorecendo o desempenho profissional e beneficiando o paciente, cuja recuperação se fará de modo mais ágil e completo, é fundamental.

A inserção da Fonoaudiologia, nesse contexto, é recente, e não menos necessária, visto que o fonoaudiólogo é um profissional com visão diferenciada do mecanismo funcional que envolve a fonoarticulação, a linguagem e as funções neurovegetativas – sucção, mastigação, deglutição, respiração e fala. As informações relacionadas a esta área de conhecimento permitem a este profissional auxiliar na definição de diagnósticos e condutas terapêuticas que propiciem melhora na qualidade do tratamento e da vida do paciente e seus familiares.

Assim, a atuação do fonoaudiólogo vem se desenvolvendo cada vez mais na orientação a cuidadores e na intervenção em pacientes com demências.[2] E qual o papel do fonoaudiólogo na detecção e intervenção aplicada às mudanças cognitivas decorrentes do envelhecimento normal e patológico? O enfoque do fonoaudiólogo, que atua na área do envelhecimento cognitivo, centra-se na comunicação do idoso.[3] Compreende-se que a comunicação depende do funcionamento integrado da linguagem com outros sistemas cognitivos como a memória, a atenção e funções executivas, como o planejamento e a inibição.[4]

Dessa forma, este capítulo tem como objetivo apresentar o trabalho realizado pelo fonoaudiólogo dentro de um Projeto Multidisciplinar de Atendimentos a Idosos com Doença de Alzheimer.

Um pouco sobre a doença de Alzheimer

Atualmente, o aumento da longevidade e o avanço do conhecimento sobre o diagnóstico precoce de *déficits* cognitivos ligados ao envelhecimento possibilitam que sejam rastreados cada vez mais idosos com declínio cognitivo. As demências são muito comuns e aumentam significativamente com o avanço da idade. Observa-se que 21% das pessoas entre 65 e 74 anos apresentam alterações cognitivas, enquanto acima dos 84 anos, apenas 49% da população possui desempenho cognitivo considerado normal.[5] Na população brasileira, a prevalência de demência varia de 1,6%, entre pessoas com idade entre 65 e 69 anos, e de 38,9% para pessoas com idade superior a 84 anos.[6]

As principais manifestações de *déficits* cognitivos dos idosos com demência expressam-se na comunicação, no processamento da linguagem, mais especificamente na habilidade de nomear ou reconhecer objetos visual ou auditivamente (processamento semântico), em especial, nas demências corticais, isto é, onde a degeneração privilegia neurônios do córtex cerebral, destacando-se aqui a doença de Alzheimer (DA). A DA pode ser classificada em três estágios, de acordo com a gravidade do comprometimento cognitivo e com o grau de independência do indivíduo[7]:

Estágio Inicial:

- O desempenho nas tarefas de vida diária é reduzido;
- A produção da linguagem oral encontra-se relativamente preservada do ponto de vista fonético-fonológico;
- Tende a repetir ideias;
- Tem dificuldade de introduzir tópicos durante um discurso e mantê-los de forma coerente;
- A leitura está preservada;
- Parafasias verbais podem ocorrer, porém, são raras;
- A compreensão escrita está mais comprometida que a compreensão oral;
- Ocorre anomia, sintoma linguístico mais evidente, e manifesta-se principalmente por meio de comportamentos compensatórios, como o uso de circunlocuções e de termos vagos, por exemplo, "coisa", "negócio", dentre outros.

Neste estágio, a intervenção terapêutica baseia-se na estimulação cognitiva, onde são enfatizadas:

1. A recuperação das informações de vida do paciente através de pistas;
2. As compensações através da memória implícita (não declarativa), que pode ser facilmente trabalhada com a simples pergunta: 'O que fizemos hoje?';
3. Estimulação ao aprendizado (com atividades de diferentes graus de dificuldade), à satisfação, ao interesse e à alegria;
4. Estimulação das funções executivas de maneira graduada.

Ainda com relação aos estágios da DA observa-se o agravamento dos sintomas no Estágio Intermediário, como será visto a seguir[13]:

CAPÍTULO 8 ▶ O Trabalho da Fonoaudiologia com Pacientes com Doença de Alzheimer: ...

- Anomias frequentes (não encontram a palavra que querem dizer);
- Repetição de ideias;
- Termos vagos (coisa, negócio,...);
- Parafasias verbais – é a substituição de palavras por outras (ex. "coisa"; "negócio de fazer; aquela coisa que...", etc). Pode-se observar: parafasia literal/fonológica (substituição de um fonema por outro), parafasia semântica (substituição de uma palavra principal por outra palavra que pertence ao mesmo campo semântico, por exemplo, dizer "cadeira" ao invés de "mesa");
- Dificuldade de acompanhar discursos e manter tópicos;
- Empobrecimento semântico;
- Diminuição do interesse pela leitura;
- Tendência a substituir estratégias compensatórias por automatismos;
- Ruptura do discurso;
- Comprometimento da compreensão oral pois, quanto à escrita, há a preservação do ato de escrever. Existem, também, citações consistentes quanto ao aparecimento de sinais indiciais de desorganização do discurso escrito em termos de coesão e coerência.

Além destas alterações, observa-s anormalidades no processo da deglutição, ou seja, surge a **disfagia, caracterizada como dificuldade na ingestão de alimentos de qualquer consistência – sólida, pastosa ou líquida**[12]. Ocorre um desvio do alimento ou da saliva, o que obstrui, parcial ou completamente, as vias respiratórias. Esse desvio pode ser desencadeado, também, pelo envelhecimento natural de estruturas envolvidas na deglutição, como: lábios, língua, bochechas, dentre outras.

Neste estágio, o fonoaudiólogo pode auxiliar o cuidador a conviver com o paciente, individualizando a abordagem e fornecendo informações claras e práticas com relação à doença e aos cuidados; orientando quanto à preservação da comunicação; demonstrando a importância de não se testar o paciente; de estabelecer rotinas; de oferecer pistas de orientação têmporo-espacial (como por exemplo, hoje é o mês da independência do Brasil, ou ainda, é o mês do seu aniversário); evitar confrontos; auxiliar o paciente a alimentar-se, pois ele pode esquecer que se alimentou e pode não se lembrar como utilizar os talheres.

No Estágio Final da doença, familiares e cuidadores muitas vezes encontram-se mais envolvidos e sobrecarregados com a atual situação, pois:

- Todas as funções cognitivas estão comprometidas;
- Ocorre uma intensa redução da produção oral;
- Há uma dificuldade considerável de compreensão;
- Algumas vezes mantêm-se perseverações ou ecolalia – repetição involuntária de palavras ou frases ditas pelo interlocutor ou repetição eventualmente compulsiva de uma palavra ou fragmentos de palavras e automatismos;
- Ocorre mutismo.

Não existe tratamento farmacológico efetivo capaz de reverter o dano causado pela demência. No entanto, a intervenção multidisciplinar pode trazer benefícios inúmeros para a qualidade de vida e bem-estar subjetivo do paciente e familiar.

Dessa forma, um dos objetivos do trabalho fonoaudiológico é procurar estabelecer, com clareza, o papel do distúrbio de comunicação, dentro do quadro geral, e o de desenvolver estratégias de comunicação facilitadoras e efetivas no ambiente do paciente. E, além disso, é preciso desenvolver estratégias facilitadoras para o ato de deglutir, evitando ou diminuindo engasgos e, consequentemente, os problemas deles decorrentes.

A fonoaudiologia dentro do programa de estimulação cognitiva e funcional para idosos

A partir deste tópico, será apresentado um pouco do trabalho realizado dentro do Programa de Estimulação Cognitiva e Funcional que ocorre no Instituto de Psiquiatria do Hospital das Clínicas da

Faculdade de Medicina da Universidade de São Paulo, duas vezes por semana, onde os atendimentos fonoaudiológicos acontecem às quintas-feiras, no período da tarde.

O Programa é realizado com grupos de pacientes com DA leve e moderada, divididos em 2 subgrupos conforme o grau de comprometimento. Estes são compostos por, no máximo, 10 pacientes, sendo que todos passam por avaliações que compreendem: protocolos de avaliações neuropsicológicas, entrevistas iniciais e avaliações médicas.

Desde o início do Programa, em 2007, as atividades realizadas nas sessões de fonoaudiologia, estão sendo aprimoradas de acordo com a necessidade de cada grupo, com o objetivo de auxiliar o desenvolvimento de estratégias para uma melhor condição de vida.

O trabalho é realizado em 16 sessões, sendo que cada sessão, de 45 minutos, conta com as atividades de encerramento que ocorrem ao final de cada semestre. A primeira sessão é dedicada à apresentação de todos os pacientes, do terapeuta e dos aprendizes – fonoaudiólogos que auxiliam nas atividades. Neste momento, pode-se observar que os novos participantes estão contidos, e ao analisar cada reação e palavra do novo colega de grupo é possível ver que, em razão da dificuldade de expressão apresentada pelos novos participantes, alguns pacientes afirmam não ter muito sobre o que falar, preferindo apenas escutar os demais. Entretanto, no decorrer da sessão, todos se apresentam, e os fonoaudiólogos tem a oportunidade de conhecer um pouco mais de cada paciente, como por exemplo: profissão, família, experiências de vida em geral, entre outros fatos.

Na segunda e terceira sessões, além de uma breve reapresentação de todos, trabalha-se com jogos de memória ou dominó – escolha realizada de acordo com as peculiaridades de cada grupo. Após o jogo, todos são incentivados a escrever uma pequena história com as figuras com as quais trabalharam. O intuito desta atividade é estimular a escrita dos participantes e, auxiliá-los nas dificuldades, no caso do jogo da memória ou, figuras selecionadas, no caso do dominó. Entretanto, nem todos os pacientes conseguem escrever pequenas histórias e, até mesmo, escrever frases; nestes casos, os participantes são incentivados a desenhar ou mesmo descrever as figuras.

É importante ressaltar que, em todas as sessões, os pacientes estão sendo avaliados, eliminando assim, a aplicação de testes iniciais e finais. Tal opção foi feita porque se observa, muitas vezes que, quando os pacientes são informados que estão sendo avaliados, ocorre um declínio na produção e no desempenho dos mesmos. Logo, optou-se por trabalhar, nesta oficina, com uma avaliação contínua, abordagem que vem mostrando resultados positivos.

Na quarta e quinta sessões, trabalha-se com atividades de escrita através do material THOT – Mas, o que é isso?[8]. Este material permite ao terapeuta estimular a aquisição da informação e o desenvolvimento léxico. Todos os pacientes recebem três cartelas – as quais apresentam seis figuras – e devem ordenar de uma maneira que consigam formar uma história e, em seguida, devem escrever a mesma na folha. Devido ao tempo limitado da sessão, tal atividade é retomada na sessão seguinte e, após a produção da história, todos são incentivados a lê-las em voz alta para o grupo, estratégia esta utilizada para avaliar a leitura dos pacientes.

Com o decorrer do programa, pode-se notar a necessidade de avaliar mais detalhadamente a *deglutição* dos pacientes do grupo moderado, pois os cuidadores e familiares relatam alguns episódios de dificuldade de alimentar-se com determinadas consistências; além de tais relatos, sabe-se da importância e da dificuldade que começa a ocorrer nesta fase. Logo, nas sessões seguintes trabalha-se o conceito de *disfagia:* concomitantemente a tal exposição, todos que participam da sessão alimentam-se com pequenas quantidades de líquido, pastoso e sólido. Após este momento, os familiares apresentam as dificuldades que estão sendo observadas em casa e tenta-se minimizá-las, instruindo os cuidadores e trabalhando com os idosos.

Nas sessões seguintes – oitava e nona, trabalha-se com o STOP – jogo que tem como objetivo estimular a memória, a linguagem oral e escrita. Consiste em pedir para que os idosos escrevam ou falem algumas palavras iniciadas com uma determinada letra, presentes em uma categoria, por exemplo, nome com a letra A: Aline, e assim por diante.

Em todas as sessões, as instruções são dadas no início e no decorrer da atividade, pois sempre surgem dúvidas. É importante ressaltar que os idosos com Alzheimer têm dificuldade para gravar novas informações e a repetição vem se mostrando uma das estratégias mais eficazes para evitar esta problemática.

CAPÍTULO 8 ▶ O Trabalho da Fonoaudiologia com Pacientes com Doença de Alzheimer: ...

Nas sessões seguintes, trabalha-se com outro material THOT, o Memomix[9] – jogo da memória, que estimula a capacidade de discriminação do que se vê, além de estimular a memória visual e a leitura. Este jogo apresenta pares de palavras com escrita diferente, isto é, com letras, cores e formas diferentes. Após o término do jogo, todos devem escolher de cinco a oito palavras para escrever um texto.

Na décima primeira e décima segunda sessões trabalha-se com os pacientes todos os textos elaborados por eles nas sessões anteriores, sendo que cada um lê um texto diferente e, a partir de então, são feitas perguntas em relação aos textos lidos, estimulando a linguagem, o planejamento, a ordenação, a memória, dentre outras habilidades cognitivas, como a atenção e o raciocínio abstrato.

Para encerrar as atividades, nas sessões seguintes solicita-se que os pacientes escrevam o que acharam de toda a terapia e como se sentem após as sessões.

Considerações finais

Assim, a partir de todas as sessões e vivências com os pacientes, percebe-se que o envelhecer é um processo natural do desenvolvimento do ser humano, que se inicia com o nascimento e termina com a morte. Consequentemente, uma filosofia do envelhecer deve começar com uma filosofia do ser humano, que inclua, entre outros, os seguintes pontos fundamentais:[10]

- Cada ser humano é uma pessoa única, desde o primeiro momento de vida.
- O crescimento e a experiência de vida formam um todo, único, não repetível.
- Viver não é pura e simplesmente existir, mas desfrutar de qualidade de vida, desenvolvendo as potencialidades inerentes ao ser.

A preocupação e o cuidado com os idosos não são diferentes da preocupação e cuidado correspondentes pela vida em si. Logo, à medida que as pessoas envelhecem, diminuem proporcionalmente suas perspectivas de vida. Com frequência, não se orientam mais pelo futuro, mas contam seus dias a partir daqueles vividos.

Assim, a partir das atividades realizadas não só nas sessões de fonoaudiologia, mas em todas as áreas desenvolvidas no programa, observa-se que os idosos passam a desfrutar da sua vida com mais alegria e bem-estar.

Sugestões de leitura

1. Frame D, Brauer C.Manual de Disfagia – Guia de Deglutição para profissionais da área da saúde e famílias de pacientes disfágicos. Carapicuíba, SP: Pró-Fono, 2001.
2. Russo IP. Intervenção Fonoaudiológica na Terceira Idade. São Paulo, SP: Revinter, 2004.
3. Mansur LL, Radanovic M. Neurolinguística – princípios para a prática clínica. São Paulo: EI – Edições Inteligentes, 2004.

Bibliografia

1. Andrade VM, Santos FH, Bueno OFA. Neuropsicologia hoje. São Paulo: Artes Médicas, 2004.
2. Rozenfeld, M. Fonoaudiologia: atuação junto a cuidadores e pacientes com doença de Alzheimer. In: Iara Primo Portugal. (Org.). A doença de Alzheimer e seu cuidador um olhar interdisciplinar. Porto Alegre: Rigel 2007; p. 37-42.
3. Bayles K A, Kaszniak AW. Communication and cognition in normal aging and dementia. Boston: Little Brown, 1987.
4. Parente MAMP, Sabocinski A, Ferreira E, Nespoulous JL. Memória e compreensão da linguagem no envelhecimento. Estudos Interdisciplinares sobre o Envelhecimento, Porto Alegre/RS 1999; 1:57-76.
5. Unverzagt WF, et al.. Prevalence of cognitive impairment. Neurology 2001; 57, p.1655-62.
6. Herrera JR E, et al. Estudo epidemiológico populacional de demência na cidade de Catanduva, Estado de São Paulo, Brasil. Rev Psiq Clínica 1998; 25:70-3.
7. Bayles KA, Tomoeda C. Confrontation naming impairment in dementia. Brain and Language 1983; 19:98-114.
8. Vicari MI, Santos MTM. O que é isso? – THOT – Cognição e Linguagem, Barueri; 2005.
9. Vicari, MI; Santos, MTM. Memomix – THOT – Cognição e Linguagem, Barueri; 2005.

10. Pessini L. Bioética. Capítulo 15: Envelhecimento Humano e Dignidade no adeus á Vida. Tratado de Geriatria e Gerontologia, Elizabete Viana de Freitas et AL. – 2 edição – Rio de Janeiro: Guanabara Koogan, 2006; p.154-63.
11. Forlenza OV, Caramelli P. Neuropsiquiatria Geriátrica. São Paulo: Atheneu, 2000.
12. Hernandez AM, Marchesan I. Atuação Fonoaudiológica no ambiente hospitalar. Revinter; 2001.
13. Romero SB. Intervenção Fonoaudiológica nas Demências. In. Ortiz KZ (Org). Distúrbios Neurológicos Adquiridos – Linguagem e Cognição. Barueri: Ed. Manole, 1º Edição, 2005; 313, p. 29.

9 capítulo

Programas de Atividades Físicas para Idosos com Doença de Alzheimer

- Linda Massako Ueno
- Osvaldo Hakio Takeda
- Jéssica Akie Kimura

Introdução

A ocorrência da Doença de Alzheimer (DA) pode ser atribuída ao acúmulo de fatores de risco ou à redução dos fatores protetores durante o ciclo da vida. Estudos epidemiológicos têm enfatizado que o nível de atividade física é um fator de risco modificável que pode atenuar o declínio cognitivo inerente ao envelhecimento e nas fases progressivas da DA.

A participação em atividades físicas na idade adulta madura tem sido associada ao menor risco de DA em idade avançada. No estudo anterior,[1] a prática de atividade física foi um fator protetor contra o desenvolvimento de comprometimento cognitivo, DA e outras demências. Idosos que realizaram atividades físicas mais intensas apresentaram 60% de redução na incidência de DA. Segundo Rovio et al,[2] a atividade física realizada pelo menos três vezes por semana no lazer, foi capaz de retardar a DA especialmente em indivíduos geneticamente suscetíveis (com a presença do alelo ε4 do polimorfismo do gene da apolipoproteína E).

Além de apresentar caráter preventivo, a atividade física é uma estratégia importante para melhorar as capacidades físicas, as capacidades neuromotoras e as funções cognitivas que retardariam ou atenuariam a incapacidade funcional e outras complicações da DA. Apesar das evidências dos benefícios do exercício físico, há poucos centros envolvendo a comunidade de idosos com DA em programas de intervenção que incluem programas de atividades físicas.

O objetivo deste capítulo é trazer aos profissionais de Ciências da Atividade Física/ Educação Física, assim como aos da área de saúde, alguns estudos sobre os efeitos de programas de atividades físicas na DA. Na primeira parte deste capítulo, serão abordados tópicos sobre a capacidade funcional na DA e os efeitos do programa de atividades físicas no domínio físico e cognitivo e na saúde psicológica em idosos com DA. A segunda parte do capítulo contém uma descrição dos princípios norteadores do programa de atividade física desenvolvido no projeto Estimulação Funcional e Cognitiva para Idosos com DA.

Fundamentação teórica

A DA é uma doença degenerativa do sistema nervoso central cuja neuropatologia é caracterizada por acúmulo e deposição no córtex cerebral de emaranhados neurofibrilares e placas senis (constituídas pelo peptídeo beta-amiloide, originado da clivagem da proteína precursora de amiloide), perda neuronal e degeneração sináptica.[3] A doença acarreta alterações em diferentes domínios cognitivos, que incluem atenção, linguagem, processamentos visuoconstrutivo e visuoespacial (dificuldade em perfazer discriminações visuais complexas), função executiva (processos cognitivos, tais como iniciação, planejamento, produção de hipóteses, formulação de um objetivo, flexibilidade cognitiva, julgamento, síntese, autopercepção, utilização de *feedback*) e praxia (capacidade de expressão, organização sequencial de movimentos complexos).

A DA faz parte do grupo das mais importantes doenças comuns aos idosos que acarretam um declínio funcional progressivo e uma perda gradual da autonomia, ocasionando uma dependência total de outras pessoas.[4] Segundo o autor, o processo instala-se a partir das funções cognitivas, do comprometimento para desempenhar as atividades da vida diária (AVDs) e da ocorrência de uma variedade de distúrbios do comportamento e de sintomas neuropsiquiátricos (que incluem agitação, perambulação, agressividade, distúrbios do sono, reações catastróficas).

O declínio funcional processa-se de maneira hierárquica na DA. A perda funcional inicial ocorre com o declínio das atividades instrumentais da vida diária, que são tarefas mais complexas relacionadas à adaptação do indivíduo no meio ambiente (por exemplo, controlar as finanças, usar transporte público, arrumar a casa, usar o telefone, tomar medicamento) e, posteriormente, observa-se a dificuldade de executar tarefas relacionadas às ações básicas do cotidiano e que suprem suas necessidades fundamentais (por exemplo, andar, tomar banho, comer, vestir). Adicionalmente, podem ocorrer alterações na postura e na marcha que podem agravar o quadro funcional. O declínio das funções cognitivas específicas pode levar ao comprometimento do desempenho das atividades da vida diária de diferentes maneiras – a função executiva, em especial, parece mais importante do que a memória no desempenho das atividades da vida diária.[5]

Segundo Nagi,[6] as doenças levam a perdas de normalidade psicológica ou fisiológica, de estrutura anatômica e/ou de função, as quais acarretam limitações funcionais e nos mecanismos sensoriais (tato, visão, audição), cujos indicadores podem ser agrupados dentro das seguintes categorias: física, mental, emocional, sensorial e comunicacional. Progressivamente, para o indivíduo com doenças, ocorre uma limitação no desempenho de atividades e papéis sociais, denominada incapacidade.

Incapacidade e capacidade funcional são termos utilizados pelo cuidador e pelos profissionais de saúde.[7] Neste capítulo, a capacidade funcional refere-se à habilidade no desempenho das atividades do cotidiano, fundamentais para a independência e a autonomia de um indivíduo.[8,9] Na prática, há várias formas de medir a capacidade funcional – uma delas é pelo desempenho das AVDs[9,10] e das atividades instrumentais da vida diária.[9]

Diversos instrumentos têm sido utilizados para avaliar as atividades básicas e instrumentais da vida diária, tais como índice de Katz, escala de Lawton, questionário de atividades funcionais de Pfeffer. No domínio físico, a utilização de testes funcionais (velocidade de marcha, realização de tarefas do dia a dia) e a avaliação direta das capacidades físicas (resistência de membros inferiores/superiores, flexibilidade de membros inferiores/superiores, capacidade aeróbia) e neuromotoras (agilidade, equilíbrio, coordenação), também têm sido úteis para identificar idosos com maior risco de incapacidade funcional, uma vez que, para alguns pacientes com DA, as escalas de desempenho em atividades da vida diária nem sempre refletem avaliações precisas de seus comportamentos, e as respostas podem ser influenciadas pelos avaliadores ou pelos cuidadores, que nem sempre convivem com os pacientes. No campo da reabilitação cardiovascular, o índice de consumo de oxigênio no pico do exercício (VO_2 pico), obtido com o aumento de cargas progressivas, é considerado como índice da capacidade funcional dos pacientes. No entanto, o acesso e a realização desse teste tornam-se difíceis nos estágios progressivos da DA.

A DA e outras demências são as principais causas de incapacidade em idades avançadas. Indivíduos com mais de 60 anos, com DA e outras demências, contribuem com 4,1% de todos os anos de vida perdidos ajustados por incapacidade em todo o mundo, 11,3% de anos vividos com incapacidade e 0,9% de anos de vida perdida.[11] Outros agravos e doenças não transmissíveis frequentes em indivíduos idosos podem interagir de forma complexa, aumentando as dificuldades na execução das AVDs e, consequentemente, a necessidade de cuidados nos pacientes com DA e outras demências. De fato, Cohen-Mansfield et al.[12] constataram que há um significativo relacionamento entre a perda da habilidade em executar as AVDs e o estágio de comprometimento de função cognitiva em idosos institucionalizados. No entanto, os autores também observaram que a perda de qualquer função específica na execução das

CAPÍTULO 9 ▸ Programas de Atividades Físicas para Idosos com Doença de Alzheimer

AVDs não está relacionada unicamente ao estágio de deterioração cognitiva nos idosos institucionalizados, mas que a presença de uma grande prevalência de doenças crônicas associadas à demência é que contribuiu para o declínio da capacidade funcional nos idosos estudados.

E, mais recentemente, Rikli et al.[13] demonstraram que não somente a condição patológica, mas também a inatividade física contribui sobremaneira para a incapacidade funcional em idosos. Segundo a autora, a limitação funcional que leva a uma dependência física pode ocorrer pela simples deterioração dos componentes da aptidão física (força muscular, resistência muscular, flexibilidade) e pelo declínio das capacidades neuromotoras (agilidade, equilíbrio, coordenação). Por exemplo, a diminuição da força dos quadríceps pode impossibilitar levantar-se da cadeira ou utilizar o banheiro. A capacidade cardiorrespiratória pode diminuir a um nível no qual uma simples caminhada é capaz de levar a uma respiração ofegante. A flexibilidade do tornozelo e a do quadril pode ser insuficiente para permitir a locomoção e os movimentos de abaixar-se e levantar-se da cama. Portanto, se os parâmetros físicos também declinarem para abaixo do nível requerido para a realização das atividades físicas necessárias para o dia a dia, haverá dependência física. A perda da habilidade para executar as AVDs é um fator que determina qualidade de vida do paciente,[14] institucionalização[15] e maiores demandas por cuidados por parte de seus familiares e cuidadores, aumentando o custo para a sociedade no tratamento destes idosos.[16]

Neste capítulo, a atividade física é definida como todo e qualquer movimento corporal que resulta em gasto energético acima dos níveis de repouso. O nível de atividade física de um indivíduo pode ser avaliado pela somatória das atividades físicas nos domínios trabalho, meios de transporte, atividades domésticas e lazer. Exercício físico é definido como uma das formas de atividade física planejada, estruturada, sistemática, efetuada com movimentos corporais repetitivos, a fim de manter ou desenvolver um ou mais componentes da aptidão física. Treinamento físico é a parte essencial de qualquer programa e leva em consideração certos aspectos (frequência, intensidade e duração) que proporcionam um estímulo de sobrecarga para facilitar adaptações biológicas que aprimoram o desempenho de tarefas específicas e promovem a maximização dos benefícios.

Efeito de programas de atividades físicas nas capacidades físicas/neuromotoras e funções cognitivas em idosos com DA

A realização de programas de atividades físicas parece ser uma estratégia importante para melhorar parâmetros físicos, funções cognitivas que retardariam a incapacidade funcional e complicações da doença em pacientes com DA.

Lindenmute et al.[17] conduziram um estudo com 43 idosos (65-98 anos de idade), institucionalizados com DA, e demonstraram que o programa de exercícios gerais acrescido de exercícios de relaxamento resultou no aumento das capacidades físicas e da função cognitiva em comparação ao grupo não treinado. Similarmente, Rolland et al.[18] conduziram sete semanas de um programa de exercício aeróbio utilizando caminhada e bicicleta com 23 idosos (de idade entre 71 e 92 anos) com DA (pontuação média no Miniexame do Estado Mental de 16). Os autores encontraram uma melhora expressiva na função cognitiva avaliada pelo Miniexame do Estado Mental, redução do risco de quedas e de problemas comportamentais, avaliados por meio de inventário neuropsiquiátrico. Esses benefícios foram obtidos sem aumentar demandas aos familiares.

Santana-Sosa et al.[19] demonstraram que 12 semanas de um programa de atividade física melhoraram componentes da capacidade funcional (força muscular de membros inferiores, flexibilidade, agilidade, equilíbrio, capacidade aeróbia), marcha e habilidade na execução das AVDs de idosos (idade média de 76 anos) com DA, quando comparado ao grupo-controle de similar idade cronológica. Os autores sugerem que a habilidade para a realização das AVDs do paciente com DA ocorre pela melhora dos parâmetros físicos (força, flexibilidade, capacidade aeróbia) e que esses benefícios na realização das AVDs podem ocorrer independente da melhora da função cognitiva.

Também existem evidências dos benefícios do exercício físico na prevenção e no manejo de doenças e agravos não transmissíveis presentes no idoso, tais como doenças cardiovasculares,[20] osteoartrite,[21] osteoporose,[22] diabetes,[23] acidente vascular cerebral.[24] Em adição, os estudos sustentam que idosos com DA têm maior adesão a exercícios físicos (o que melhora sua capacidade física) do que idosos cognitivamente normais. Muitas vezes, assume-se que idosos com DA são incapazes de realizar o que foi instruído durante a sessão de atividade física, o que reduziria os benefícios da atividade física, ou que o idoso cognitivamente normal beneficiar-se-ia mais com o programa. Dados da literatura indicam que idosos com DA beneficiam-se tanto quanto idosos cognitivamente normais, melhorando o funcionamento físico e reduzindo os níveis de incapacidade.

Recentemente, o uso de ratos transgênicos com DA tem fornecido evidências diretas para compreensão das bases neurobiológicas do benefício do exercício físico na atenuação do processo da doença. Adlard et al.[25] demonstraram que o exercício físico reduziu a deposição de beta-amiloide em ratos transgênicos com DA. É possível que vários mecanismos (diretos e indiretos) sejam ativados para regular os níveis de beta-amiloide – diretamente, pela degradação de fragmentos da proteína precursora do amiloide, e indiretamente, por meio de atividade/mecanismos neurais. O exercício físico, ao aumentar os níveis do fator neutrófico derivado do cérebro (BDNF) e outros fatores de crescimento, estimula a neurogênese, aumentando a resistência e os insultos cerebrais, melhorando o *desempenho* mental e o aprendizado.[26] O aumento dos níveis de BDNF pode mobilizar a expressão genética, favorecendo o processo de plasticidade neural (capacidade de criar conexões sinápticas após perda ou falha das mesmas). Outros autores[27] também demonstraram que o exercício físico promoveu redução dos níveis de marcadores inflamatórios em ratos transgênicos com DA ou foi associado a menores níveis de beta-amiloide.

Estudos em humanos[28,29] mostraram que quanto maior o nível da capacidade funcional avaliado pelo VO_2pico, maiores são, em pacientes com DA em estágio inicial: o volume cerebral total, o volume de substância branca cerebral, o volume regional cerebral no córtex parietal e no temporal medial, a função executiva e a memória (estes dois últimos quando não ajustados pela idade). Isso sugere que a manutenção de um alto nível de capacidade aeróbia pode modificar a atrofia cerebral e as funções cognitivas em pacientes com DA no estágio inicial. Mais recentemente, Moreira et al.[30] sugeriram que a dança pode exercer um efeito positivo na função executiva em idosos saudáveis quando comparada a outras atividades, uma vez que requer planejamento, tomada de decisão e monitoramento das ações. Nesse sentido, o tipo da atividade física, a intensidade, a frequência, a duração e as estratégias utilizadas para o desenvolvimento de conteúdos de programas de atividades físicas parecem exercer diferentes efeitos nas funções cognitivas em idosos, assim como na obtenção dos objetivos de um programa.

Segundo a revisão de Coelho et al.,[31] não foi possível estabelecer recomendações a respeito do tipo e da intensidade da atividade física necessários para produzir benefícios no funcionamento cognitivo. Também não foram totalmente esclarecidas as funções cognitivas que mais respondem ao exercício físico na DA.

Efeitos da atividade física na saúde psicológica em pacientes com DA

A manutenção de um humor positivo em pacientes com DA é importante, uma vez que o bem-estar e a qualidade de vida desses pacientes já se encontram comprometidos. Segundo Williams et al.,[32] há uma associação positiva entre humor positivo e nível cognitivo, e uma inversa correlação entre humor negativo e nível cognitivo em pacientes com DA. Também foi encontrada uma associação moderada entre escalas de afeto e nível cognitivo em pacientes com DA. Quanto maior o afeto positivo, maior é a pontuação do Miniexame do Estado Mental, indicando a necessidade de estratégias para manutenção e melhora no estado de humor e afeto positivo nos estágios progressivos da DA. Os autores constataram que, nos pacientes com DA, alguns componentes (humor, afeto positivo/negativo) melhoraram por meio de um programa de 30 minutos de exercício (20 minutos de caminhada, seguidos de exercícios de resistência muscular, flexibilidade e equilíbrio), quando comparado ao grupo de DA de caminhada ou de conversação. Os autores concluíram que programas de atividades físicas cujo conteúdo inclui capacidades físicas/neuromotoras específicas, que possibilitam maior mobilização de diversos sistemas do corpo por meio de estratégias de interação (duplas, subgrupos e contato físico) entre os participantes, podem contribuir para a melhora no humor e nos afetos

CAPÍTULO 9 ▶ Programas de Atividades Físicas para Idosos com Doença de Alzheimer

positivos de idosos com DA quando comparados a outras intervenções em que esses aspectos não ocorrem.

A depressão é um problema comum que também gera enormes consequências e um custo elevado para os pacientes com DA. Em contraste com o estudo de Rolland et al.,[33] em que não se encontrou melhora na depressão e em outros distúrbios comportamentais, Teri et al.[34] demonstraram melhora na escala de depressão no grupo de pacientes com DA que realizou um programa de atividade física (capacidade aeróbia, resistência muscular, equilíbrio e flexibilidade) de 12 semanas de duração. Foi observada ainda uma piora na escala de depressão no grupo não treinado. Williams et al.[35] examinaram os efeitos do treinamento físico em pacientes com DA e depressão e constataram uma melhora superior nos sintomas depressivos e no humor no grupo que realizou um programa de exercício supervisionado quando comparado ao grupo de conversação, após 16 semanas de programa.

Janal et al.[36] demonstraram que o estresse físico pode aumentar os níveis de beta-endorfina, responsável por diversas alterações psicofisiológicas que explicam a sensação de bem-estar e relaxamento com o exercício físico. Além disso, o aumento do nível de atividade física pode estar associado à melhora da autoestima e ao aumento do círculo das relações sociais, contribuindo para a redução de afetos negativos em idosos.[37]

Em suma, estudos apontam que programas de atividades físicas melhoram as capacidades físicas/neuromotoras e as funções cognitivas em pacientes com DA. Além disso, melhoram o humor e os afetos positivos, com redução de afetos negativos e depressão nessa população. O treinamento físico é uma conduta terapêutica não farmacológica que deve ser incluída no tratamento de pacientes com DA, uma vez que os pacientes acometidos por essa patologia seguirão com o quadro de incapacidade funcional e sintomas neuropsiquiátricos que levarão ao declínio da qualidade de vida. Os benefícios de programas de atividades físicas, tanto em seus aspectos psicossociais como fisiológicos e funcionais, têm se constituído em matéria de interesse para os estudiosos do assunto. Esforços têm sido realizados pela comunidade científica com relação aos mecanismos neurobiológicos envolvidos nos benefícios obtidos nas funções cognitivas com programas de atividades físicas nos pacientes com comprometimento cognitivo leve e DA. Intervenções específicas (seja como conteúdo ou estratégia), com uso de tarefa dupla e/ou tarefas que envolvam maiores demandas cognitivas (atenção, memória, concentração, função executiva) para a realização da tarefa motora, têm sido testadas visando maximizar os benefícios do programa de atividade física na função cognitiva de idosos. Estudos longitudinais ainda são necessários para avaliar os benefícios do programa de atividade física na progressão da DA.

Programa de atividade física para idosos com DA da comunidade

O programa de atividade física do Projeto Estimulação Funcional e Cognitiva do Laboratório de Neurociências (LIM 27), realizado no Hospital Dia Geriátrico do Instituto de Psiquiatria do Hospital das Clínicas da Faculdade de Medicina, atende até dez idosos por grupo por semestre. O programa de atividade física é desenvolvido por profissionais formados em Ciências da Atividade Física/ Educação Física. Os grupos são divididos em DA leve e DA moderada, o que proporciona melhores adequações dos exercícios físicos propostos e atuação dos estagiários.

A clientela

É composta por indivíduos com mais de 60 anos com DA em estágio inicial e moderado, capazes de chegar sozinhos ou que necessitam de orientação e acompanhamento do cuidador para chegar à instituição. Incluem dos pacientes que caminham com excelente desempenho motor aos pacientes com dificuldade de deambulação e outros que necessitam do uso de um equipamento de apoio (bengala) para locomover-se.

Objetivos

Os objetivos do programa de atividade física do projeto de Estimulação Funcional e Cognitiva realizado com idosos com DA da comunidade são:

- Proporcionar atividades físicas que permitem o bem-estar e a interação social;
- Proporcionar atividades físicas para manutenção/melhora das capacidades físicas/neuromotoras, e das funções cognitivas;
- Proporcionar atividades físicas prazerosas, significativas e com sucesso;
- Oferecer aos pacientes e aos cuidadores conhecimentos sobre a importância da atividade física nos seus diferentes domínios e conteúdos relacionados a essa prática, com o objetivo de estimular uma mudança de comportamento, para tornar o envelhecimento ativo e com qualidade de vida;
- Oferecer campo de estágio em pesquisa aplicada para estudantes de Ciências da Atividade Física/Educação Física sobre o tema Atividade Física para Pacientes com DA.

Anamnese

Os pacientes que participam do programa têm uma ficha de cadastro que é preenchida pelo cuidador (inclui dados do paciente, fatores de risco, doenças associadas, medicamentos, dores que sente no corpo, tipo de atividade física habitual, exames complementares) e realizam a avaliação funcional no início e no final do programa. Conforme as recomendações do Colégio Americano de Medicina do Esporte,[38] não são incluídos pacientes contraindicados para a realização do programa de atividade física – que tenham, por exemplo, isquemia instável, insuficiência cardíaca descompensada, arritmias não controladas no repouso, estenose aórtica grave e sintomática, cardiomiopatia hipertrófica e miocardite recente, hipertensão pulmonar grave, pressão arterial descontrolada, miocardite ou pericardite ativas, suspeita de aneurisma dissecante da aorta, tromboflebite ou episódio recente de embolia pulmonar.

Avaliação da capacidade funcional

É realizada com uma bateria de testes (Senior Fitness Test, Rikli et al.[39]), que inclui a avaliação das capacidades físicas (resistência de membros inferiores/superiores, flexibilidade de membros inferiores/superiores, capacidade aeróbia) e neuromotoras (equilíbrio dinâmico e agilidade). A avaliação da capacidade funcional pode contribuir sobremaneira para identificar idosos com maior risco de incapacidade funcional associada ao declínio de parâmetros físicos. Devido à grande variabilidade da capacidade funcional em indivíduos de mesma idade cronológica, existe a necessidade da realização de avaliações individualizadas para o desenvolvimento de programas de atividade física que visem uma intervenção mais efetiva.[40] A avaliação cognitiva tem sido realizada com outros profissionais da área da saúde. O *feedback* das avaliações é dado aos pacientes/cuidadores ao término da oficina.

Os procedimentos gerais considerados em cada sessão incluem:

a) O registro da frequência do paciente na atividade;
b) A aferição da pressão arterial antes, durante ou após a atividade, conforme a necessidade;
c) A avaliação contínua, durante as sessões, de segurança, ventilação, piso e possíveis objetos de risco nas instalações disponíveis (sala, quadra, pista de caminhada) para aula.

O programa de atividades físicas

O programa tem duração de 75 minutos. Uma sessão inclui conteúdos assim divididos:

- Aquecimento (10 minutos);
- Capacidades neuromotoras (15 minutos) que incluem tempo de reação e tempo de movimento/agilidade/equilíbrio/exercícios de coordenação;
- Capacidade aeróbia (20 minutos);
- Exercícios resistidos/com pesos (15 minutos);
- Flexibilidade/relaxamento (15 minutos).

- **Aquecimento**. É realizado logo no início da aula por meio de movimentos globais, utilizando a locomoção com a exploração de exercícios de andar em um grande espaço (andar normal, com apoios dos pés na ponta/calcanhar), e andar associado aos movimentos dos braços

CAPÍTULO 9 ▸ Programas de Atividades Físicas para Idosos com Doença de Alzheimer

(cruzando para frente, mãos tocando os tornozelos atrás do corpo, para cima e para baixo alternadamente).

O aquecimento nos programas de atividades físicas é recomendado, pois possibilita maior velocidade de contração e relaxamento dos músculos; redução do risco potencial de respostas isquêmicas induzidas pelo exercício; maior economia de movimento devido à menor resistência viscosa dentro dos músculos ativos. Facilita, também, o recrutamento das unidades motoras; o fornecimento de O_2 pelos músculos (temperaturas mais altas); favorece maior fluxo sanguíneo (devido aumento da temperatura muscular e metabolismo) e age na possível prevenção de lesões musculoesqueléticas.[41]

A DA traz consigo grandes alterações no sistema nervoso, afetando o mecanismo perceptivo, efetor, e o processamento de informações, o que gera lentidão nos movimentos e diminuição no equilíbrio, na coordenação e na capacidade de reagir ao estímulo. Os *déficits* sensoriais comprometidos podem ocasionar perturbação no controle motor e, consequentemente, problemas no equilíbrio e na marcha. As capacidades neuromotoras possibilitam um maior estímulo ao sistema nervoso e devem ser incluídas no início da sessão de exercício, pois exigem maiores demandas desse sistema – e um cansaço maior resultante do trabalho de outros componentes desenvolvidos no programa e que poderia levar a um menor desempenho. O treinamento das capacidades neuromotoras com uso de estratégias que exigem maior estímulo das funções cognitivas (função executiva, atenção, memória, etc.) deve ser levado em consideração no programa de atividades físicas para idosos com DA.

- **Tempo de reação e tempo de movimento**. Tempo de reação é aquele decorrido entre a apresentação do estímulo e o início da resposta; tempo de movimento corresponde ao intervalo entre o início e o término da ação motora. As atividades são estruturadas de maneira que o indivíduo seja solicitado a movimentar partes do corpo (membros superiores, membros inferiores ou o corpo todo) o mais rápido possível após estímulos visual, auditivo ou tátil, com ou sem materiais.
- **Agilidade**. É a capacidade de deslocar-se no espaço o mais rapidamente possível, com mudanças de direção e altura do centro de gravidade. As atividades são estruturadas de maneira que o indivíduo necessite realizar ida e volta, zigue-zague, deslocamento ao redor de cones/objetos, transposição de obstáculos. O uso de tarefas duplas (pronunciar números ou letras do alfabeto ou executar outras habilidades enquanto realiza o zigue-zague) também é utilizado como estratégia de desenvolvimento desse componente.

No projeto Estimulação Funcional e Cognitiva para Idosos, o componente neuromotor (equilíbrio estático e dinâmico) tem sido predominantemente desenvolvido na oficina de Fisioterapia.

- **Capacidade/resistência aeróbia**. É caracterizada por atividades físicas que ativam grandes grupos musculares, são de natureza rítmica e promovem elevação e manutenção da frequência cardíaca por um maior período de tempo, com duração suficiente para possibilitar o máximo de transferência de energia aeróbia. No programa, a atividade aeróbia é realizada por meio de caminhada ou passo simples (abrir/fechar para diagonal, para frente, para o lado) que seguem ritmos de músicas. A escolha da música deve ser adequada para promover aumento da intensidade e da motivação do grupo. Também é utilizada a caminhada nas proximidades da instituição. Devido à presença de múltiplas condições crônicas nos pacientes com DA que atendemos, a atividade é realizada de acordo com as condições individuais. Idosos mais frágeis realizam períodos de dez minutos. A intensidade da atividade aeróbia, avaliada por meio de uma escala de percepção subjetiva do esforço durante a atividade, é de leve a moderada. Nas primeiras semanas do programa, a capacidade aeróbia é realizada por um período de 10 minutos e atinge 20 minutos ao final de 15 semanas de programa.
- **Exercícios resistidos/com pesos**. Os exercícios são realizados nos maiores grupos musculares envolvendo de 8 a 12 repetições em cada exercício. São utilizadas sobrecargas (como peso do próprio corpo, garrafas com água, elásticos/pesinhos).
- **Flexibilidade**. A flexibilidade é trabalhada nas diversas articulações de membros inferiores e superiores (com ênfase em punho, ombros, tornozelos, quadril, coluna vertebral). O exercício

de flexibilidade é realizado de maneira lenta, sem balanceios, procurando fazer o indivíduo conhecer e respeitar seus limites.

- **Relaxamento**. Utilizamos atividades que possibilitam a volta à calma da atividade principal. Incluem exercícios respiratórios associados aos movimentos corporais e massagem nos ombros e nos braços do companheiro/grupo, com ou sem uso de música.

  Estratégias variadas são utilizadas para o desenvolvimento das capacidades, no entanto, procura-se não perder o foco/característica principal do componente a ser desenvolvido em cada bloco de atividades. O programa procura atender as recomendações de atividade física para idosos, inclusas no posicionamento sobre Exercício e Atividade Física para Idosos do Colégio Americano de Medicina Esportiva.[42]

- **Aspectos gerais das atividades**. Inicialmente são usados exercícios simples cuja execução os alunos dominem. As atividades em que são observadas desmotivação ou grande dificuldade de realização e desorganização são interrompidas, trocadas ou ajustadas. O professor deve estar atento para aumentar o nível de complexidade da tarefa para as pessoas que conseguem realizá-las com facilidade dentro do grupo.

- **Aspectos gerais da comunicação**. O exercício é sempre acompanhado de demonstrações e explicações, em partes ou na íntegra, de maneira a facilitar a execução do movimento. Outros aspectos também podem facilitar a comunicação, por exemplo: associar o movimento a objetos ou ações para possibilitar a execução dos movimentos pelos pacientes; colocar-se próximo aos pacientes com maiores problemas de audição, visão e atenção; falar em voz alta e pausadamente; repetir as informações do exercício quantas vezes forem necessárias; e informar o significado das atividades propostas.

- **Aspectos gerais do relacionamento professor-aluno**. O professor deve ter a preocupação de ajudar e corrigir os alunos – por exemplo, no posicionamento adequado do corpo, nas contrações desnecessárias e na respiração, que deve ser constante e livre. Para o grupo de DA moderada, há necessidade de estagiários que possam auxiliá-los individualmente em cada exercício solicitado. Eles devem incentivar os alunos a realizar o melhor que puderem dentro de seus limites. O professor deve refletir sobre mitos, estereótipos negativos e barreiras associadas ao envelhecimento e à DA, modificando a sua própria postura para que os objetivos do programa sejam alcançados. O programa de atividade física tem colaboração de quatro a cinco estagiários voluntários (graduandos ou alunos já graduados no curso de Ciências da Atividade Física/Educação Física) para cada grupo de DA. Os estagiários recebem conhecimentos teóricos sobre a DA e os seus efeitos na mobilidade funcional, independência, funções cognitivas, aspectos gerais do controle e aprendizagem do movimento nessa população. Os estagiários são fortemente incentivados a atender cursos/disciplinas específicas sobre programas de atividades para idosos, conforme a recomendação das Diretrizes Curriculares Internacionais para Preparação de Instrutores de Atividade Física para Idosos.[43]

Considerações finais

Na atenção ao paciente idoso com défct cognitivo e motor leve a moderado é necessário:

1. Implementar programas de intervenções com atividades físicas de baixo custo e fácil aplicação para atenuar ou melhorar a capacidade funcional e a saúde psicológica de idosos com DA;
2. Aumentar a conscientização do papel da atividade física para prevenção, reabilitação e manutenção da saúde física e mental em todos os segmentos da sociedade;
3. Capacitar profissionais específicos para essa atuação; e
4. Disseminar a informação desses benefícios para políticas governamentais na área de saúde, tanto nos setores público quanto no privado.

Leituras recomendadas

1. Spirduso WW. Dimensões Físicas do Envelhecimento. Champaign: Human Kinetics; 1995.
2. Okuma SS. O Idoso e a Atividade Física: fundamentos e pesquisa. Campinas: Papirus; 1998.

CAPÍTULO 9 ▶ Programas de Atividades Físicas para Idosos com Doença de Alzheimer

3. Azevedo FA, Alonso DO, Okuma SS, Ueno LM, Reis SF, Melo RC. Envelhecimento e exercício físico. In: Negrão CE, Barreto ACP, editors. Cardiologia do Exercício: do Atleta ao Cardiopata. 3ª ed. Barueri: Manole; 2010. p. 517-51.
4. Gobbi S, Villar R; Zago AS. Bases Teórico-Práticas do Condicionamento Físico. Rio de Janeiro: Editora Guanabara Koogan, 2005.

Bibliografia

1. Laurin D, Verreault R, Lindsay J, MacPherson K, Rockwood K. Physical activity and risk of cognitive impairment and dementia in elderly persons. Arch Neurol 2001; 58:498-504.
2. Rovio S, Kåreholt I, Helkala EL, Viitanen M, Winblad B, Tuomilehto J, et al. Leisure-time physical activity at midlife and the risk of dementia and Alzheimer's disease. Lancet Neurol 2005; 4:705-11.
3. Pitella JEH. Neuropatologia da doença de Alzheimer. In: Tavares A, editor. Compêndio de Neuropsiquiatria Geriátrica. Rio de Janeiro: Guanabara Koogan 2005; p. 235-47.
4. Machado JCB. Doença de Alzheimer. In: Freitas EV, Py L, Cançado FAX, Doll J, Gorzoni ML, editors. Tratado de Geriatria e Gerontologia. Rio de Janeiro: Guanabara Koogan 2006; p. 261-80.
5. Yu F, Kolanowski AM, Strumpf NE, Eslinger PJ. Improving cognition and function through exercise intervention in Alzheimer's disease. J Nurs Scholarsh 2006; 38:358-65.
6. Nagi SZ. Disability concepts revisited: implication for prevention. Disability in America: Toward a National Agenda for Prevention. Washington: National Academy Press 1991; p. 309-27.
7. Litvoc J. Transtornos cognitivos e incapacidades. In: Bottino CMC, Laks J, Blay SL, editors. Demência e Transtornos Cognitivos em Idosos. Rio de Janeiro: Guanabara Koogan; 2006. p. 38-47.
8. Kalache A, Veras RP, Ramos LR. O envelhecimento da população mundial. Um desafio novo. Rev Saúde Pública 1987; 21:200-10.
9. Machado JCB, Felipe LG. Avaliação geriátrica global. In: Forlenza OV, editor. Psiquiatria Geriátrica do Diagnóstico Precoce à Reabilitação. São Paulo: Atheneu 2007; p. 257-70.
10. Fillenbaum, G. The well-being of the elderly: approaches to multidimensional assessment. Geneva: World Health Organization, Technical Report; 1984.
11. Alzheimer's Disease International. Relatório sobre a doença de Alzheimer no mundo. Resumo executivo; 2009.
12. Cohen-Mansfield J, Werner P, Reisberg B. Temporal order of cognitive and functional loss in a nursing home population. J Am Geriatr Soc 1995; 43:974-8.
13. Rikli RE, Jones CJ. Assessing physical performance in independent older adults: issues and Guidelines. J Aging Phys Activity 1997; 5:244-61.
14. Andersen CK, Wittrup-Jensen KU, Lolk A, Andersen K, Kragh-Sørensen P. Ability to perform activities of daily living is the main factor affecting quality of life in patients with dementia. Health Qual Life Outcomes 2004; 2:52.
15. Knopman DS, Berg JD, Thomas R, Grundman M, Thal LJ, Sano M. Nursing home placement is related to dementia progression: experience from a clinical trial. Alzheimer's Disease Cooperative Study. Neurology 1999; 52:714-18.
16. Prigerson HG. Costs to society of family care giving for patients with end-stage Alzheimer's disease. N Engl J Med 2003; 349:1891-92.
17. Lindenmuth GF, Moose B. Improving cognitive abilities of elderly Alzheimer's patients with intense exercise therapy. Am J Alzheimers Dis Other Demen 1990; 5:31-3.
18. Rolland Y, Rival L, Pillard F, Lafont C, Rivére D, Albaréde J, et al. Feasibly of regular physical exercise for patients with moderate to severe Alzheimer disease. J Nutr Health Aging 2000; 4:109-13.
19. Santana-Sosa E, Barriopedro MI, López-Mojares LM, Pérez M, Lucia A. Exercise training is beneficial for Alzheimer's patients. Int J Sports Med 2008; 29:845-50.
20. Miller TD, Balady GJ, Fletcher GF. Exercise and its role in the prevention and rehabilitation of cardiovascular disease. Ann Behav Med 1997; 19:220-9.
21. AGS. American Geriatrics Society Panel on Exercise and Osteoarthritis. Exercise prescription for older adults with osteoarthritis pain: consensus practice recommendations. A supplement to the AGS Clinical Practice Guidelines on the Management of Chronic Pain in Older Adults. J Am Geriatr Soc 2001; 49:80-23.
22. Feskanich D, Willett W, Colditz G. Walking and leisure-time activity and risk of hip fracture in postmenopausal women. JAMA 2000; 288:2300-6.

23. American Diabetes Association: Physical activity/exercise and diabetes. Diabetes Care 2003; 26:S73-S77.
24. Paganini-Hill A, Perez Barreto M. Stroke risk in older men and women: Aspirin, estrogen, exercise, vitamins, and other factors. J Gend Specif Med 2001; 4:18-28.
25. Adlard PA; Perreau VM, Pop V, Cotman CW. Voluntary exercise decreases amyloid load in a transgenic model of Alzheimer's disease. J Neurosc 2005; 25:4217-21.
26. Cotman CW, Berchtold NC. Exercise: a behavioral intervention to enhance brain health and plasticity. Trends Neurosci 2002; 25:295-301.
27. Nichol KE, Poon WW, Parachikova AI, Cribbs DH, Glabe CG, Cotman CW. Exercise alters the immune profile in Tg2576 Alzheimer mice toward a response coincident with improved cognitive performance and decreased amyloid. J Neuroinflammation 2008; 9:5-13.
28. Burns JM, Cronk BB, Anderson HS, Donnelly JE, Thomas GP, Harsha A, Brooks WM, Swerdlow RH. Cardiorespiratory fitness and brain atrophy in early Alzheimer disease. Neurology 2008; 71:210-6.
29. Honea RA, Thomas GP, Harsha A, Anderson HS, Donnelly JE, Brooks WM, Burns JM. Cardiorespiratory fitness and preserved medial temporal lobe volume in Alzheimer disease. Alzheimer Dis Assoc Disord 2009; 23:188-97.
30. Moreira AGG, Malloy-Diniz LF, Fuentes D, Correa H, Lage GM. Atividade física e desempenho em tarefas de funções executivas em idosos saudáveis: dados preliminares. *Rev Psiq Clín 2010; 37:109-12.*
31. Coelho FG, Santos-Galduroz RF, Gobbi S, Stella F. Atividade física sistematizada e desempenho cognitivo em idosos com demência de Alzheimer: uma revisão sistemática. Rev Bras Psiquiatr 2009; 31:163-70.
32. Williams CL, Tappen RM. Effects of exercise on mood in nursing home residents with Alzheimer's disease. Am J Alzheimers Dis Other Demen 2007; 22:389-97.
33. Rolland Y, Pillard F, Klapouszczak A, Reynish E, Thomas D, Andrieu S, Rivière D, Vellas B. Exercise program for nursing home residents with Alzheimer's disease: a 1-year randomized, controlled trial. J Am Geriatr Soc 2007; 55:158-65.
34. Teri L, Gibbons LE, McCurry SM, Logsdon RG, Buchner DM, Barlow WE, et al. Exercise plus behavioral management in patients with Alzheimer disease: a randomized controlled. J Am Med Assoc 2003; 290:2015-22.
35. Williams CL; Tappen RM. Exercise training for depressed older adults with Alzheimer's disease. J Gerontol Nursing 2008; 34:10-4.
36. Janal MN, Colt EWD, Crawford CW, Glusman M. Pain sensitivity, mood and plasma endocrine levels in man following long-distance running: effects of naxolone. Pain 1984; 19:13-25.
37. Stella F, Gobbi S, Corazza DI, Costa JLR. Depressão no idoso: diagnóstico, tratamento e benefícios da atividade física. Motriz 2002; 8:91-8.
38. American College of Sports Medicine. American College of Sports and Medicine's guidelines for exercise testing and prescription. 6th ed. Baltimore: Lippincott Willians & Eilkins; 2000.
39. Rikli R, Jones J. Senior Fitness Test Manual. Champaign: Human Kinetics; 2001.
40. Ueno LM. A influência da atividade física na capacidade funcional: envelhecimento. Rev Bras Saúde e Ativ Fís 1999; 14:57-68.
41. McArdle WD, Katch FI, Katch VL. Fisiologia do Exercício: Energia, Nutrição e Desempenho Humano. 4ª ed. Rio de Janeiro: Guanabara Koogan; 1996.
42. Chodzko-Zajko WJ, Proctor DN, Fiatarone SMA, Minson CT, Nigg CR, Salem GJ, et al. Exercise and physical activity for older adults. Med Sci Sports Exerc 2009; 41:1510-30.
43. International Society for Aging and Physical Activity, 2004. Disponível em: http://www.isapa.org/

10 capítulo

Terapia Ocupacional e o Uso de Jogos como Estímulo Cognitivo

- Giseli de Fátima dos Santos Chaves
- Vanessa de Jesus Rodrigues de Paula

Introdução

Em 2002, Bottino[1] já admitia que as intervenções não farmacológicas poderiam agir como um importante instrumento na manutenção das habilidades cognitivas e funcionais de pacientes com demência, e na conduta dos problemas comportamentais e psicológicos decorrentes deste. Uma revisão da literatura de 2003 encontrou que os tratamentos não farmacológicos produziam efeitos semelhantes ou melhores que os tratamentos apenas farmacológicos com inibidores da colinesterase isoladamente nos sintomas comportamentais dos pacientes com demência.[2] No trabalho de Talib e colaboradores[3] (2008) foi estudada a ação do treino cognitivo na atividade da enzima PLA_2 envolvida nos processos responsáveis pela aquisição e recuperação da memória. Em idosos saudáveis, o treino cognitivo promoveu mudanças bioquímicas medidas através do aumento da atividade da enzima PLA_2. Na recente revisão de Schaeffer[4] (2010) pode-se observar que a intervenção não farmacológica como enriquecimento ambiental, constituído por uma combinação de estimulações cognitiva e física, poderia ser uma estratégia apropriada para promover a neurogênese endógena (incluindo o amadurecimento neuronal) e melhorar a função cognitiva na Doença de Alzheimer (DA), especialmente em seu estágio inicial. Os dados também sugerem a participação da PLA_2 na neurogênese (incluindo amadurecimento neuronal), promovida por estimulação cognitiva.

Em estudos com pessoas com Comprometimento Cognitivo Leve (CCL), ou seja, que em testes neuropsicológicos têm uma pontuação abaixo da esperada para idade e escolaridade e que, entretanto, continuam realizando normalmente as atividades da vida diária, também há evidências de que atividades de lazer, estimulação cognitiva e atividades físicas podem promover parte de um estilo de vida saudável a fim de preservar a memória.[5,6] Desta forma, as intervenções não farmacológicas estão progressivamente sendo reconhecidas como importantes medidas de suporte para evitar a perda cognitiva.

Em um estudo sobre a estimulação multissensorial com pacientes com DA moderada, os efeitos obtidos foram positivos nos aspectos cognitivos e nos níveis de depressão e ansiedade. Embora o efeito tenha persistido por três semanas após o estudo completo, houve uma tendência ao declínio progressivo. Os grupos eram compostos por 4 a 5 participantes, e formado de acordo com o gosto musical dos participantes, em um total de 12 sessões realizadas no período de três semanas, com quatro sessões semanais. As atividades desenvolvidas foram de desenho, orientação temporal e espacial e uso de música.[7] Os autores ressaltam que o estímulo não farmacológico precisa ser realizado com frequência para ser significativo.

Dentro deste conceito, as intervenções realizadas pela Terapia Ocupacional são consideradas intervenções não farmacológicas. De acordo com a definição do Conselho Regional de Fisioterapia e Terapia Ocupacional (Crefito da 3ª Região), a Terapia Ocupacional é um campo de conhecimento e de intervenção em saúde, na educação e na esfera social, que reúne tecnologias orientadas para a emancipação e autonomia de pessoas que apresentem dificuldades na inserção e participação na vida social. As intervenções feitas pelo terapeuta ocupacional dimensionam-se pelo uso de atividades. Estas atividades podem ser artesanais, expressivas, lúdicas ou de vida diária, dentre outras.

A atuação do terapeuta ocupacional junto a pessoas com demência se fundamenta em uma abordagem centrada na atividade. As atividades tendem a ser descritas não tanto como restauradoras, mas como preventivas e habilitadoras.[8] Portanto, o manejo destes pacientes deve focar-se em seus aspectos funcionais, isto é, na manutenção preventiva das habilidades funcionais, motoras, perceptivas e cognitivas, através do desempenho de atividades previamente analisadas pelos terapeutas ocupacionais. Além disso, a adaptação contínua, para lidar com o meio ambiente, é necessária para o exercício e participação das atividades que constituem o cotidiano da pessoa, como dirigir, trabalhar, fazer compras, limpar a casa, caminhar, conversar, assistir um filme.[9,10] Outro aspecto importante na prática do terapeuta ocupacional é correlacionar as perdas cognitivas com as perdas funcionais, pois um indivíduo com comprometimento cognitivo grave pode ter as habilidades preservadas para a realização de determinada atividade ou tarefa diária.[9]

O paciente com comprometimento cognitivo pode deixar seu emprego, parar de dirigir ou de controlar suas finanças, porém, ainda pode participar de atividades sociais e de lazer.[9] Os jogos podem ser uma atividade estimuladora das funções cognitivas, além disso, promove a participação em grupo. Esta participação é importante, pois para a pessoa com DA o sentido de pertencer a um grupo e ser aceito por ele é muito relevante.[10]

Um estudo sobre o perfil da prática dos terapeutas ocupacionais canadenses, que atendem a população com DA em um centro urbano,[11] indicou que 52,3% dos terapeutas ocupacionais utilizam intervenções cognitivas com pessoas com DA. Destes, 82,4% fazem uso da reabilitação cognitiva, 61,8%, da estimulação cognitiva e 50% usam o treino cognitivo. O uso dos diferentes tipos destas intervenções varia de acordo com a gravidade do estágio da DA.

Em um estudo desenvolvido por Sobel[12] (2001), o bingo é descrito como um jogo que requer atenção, concentração e resposta motora. Ele estimula inúmeros processos cognitivos (incluindo a percepção visual e a capacidade de seguir regras e instruções), a memória imediata, o reconhecimento numérico e das letras, bem como a coordenação visuomotora. Assim, figura como uma atividade rica em estímulos cognitivos que pode ser de grande valor terapêutico.

Bosch-Domènech, Nagel e Sánchez-Andrés[13] (2010) realizaram um estudo no qual um jogo, que exigia a tomada de decisões em relação às finanças, foi aplicado a pacientes no estágio inicial de DA. Os achados encontrados mostraram que estes pacientes são capazes de tomar decisões, envolvendo normas sociais básicas e preferências como qualquer indivíduo de idade similar. Embora existam estruturas cerebrais afetadas pela doença, isso parece não influenciar, neste estágio da doença, a base neural para a cooperação e o reforço da interação social.

Objetivos

As atividades descritas a seguir foram desempenhadas por um grupo, formado no Instituto de Psiquiatria do Hospital das Clínicas da Faculdade de Medicina da USP. O grupo era fechado e homogêneo de acordo com o diagnóstico (CCL, DA e transtorno bipolar), a frequência dos encontros era semanal e a dinâmica do grupo, dependendo do jogo realizado, era de uma sequência de atividades (cada participante com sua atividade individual) ou de atividade grupal todos os pacientes envolvidos com uma única atividade).[14] O objetivo principal deste grupo foi utilizar elementos presentes nos jogos como um estímulo das funções cognitivas de maneira divertida. Durante o jogo, é preciso aplicar inúmeros aspectos cognitivos como atenção, concentração, raciocínio, capacidade de abstração, entre outros, e de habilidades sociais no contato com outros participantes.

Levando em consideração a necessidade da realização dos jogos ser frequente para sua efetividade no estímulo cognitivo, o grupo promove o envolvimento dos participantes em jogos fora do grupo, já que, no decorrer das sessões, a importância dos jogos é revelada como estimulante das

CAPÍTULO 10 ▶ Terapia Ocupacional e o Uso de Jogos como Estímulo Cognitivo

funções cognitivas. Alguns jogos são confeccionados durante a sessão com o objetivo de serem levados para casa, para que os familiares e/ou acompanhantes também possam estimular os idosos no ambiente doméstico.

Método do grupo

Havia um cronograma com os jogos a serem confeccionados e jogados nos grupos. Corroborando o que nos diz Ferrari[9] (2001), que as atividades programadas devem considerar os sintomas dos participantes, mas, também, incluir suas experiências, lembranças e habilidades passadas, este cronograma foi elaborado a partir de uma lista, feita pelos próprios pacientes, de jogos conhecidos por eles. Entretanto, no decorrer das sessões, de acordo com as preferências do grupo, alguns jogos poderiam ser indicados pelo terapeuta.

Atividades realizadas

- **Dominó tradicional:** podem jogar até 4 participantes. São confeccionadas 28 peças de cartolina com dimensões 3,0x 6,0 cm, divididas ao meio por um traço, com dois valores escritos que vão de 0(zero) a 6(seis). Cada participante ficará com 7 peças. Poderão sobrar peças, dependendo do número de jogadores, que serão compradas, caso o jogador necessite. O objetivo do jogo é a de que os jogadores unam as faces das peças que tenham números iguais. Ganha o jogador que primeiro conseguir incluir todas as suas peças no jogo. O jogador que tiver a peça de maior número joga primeiro, depois os outros, seguindo uma ordem pré--estabelecida. A inclusão da peça no jogo deve ser feita pela igualdade de valores de uma das faces da peça do dominó. Na construção do jogo, são necessários planejamento, funções executivas, praxias, memória (sequência de números) e motricidade fina. O reconhecimento de números, associação de iguais, socialização, memória, atenção concentrada e a capacidade de seguir regras são muito estimuladas durante o jogo.
- **Dominó de frases:** frases simples são feitas pelos participantes e, depois, divididas em sujeito e verbo, em uma parte, e o predicado em outra, para a colocação nas partes das peças de dominó. O jogo segue as mesmas regras do dominó, porém, não há pares certos para cada peça. Poderão ser formadas novas frases, utilizando sujeito/verbo e predicado de frases distintas. Porém, este jogo requer bastante da capacidade de abstração e flexibilidade mental, por causa das mudanças de regras de um jogo já bem conhecido, reconhecimento de palavras, seus significados, cooperação em grupo e aceitação de regras. Na construção do jogo é necessário planejamento, funções executivas, praxias, escrita da frase e motricidade fina.
- **Jogo da memória:** são 24 peças confeccionadas com cartolina. Duas peças são coloridas com a mesma cor, em um total de 12 cores diferentes. O objetivo do jogo é de formar pares com as cores iguais. Pode-se jogar em dupla, em trio ou sozinho. As peças serão dispostas com as cores viradas para baixo, em uma disposição de 6 linhas e 4 colunas. Esta disposição é importante para a memorização e as peças retiradas devem voltar para o mesmo lugar de origem. Portanto, o jogador abrirá uma peça, verificará a cor e, depois, outra peça, a fim de formar o par. Caso o par seja formado, as duas peças serão retiradas do jogo, ficando vazios seus respectivos espaços. Se o par não for formado, as peças retornarão aos seus lugares. Na construção do jogo é necessário planejamento, funções executivas, praxias e motricidade fina. A memória visual, atenção e o reconhecimento de semelhantes são bastante estimulados durante o jogo.
- **Jogo da Velha:** confeccionada com EVA. Deve ser jogado em dupla. Ganha quem completar um trio na diagonal, ou em retas horizontais ou verticais. As peças tradicionais (círculos e a cruz) foram substituídas por círculos de cores diferentes entre os participantes. Na confecção do jogo são requeridos planejamento, funções executivas, praxia e motricidade fina. Durante o jogo, é preciso ter planejamento, estratégia, memória, bastante atenção e socialização.

- **Qual é a música:** divide-se o grupo em dois subgrupos. Algumas palavras são previamente escritas em papel-cartão. Estas palavras devem ser comuns em nosso vocabulário e em músicas populares conhecidas pelos idosos (coração, amor, saudade, choro, sertão, amigo,...). Então, com os grupos subdivididos, cada representante sorteará uma palavra para que seu grupo cante uma música em que ela está presente. Se acertarem, a tarefa passará para o outro grupo e assim sucessivamente, até que um grupo não saiba cantar a música com aquela palavra. Ganha o grupo que conseguir cantar mais músicas. Estimula-se a memória remota, a atenção concentrada, a capacidade de seguir regras e a socialização.

- **O que é, o que é?:** divide-se o grupo em dois subgrupos. Algumas adivinhações são previamente escritas em papel-cartão. Então, com os grupos subdivididos, cada representante sorteará um cartão, para que seu grupo adversário responda. O grupo que está perguntando pode dar dicas, caso o adversário tenha dificuldades. Ganha o grupo que acertar mais adivinhações. Necessária a cooperação em grupo, memória remota e aceitação de regras.

- **Jogo do Pim:** o grupo é colocado para se sentar em círculo e deve seguir a sequência numérica, com cada participante dizendo um único numero por vez. Quando se alcançar o número que se enquadre na regra, este deve ser suprimido com a palavra PIM. A regra é escolhida pelo grupo, de acordo com o grau de dificuldade que esta apresenta, podendo ser números pares ou impares, múltiplos de 3 ou de 5, e assim por diante. A atenção é muito estimulada nesta atividade.

- **Adivinhar o verbo:** subdivide-se o grupo em dois. Um dos grupos escolhe um verbo para o outro grupo adivinhar. Este deve tentar adivinhar o verbo por meio de perguntas que serão respondidas pelo outro grupo. O grupo que escolheu o verbo, pode dar dicas com mímicas ou desenhos, ficando a critério dos grupos quando devem iniciar o jogo. Ganha o grupo que mais acertar as respostas. Neste jogo são estimuladas a capacidade de abstração, a atenção concentrada, memória, cooperação em grupo e esquema corporal, quando a mímica é utilizada.

- **Quebra-cabeça:** escolhe-se uma figura (que pode ser de revista ou mesmo desenhada), que então é colada a uma cartolina ou papel cartão. No verso da figura são desenhados traços, dependendo da dificuldade do quebra-cabeça, por isso, podemos graduar a complexidade do jogo. Se forem poucos traços, formando figuras grandes, será fácil montá-lo; se forem muitos traços, o nível de dificuldade aumenta. Memória visual, praxia construtiva e orientação visuoespacial são estimuladas na montagem do quebra-cabeça. Na construção, se estimula a subjetividade do sujeito (quando ele escolhe a figura), a motricidade fina e as funções executivas.

- **Jogo dos sete erros:** atividade realizada individualmente. Cada participante receberá diversos jogos dos sete erros para levar para casa. O jogo consiste em duas figuras muito parecidas, mas com 7 (sete) detalhes diferentes entre eles. O objetivo do jogo é conseguir encontrar e assinalar estas diferenças entre as figuras. A memória visual e a atenção concentrada são muito estimuladas.

Ao final do grupo, em que os jogos são confeccionados, o método de jogo foi treinado entre terapeuta e participantes a fim de que os participantes aprendessem a jogar, para assim, jogar em casa. As regras do jogo foram escritas, após a vivência, pelos próprios participantes para estimular sua memória mais recente. Ao término do grupo, o terapeuta se reúne com familiares dos participantes e os orienta quanto a utilização dos jogos em casa.

Considerações finais

Estudos comprovam a eficácia do tratamento não farmacológico das demências, principalmente nos estágios inicial e moderado, em sua progressão e na qualidade de vida do paciente. A Terapia Ocupacional pode ser incluída neste tipo de tratamento. Sua prática está dimensionada pelo uso de atividades, as quais podem ser usadas, dependendo da análise de suas características, no estímulo das funções cognitivas. Apesar da pouca literatura, podemos incluir o uso de jogos neste estímulo, os quais podem trabalhar aspectos prejudicados por processos demenciais, como atenção, concentração, raciocínio, memórias, agnosias, apraxias, desorientação visuoespacial e funções executivas.

CAPÍTULO 10 ▸ Terapia Ocupacional e o Uso de Jogos como Estímulo Cognitivo

A aplicação de jogos também estimula a sociabilidade, aceitação de regras e momentos de lazer com outras pessoas, resgatando aspectos saudáveis de quem participa do jogo. Há diversos tipos de jogos, que devem ser escolhidos de acordo com sua dificuldade e aspectos neuropsicológicos mais solicitados, mas, o mais importante, é que o participante também deseje jogar e se interesse pelo jogo em questão. Esta análise minuciosa de cada jogo e suas peculiaridades, assim como dos interesses e cotidiano do paciente, é feita pelo terapeuta ocupacional através das atribuições de sua profissão.

Portanto, jogos podem ser considerados como estimuladores de aspectos cognitivos e agentes da melhora do humor, sociabilidade, qualidade de vida e da saúde de quem as joga. Quando inseridos na rotina familiar, ainda atuam como estimuladores das relações familiares; além disso, os familiares passam a ser também atuantes na reabilitação de seus parentes. Neste contexto, terapeutas ocupacionais que utilizam atividades diversas em suas intervenções, podem aplicar os jogos como instrumentos para estimular a cognição e outros aspectos, após uma análise das características de cada jogo e do cotidiano, preferências e dificuldades de seu paciente com demência. A aplicação dos jogos é mais efetiva no estágio inicial e moderado da doença.

Leituras recomendadas

1. Robert A, Gélinas I, Mazer B. Occupational therapists use of cognitive interventions for clients with Alzheimer's disease. Occup Ther Int 2010; 17(1):10-9.
2. Ferrari MAC. A Terapia Ocupacional na reabilitação do portador de Alzheimer. O mundo da Saúde – São Paulo, 2001; 25(25):4,425-9.
3. Sobel BP. Bingo vs. physical intervention in stimulating short-term cognition in Alzheimer's disease patients. Am J Alzheimers Dis Other Demen 2001; 16(2):115-20.
4. Geis PP, Rubí MC. Terceira Idade: atividades criativas e recursos práticos. Tradução de Magda S. Chaves. Porto Alegre: ArtMed, 2003.
5. Carvalho NC. Dinâmicas para Idoso – 125 Jogos e Brincadeiras Adaptados. São Paulo: Editora Vozes, 2009; p. 296.

Bibliografia

1. Bottino CMC, et al. Reabilitação Cognitiva em Pacientes com Doença de Alzheimer: Relato de trabalho em equipe multidisciplinar. Arq Neuropsiquiatria 2002; 60(1):70-9.
2. Luijpen MW, Scherder EJ, Van Someren EJ, Swaab DF, Sergeant JA. Non-pharmacological interventions in cognitively impaired and demented patients – a comparison with cholinesterase inhibitors. Rev Neurosci 2003; 14:348-68.
3. Talib LL et al. Cognitive training increases platelet PLA2 activity in healthy elderly subjects. Prostaglandins, Leukotrienes and Essential Fatty Acid 2008; 78, 265–9.
4. Schaeffer EL. Enriquecimento ambiental como estratégia para promover a neurogênese na doença de Alzheimer: possível participação da fosfolipase A_2. Rev Psiq Clín 2010; 37(2):73-80.
5. Chertkow H, et al. Diagnosis and treatment of dementia: 3. Mild cognitive impairment and cognitive impairment without dementia. CMAJ 2008; 178(10).
6. Winblad B, et al. Mild Cognitive impairment-beyond controversies, towards a consensus: report of International Working Group on Mild Cognitive Impairment. Journal of International Medicine 2004; 256(3):240-6.
7. Ozdemir L, Akdemir N. Effects of multisensory stimulation on cognition, depression and anxiety levels of mildly-affected Alzheimer's patients. Journal of the Neurological Sciences 2009; 283:211-3..
8. Mello MAF, Abreu VPS. Terapia Ocupacional em Demência. In: Forlenza, OV, Caramelli P. (ed.) Neuropsiquiatria Geriátrica. Rio de Janeiro. Ed. Atheneu, 2000; p.587-600.
9. Ferrari MAC. A Terapia Ocupacional na reabilitação do portador de Alzheimer. O mundo da Saúde – São Paulo, 2001; 25(25):4, 425-9.
10. Ferrari MAC. Reabilitação do idoso portador de demência tipo Alzheimer. In: Souza ACA, Galvão CRC. A Terapia Ocupacional: Fundamentação e Prática. Rio de Janeiro: Guanabara Koogan 2007; 377-81.
11. Robert A, Gélinas I, Mazer B. Occupational therapists use of cognitive interventions for clients with Alzheimer's disease. Occup Ther Int 2010; 17(1):10-9.

12. Sobel BP. Bingo vs. physical intervention in stimulating short-term cognition in Alzheimer's disease patients. Am J Alzheimers Dis Other Demen 2001; 16(2):115-20.
13. Bosch-Domènech A, Nagel R, Sánchez-Andrés JV. Prosocial Capabilities in Alzheimer's Patients. Journal of Gerontology: Social Sciences 2010; 65B(1), 119-28.
14. Ballarin MLGS. Algumas reflexões sobre grupos de atividades em terapia ocupacional. In: Pádua MME, MagalhãesLV. Terapia ocupacional: teoria e prática (orgs.). 2ª Edição. Campinas, SP: Papirus 2003; 63-78.

11 capítulo

Métodos e Técnicas de Terapia Ocupacional Utilizados no Tratamento de Idosos com Demência

- Alexandra Martini de Oliveira

Introdução

Dentre os critérios clínicos mais utilizados para o diagnóstico de doença de Alzheimer inclui-se o comprometimento da memória e ao menos outro distúrbio, como apraxia, agnosia, afasia e/ou *déficits* do funcionamento executivo (planejamento, organização, sequenciamento, abstração).[1] Tais alterações cognitivas interferem significativamente nas atividades da vida diária e, portanto, na autonomia do indivíduo.[2] Atualmente, condutas multiprofissionais que incluem intervenções farmacológicas e não farmacológicas, como a Terapia Ocupacional, estão sendo empregadas de forma crescente, com o intuito de otimizar as funções cognitivas e a funcionalidade, proporcionando melhor qualidade de vida para indivíduos com demência e seus familiares.

Alguns estudos demonstram que indivíduos com demência apresentam uma diminuição nas atividades de lazer e do cotidiano, devido ao declínio cognitivo característico das demências.[3] Neste sentido, a Terapia Ocupacional, dentre inúmeras abordagens terapêuticas, pode auxiliar indivíduos com demência e seus familiares, ao manter o paciente ativo e engajado em atividades cotidianas, possibilitando a prevenção das perdas cognitivas e funcionais que ocorrem com o avanço do processo demencial.[4]

Durante as últimas décadas, a eficácia de métodos e técnicas de Terapia Ocupacional junto a indivíduos com demência tem sido demonstrada por meio de diversos estudos clínicos controlados que sugerem haver grande contribuição da Terapia Ocupacional no campo das demências.[5,6,7]

Desse modo, o presente capítulo tem como objetivo descrever alguns métodos e técnicas de Terapia Ocupacional que constituem uma prática clínica baseada em evidências, indicados para a estimulação cognitiva e funcional de idosos com demência.

Demência e métodos de intervenção de terapia ocupacional

Intervenção cognitiva proposta por Cláudia Allen

No modelo de intervenção cognitiva proposto por Cláudia Allen, são apresentados seis níveis cognitivos para que o terapeuta ocupacional possa avaliar e identificar se um indivíduo pode desempenhar uma determinada atividade com independência ou se a mesma necessita ser adaptada diante das dificuldades cognitivas do paciente. As intervenções em cada um dos níveis, de acordo com Claudia Allen, visam oferecer um apoio para a execução das atividades cotidianas, bem como maximizar as habilidades funcionais presentes, auxiliando na manutenção da autoestima. Abaixo são apresentados resumidamente os níveis cognitivos e as respectivas estratégias de intervenção ambiental e comportamental.[4]

- **Nível Cognitivo 1 – Ações Automáticas:** este nível está associado à demência grave, ou seja, o indivíduo não responde a estímulos externos e sua atenção está voltada para estímulos internos como fome, sensações táteis e olfativas. As ações motoras são raramente desempenhadas com uma finalidade específica, pois o indivíduo apresenta um comprometimento cognitivo grave. Quando o paciente está neste nível, tem pouca ou nenhuma consciência do que acontece no ambiente ao seu redor, portanto, torna-se impossível tentar adaptar qualquer atividade. Neste caso, faz-se necessário oferecer assistência 24 horas para alimentação, higiene e vestimentas, visando à manutenção da integridade do indivíduo.[4]

- **Nível Cognitivo 2 – Ações Posturais:** neste nível, o indivíduo apresenta algum resíduo cognitivo, não sendo possível possibilitar nova aprendizagem. Entretanto, algumas atividades de simples execução podem ser realizadas com supervisão. As atividades neste nível podem ser proporcionadas por meio da imitação de uma ação que seja familiar para que o indivíduo possa compensar a incapacidade cognitiva de compreender o objetivo de uma determinada atividade, bem como favorecer a sensação de um determinado movimento. Frequentemente as atividades instrumentais da vida diária podem ser realizadas, desde que o paciente siga um modelo de execução, ou seja, desde que o mesmo tenha alguém que o auxilie e execute ao seu lado.[4]

- **Nível Cognitivo 3 – Ações Manuais:** neste nível, a atenção do paciente está voltada para estímulos táteis, portanto, a realização de atividades produtivas e socialmente importantes pode auxiliar na manutenção da dignidade do indivíduo. No entanto, ele necessita de muito auxílio para realização de atividades, sendo pouco provável o aprendizado de novas atividades e comportamentos. Apesar das atividades básicas da vida diária (alimentar-se, vestir-se e higienizar-se) ainda estarem preservadas, o indivíduo, neste nível, necessita de supervisão 24 horas, pois podem ocorrer acidentes ao utilizar de maneira inadequada objetos que forneçam algum risco.[4]

- **Nível Cognitivo 4 – Atividade Direcionada:** neste nível, as informações não permanecem presentes por muito tempo, pois a memória de curto prazo já apresenta comprometimento moderado, e o indivíduo utiliza os estímulos visuais para guiar seu comportamento. Portanto, neste nível, as atividades devem ser direcionadas, ou seja, as ações motoras podem ser realizadas seguindo um guia de etapas bastante simplificado, que resultem rapidamente no objetivo desejado. Se as atividades exigirem muitas etapas para serem desempenhadas, o resultado pode ser desastroso, pois as informações são compreendidas de maneira superficial e visual. Sendo assim, o terapeuta ocupacional pode realizar algumas adaptações nas atividades cotidianas para que o paciente possa continuar realizando algumas atividades com certa independência. Entretanto, o indivíduo deve ser orientado a contar com a presença constante de familiares, amigos e vizinhos, e deve ser estabelecida uma rotina simples e repetitiva visando fornecer um cotidiano previsível e tranquilo.[4]

- **Nível Cognitivo 5 – Ações exploratórias:** neste nível, as funções cognitivas estão preservadas, havendo capacidade na compreensão e no processamento das informações. O indivíduo apresenta capacidade de aprender usando o raciocino lógico e dedutivo e é capaz de organizar-se e organizar seu ambiente, planejar-se e planejar ações para o tempo futuro (Mello & Abreu, 2000). Podem ocorrer oscilações nos aspectos relacionados à orientação temporal e espacial, e à linguagem, quando está sob pressão ou estresse. Os indivíduos apresentam dificuldades apenas para desempenhar tarefas complexas, como por exemplo, gerenciar finanças, desempenhar uma atividade de trabalho, realizar compras, etc. As atividades básicas (vestir-se, alimentar-se e higienizar-se) são normalmente desempenhadas, portanto, a supervisão é necessária somente para realização de atividades mais complexas. Em diversos

CAPÍTULO 11 ▶ Métodos e Técnicas de Terapia Ocupacional Utilizados no Tratamento de Idosos.... **95**

casos o uso de dispositivos, como por exemplo, agendas, calendários e despertadores podem prevenir problemas do dia a dia.[4]

- **Nível Cognitivo 6 – Ações planejadas:** neste nível o indivíduo pode aprender e utilizar o pensamento simbólico e o raciocínio dedutivo, pois representa a ausência de incapacidade cognitiva. Atividades adaptadas para compensar as limitações físicas não são exigidas. O indivíduo pode organizar seu ambiente e planejar suas ações, portanto, apresenta independência para realizar a maioria das atividades mais complexas e total independência para realizar as atividades mais simples.[4]

Um estudo realizado por David & Riley (1990),[8] com 71 pacientes que apresentavam *déficits* cognitivos, comparou o nível cognitivo proposto por Claudia Allen com aspectos psicopatológicos e cognitivos avaliados por testes padronizados. Embora não tenha havido nenhuma correlação entre sintomas psicopatológicos e nível cognitivo proposto por Allen, foi encontrada significativa correlação entre este nível e medidas neuropsicológicas. Portanto, o uso do método proposto por Allen, para avaliar e aplicar intervenções específicas de acordo com o nível cognitivo, parece ser bastante útil para a prática clínica da Terapia Ocupacional junto a idosos com demência.

Método de Atividade Dirigida (MAD)

O Método de Atividade Dirigida (MAD) é um método de intervenção desenvolvido por Keren et al. (2008),[9] para superar os *déficits* cognitivos apresentados por indivíduos com lesões cerebrais. Portanto, este método pode ser bastante útil na prática clínica junto a pacientes com demência, porque utiliza estratégias de aprendizagem com atividades e tarefas cotidianas, e tem como objetivo construir um plano de atividade seguindo as seguintes etapas:

1. Estabelecer uma meta principal que esteja relacionada à realização de uma ou mais atividades;
2. Fazer uma lista das etapas a serem seguidas;
3. Manter as etapas na mente, pois deverão ser recordadas durante todo o tempo, visando o monitoramento do desempenho de cada etapa.[10] Também aos indivíduos com demência podem ser oferecidas atividades diversas, tais como artesanato, culinária, finanças, etc. de maneira que as mesmas sejam planejadas seguindo as etapas propostas pelo método. As atividades também podem ser sugeridas e indicadas aos pacientes com demência de acordo com as necessidades e dificuldades cognitivas.[9]

O MAD propõe que o indivíduo siga 5 passos para realizar uma determinada atividade:

- **Passo 1:** pare.
- **Passo 2:** defina sua atividade como meta principal.
- **Passo 3:** liste as etapas para alcançar sua meta principal.
- **Passo 4**: realize a atividade.
- **Passo 5**: avalie e verifique se as etapas foram realizadas e se a meta principal foi alcançada.

Apesar de não haver estudos específicos com indivíduos com demência, Katz & Keren (2011)[11] realizaram um estudo controlado com indivíduos com esquizofrenia que apresentavam *déficits* cognitivos, e o MAD demonstrou ser bastante eficaz na melhora do desempenho de atividades cotidianas.[10,12,13] Portanto, este método pode ser bastante interessante para a prática clínica da Terapia Ocupacional junto a idosos com demência, principalmente aqueles em estágio inicial do processo demencial, quando já estão presentes os *déficits* cognitivos, mas ainda é possível a utilização de técnicas de aprendizagem.

Programa de Atividades Personalizado (PAP)

O Programa de Atividades Personalizado (PAP) é um método de Terapia Ocupacional desenvolvido por Gitlin *et al.* (2009)[6] para diminuir sintomas comportamentais em idosos com demência moderada a grave. Os sintomas psicológicos e comportamentais são bastante comuns em quadros demenciais mais avançados e geralmente estão associados com pior prognóstico, altos custos no cuidado, além de gerar aumento de estresse do cuidador e institucionalização precoce.[6]

A proposta do PAP é proporcionar ao idoso com demência moderada a grave uma rotina de atividades, estabelecida pelo terapeuta ocupacional após a avaliação cognitiva e funcional (relacionada às atividades do dia a dia), considerando as atividades de interesse e afinidade do paciente.

O PAP envolve até oito sessões, seis visitas domiciliares e duas ligações telefônicas. Para estruturar o PAP, o terapeuta elabora uma lista de atividades e uma receita detalhada de como realizá-las, com o sequenciamento de todas as etapas envolvidas, ensinando e orientando o cuidador. No caso, o modo de realização de cada atividade é simplificado, para que, assim, a mesma seja adequada às capacidades e habilidades do paciente.

Nesta abordagem não se trabalha com técnicas de aprendizagem como ocorre nas abordagens mais tradicionais de Terapia Ocupacional, pois o foco não é desenvolver habilidades, mas trabalhar com as habilidades residuais visando manter o indivíduo ativo em seu dia a dia.

De acordo com o estudo realizado por Gitlin et al. (2009),[6] o PAP pode oferecer às famílias uma melhor compreensão das capacidades dos idosos com demência, permitindo que os cuidadores realizem diversas atividades em casa, visando um controle mais eficaz dos sintomas comportamentais e a preservação da qualidade de vida destes indivíduos.[6]

Terapia Ocupacional mediada por atividades recreativas e sociais

As intervenções terapêuticas ocupacionais mediadas por atividades artesanais e artísticas, como trabalhos manuais, dança e música, são frequentemente oferecidas para idosos com demência. De acordo com o *guideline* da Associação Americana de Recreação Terapêutica – ATRA,[14] os objetivos do uso de atividades recreativas são: restaurar ou reabilitar funções afetadas por doenças, visando melhorar a funcionalidade e a independência; e reduzir ou eliminar os efeitos das doenças e deficiências. Além disso, diversos estudos sugerem que estas atividades recreativas podem promover melhora do humor e favorecer a socialização.[15]

Idealmente, as atividades recreativas e de socialização em grupo devem ser preferencialmente realizadas por terapeutas ocupacionais que compõem as equipes multi/interprofissionais.[16] Os pré-requisitos para um terapeuta ocupacional conduzir com sucesso um programa de intervenção mediado por atividades recreativas são:

1. Promover a interação entre os pacientes;[17]
2. Promover a interação do indivíduo com o ambiente; e
3. Trabalhar em equipe multiprofissional.[15]

Farina et al. (2006)[18] realizaram um estudo controlado onde foi utilizado um protocolo de intervenções que incluiu atividades recreativas e atividades da vida diária em pacientes com demência, em um centro de reabilitação para idosos, na Itália. Neste estudo, o programa terapêutico foi constituído por 15 sessões de 3 horas, sendo que cada sessão incluiu:

1. **Orientação temporal e espacial:** terapia de orientação à realidade por cerca de 20 minutos;[19]
2. **Reforço para orientação temporal e espacial:** durante toda a sessão;
3. **Atividades recreativas:** durante cerca de 50 minutos;
4. **Atividades manuais:** por cerca de 50 minutos – essas atividades incluem a identificação das etapas das atividades e estimulação verbal;
5. **Atividades recreativas:** durante cerca de 60 minutos.

Farina et al. (2002), demonstraram que o uso de atividades recreativas junto a idosos com demência pode promover significativa melhora no desempenho cognitivo, funcional e comportamental. Além disso, esse estudo mostrou que atendimentos realizados em grupo podem ser mais econômicos em termos de recursos humanos necessários. Segundo os autores, o terapeuta ocupacional também pode treinar familiares e cuidadores para conduzir algumas atividades em casa, reforçando e mantendo os ganhos relacionados aos aspectos cognitivos e funcionais obtidos neste programa de intervenção.[15]

Terapia Ocupacional mediada por atividades de horticultura: horticulturoterapia

Entre as diversas terapias não farmacológicas, a horticulturoterapia pode ser um recurso terapêutico de baixo custo, que vem sendo utilizado por terapeutas ocupacionais de diversos países, tais como Austrália, Alemanha, Coreia, Nova Zelândia, Estados Unidos e Suécia.[20]

A horticulturoterapia tem como objetivo a estimulação das funções cognitivas e da qualidade de vida,[21] pois promove a estimulação da percepção (tato, olfato, paladar, audição e visão) e a execução de exercícios físicos suaves, necessários para realização das atividades com as plantas.[22]

De acordo com o método proposto e estudado por Yazukawa (2009),[22] as sessões de horticulturoterapia podem ser realizadas a partir das seguintes etapas:

1. Anteriormente à primeira sessão, os pacientes são avaliados em relação aos aspectos físicos e mentais, por meio de entrevistas e escalas de avaliação curtas, como por exemplo, o Miniexame do Estado Mental. Essa avaliação tem por objetivo identificar possíveis *déficits* cognitivos e alterações do humor.

2. As atividades que serão realizadas durante as sessões são cuidadosamente explicadas.

3. São realizados exercícios de relaxamento e alongamento antes de dar início às atividades de horticulturoterapia, que em geral são acompanhadas por música e canto.

4. As sessões são realizadas por cerca de 3-4 horas, em grupo e individualmente. As atividades de horticulturoterapia incluem atividades artísticas com as flores e atividades de culinária, ou seja, os vegetais são plantados, colhidos e, então, cozidos para consumo.

5. As sessões são finalizadas com discussões sobre sentimentos e situações ocorridas durante a realização de atividades.

6. Após o término das sessões, as terapeutas se reúnem para discutir a próxima sessão.

Diversos estudos sobre a eficácia de programas de horticulturoterapia demonstraram que os indivíduos com demência e com esquizofrenia apresentam melhora significativa das funções cognitivas, incluindo aspectos relacionados à linguagem.[23,24,25]

Terapia Ocupacional e orientações aos familiares e cuidadores

Habitualmente, idosos com demência necessitam de auxílio para a realização de diversas atividades e, como consequência, precisam de um "cuidador" que pode ser um familiar próximo (cônjuges ou filhos) ou, mais raramente, parentes ou amigos, ou ainda, pessoas contratadas para prestar este serviço.[26,27]

A demência evolui em estágios e, desde um quadro incipiente até uma demência grave, o cuidador é obrigado a enfrentar diversas dificuldades. Assim, a vida do cuidador passa a ser influenciada tanto pelos aspectos cognitivos como comportamentais da demência.[27] De acordo com Netto (2005), as dificuldades enfrentadas pelos familiares envolvem questões emocionais, econômicas e do cotidiano, e mesmo com os esclarecimentos sobre como se dá a evolução da doença, sentimentos como angústia, ansiedade, medo, raiva, culpa, e depressão acompanharão os familiares a cada mudança de fase da doença.

Segundo Vilaça et al. (2005),[29] o cuidador informal ou mesmo o formal, necessita receber orientações sobre como proceder nas situações mais difíceis no cuidado com os idosos com demência e receber em casa visitas periódicas de profissionais especialistas. Este apoio é fundamental para ajudá-lo a lidar com a grande mudança em seu estilo de vida, já que além de ser responsável pelo seu bem-estar passa a responsabilizar-se pelo idoso com demência. Além disso, pode não demonstrar essa necessidade de orientação ou mesmo não perceber que está precisando de ajuda para seu autocuidado e o cuidado com o outro.[27]

Visando diminuir a sobrecarga de cuidadores, Glitlin et al. (2005),[30] desenvolveram um método de intervenção domiciliar ambiental (Programa de Intervenção Global rápida para Cuidadores) por meio de orientação, capacitação e adaptação ambiental. Este programa domiciliar tem como objetivo modificar o ambiente domiciliar, para que os indivíduos com demência possam residir em um ambiente mais favorável e possa, assim, realizar mais atividades básicas e instrumentais da diária vida (AIVDs e AVDs) com maior independência, evitando, dessa forma, comportamentos disruptivos.

O Programa de Intervenção Global rápida para Cuidadores é baseado num quadro de competências que inclui 6 áreas de intervenção e suas respectivas estratégias (Tabela 11.1), e envolve 5 visitas domiciliares de 90 minutos por uma terapeuta ocupacional que avalia o ambiente doméstico, observa o desempenho do indivíduo com demência, além do estilo de cuidar e de comunicação do cuidador. Com base numa avaliação do cuidador em relação à sua rotina, às preocupaçõe e desafios enfrentados no dia a dia, o terapeuta ocupacional fornece uma orientação básica sobre a demência e os estressores relacionados à prestação de cuidados e, em seguida, ensina algumas estratégias que auxiliam a lidar com os desafios diários de cuidados.

Um estudo controlado realizado por Gitlin *et al.* (2005), demonstrou que os cuidadores foram receptivos para aprender as estratégias oferecidas pelos terapeutas ocupacionais, sendo que, neste estudo, indivíduos do grupo de intervenção foram mais capazes de realizar tarefas diárias e cuidar de si, e foram mais propensos a usar estratégias de resolução de problemas. Além disso, os cuidadores do grupo que receberam a intervenção relataram menor necessidade de ajuda de outras pessoas e apresentaram melhora do bem-estar geral.

Tabela 11.1 Programa de Intervenção Global rápida para Cuidadores: áreas de intervenção e estratégias utilizadas.

Área	Estratégias Utilizadas
Segurança	Retirar objetos perigosos (medicamentos, líquidos de limpeza e objetos cortantes, tapetes); Instalação de barras de segurança.
Informação e conhecimento	Etiquetar objetos, usar rótulos chamativos, usar relógios e calendários grandes.
Atividades de autocuidado	Etiquetar objetos de uso pessoal; Atentar para os banheiros; Utilizar sinalizações visuais e táteis.
Atividades com significado	Introduzir uma tabela de tarefas e uso de jogos; Introduzir atividades que requeiram repetição de movimentos (ex.: contar pegadores de roupa, colocar a mesa do almoço, organizar as meias e roupas íntimas, etc.).
Comodidade	Colocar em objetos seus significados para que possa vê-los ou tocá-los; Colocar fotos e inserir nomes em objetos (ex.: controles de tv) para que o indivíduo com demência possa manipulá-los e usá-los.
Intervenções relacionadas ao cuidador	Introduzir rotinas para ter tempo para si mesmo; Buscar ajuda por meio de redes de suporte social.

Considerações finais

Podemos observar um crescimento importante de métodos de intervenção de Terapia Ocupacional junto a idosos com demência e, também, do número de estudos controlados sobre o efeito desses métodos. As evidências provenientes desses estudos sugerem que os métodos e técnicas de Terapia Ocupacional podem melhorar os aspectos relacionados à cognição e à funcionalidade de indivíduos com demência, bem como promover diminuição da sobrecarga e melhora da qualidade de vida de familiares e cuidadores.

Bibliografia

1. American Psychiatric Association (APA). Diagnostic and Statistical Manual of Mental Disorders (4th edition) (DSM–IV). APA; 1994.
2. Abreu ID , Forlenza OV, Barros HL. Demência de Alzheimer: Correlação entre memória e autonomia. Revista de Psiquiatria Clínica. 2005; 32: 131-136.
3. Rienzo, VDD. Participação em atividades e funcionamento cognitivo: estudo de coorte com idosos residentes em área de baixa renda no município de São Paulo. 2009. Tese (Doutorado em Psiquiatria) - Universidade de São Paulo (USP).
4. Mello MAF & Abreu VPS. Terapia Ocupacional em Demência. In: Forlenza O & Caramelli P, editores. Neuropsiquiatria Geriátrica (São Paulo): Editora Atheneu; 2000. p 587-600.
5. Farina E, Mantovani F, Fioravante R et al. Comparing two programs of cognitive training in Alzheimer's Disease: a pilot study. Acta Neurol Scand. 2002;105(5): 365-371.
6. Gitlin LN, Winter L, Earland TV, Herge EA, Chernett NL, Piersol, CV, Burke JP. The Tailored Activity Program to Reduce Behavioral Symptoms in Individuals With Dementia: Feasibility, Acceptability and Replication Potential. The Gerontologist. 2009;49 (3):428–439.
7. Yasukawa M. Horticultural Therapy for the Cognitive Functioning of Elderly People with Dementia. In: Soderbäck I, editor. International Handbook of Occupational Therapy Interventions (Estocolmo): Springer; 2009. p. 431-444.
8. David SK & Riley WT. The relationship of the Allen Cognitive Level Test to cognitive abilities and psychopathology. Am J Occup Ther. 1990 Jun;44(6):493-7.
9. Keren N. Gal H, Dagan R, Yakoel S & Katz N. Treatment of executive function deficits in individuals with schizophrenia: Presentation of two treatment methods with case examples. The Israeli Journal of Occupational Therapy. 2008; 17: E64-65.
10. Katz N & Hartman-Maeir A. Higher-level cognitive function awareness and executive functions enabling engagements in occupation, in: Katz N, editor, Cognition and Occupation Across the Life Span, Models for Intervention in Occupational Therapy. Bethesda, MD: AOTA Press; 2005. p. 3- 25.
11. Katz, N. & Keren, N. Effectiveness of occupational goal intervention for clients with schizophrenia. The American Journal of Occupational Therapy, v.65, p.287–296, 2011.
12. Baum, C. & Katz, N. Occupational Therapy Approach to Assessing the Relationship between Cognition and Function. NY: Guilford Press. No prelo.
13. Hayes RL & McGrath JJ. Cognitive rehabilitation for people with schizophrenia and related conditions. (Cochrane review). In: The Cochrane Library, 4, 2000. Oxford: Update Software. 2006.
14. American Therapeutic Recreation Association (ATRA). Definition Statement. http://atra-online.com/cms/, 2008.
15. Farina E & Vinanelli F. Conducting an intervention Program Mediated by Recreational Activities and Socialization in Groups for Clients with Alzheimer's Disease in Soderback, I. International Handbook of Occupational Therapy Interventions. Springer; 2009.
16. Teri L, Gibbons LE, McCurry SM, Logsdon RG, Buchner DM, Barlow WE, Kokull VA, LaCroix AS, McCormick W& Larson EB. Exercise plus behavioral management in patients with Alzheimer disease: A randomized Controlled trail. JAMA. 2003; 15(290): 2015–2022 .
17. Wood W, Harris S, Snider M et al. Activity situations on an Alzheimer's disease special care unit and resident environmental interactions, time use, and affect. Am J Alzheimers Dis Other Demen. 2005; 20: 105 – 116.
18. Farina E, Mantovani F, Fioravanti R et al. Efficacy of recreational and occupational activities associated to psychologic support in mild to moderate Alzheimer disease: a multicenter controlled study. Alzheimer Dis Assoc Disord. 2006; 20 (4): 275 – 282.
19. Olazaran J, Muniz R, Reinsberg B et al. Benefits of cognitive-motor intervention in MCI and mild to moderate Alzheimer's disease. Neurology. 2004; 63 (12): 2348-2353.
20. Söderback I, Söderström, M & Schälander E. Horticulture therapy: the "healing garden" and gardening in rehabilitation measures at Danderyd Hospital Rehabilitation Clinic, Sweden . Pediatr Rehabili. 2004; 7 (4): 245 – 260.
21. Fukushima T, Nagahata K, Ishibashi N, Takahashi Y and Moriyama M. Quality of life from the viewpoint of patients with dementia in Japan: nurturing through an acceptance of dementia by patients, their families and care professionals. Health Social Care Community. 2005; 13: 30 – 37.

22. Yasukawa M. A study of the effectiveness of horticultural therapy in the care of elderly people: Validation of effects on mental and physical functions and social functions. Doctoral thesis of Kyushu University Graduate School of Bio-resource and Bio-environmental Sciences, 2002.
23. Minei T, Kiyuna T, Tanaka M & Takaesu Y. Horticultural therapy for the aged with chronic schizophrenia. Proceedings of the Eight International People-Plant Symposium on Exploring Therapeutic Powers of Flowers, Greenery and Nature. Acta Horticulturae. 2008; 790: 63 – 66.
24. Yasukawa M. Horticultural Therapy: Complimentary and Alternative Medicine that makes use of Characteristics of plants. In: Sumitani S, editor. An Introduction to Studies on Integrated Approaches to the Environment and Welfare (Tokyo). 2003. p. 181–195.

12 capítulo

Estimulação Cognitiva Através do Jogo de Xadrez e Sudoku

- Vanessa de Jesus Rodrigues De Paula
- Giseli de Fátima dos Santos Chaves

Introdução

Uma enorme variedade de jogos tem o papel de estimular funções cognitivas, servindo de exercícios constantes para treino de concentração, percepção e memória visual.[1] O ensino e a prática do xadrez têm relevante importância, na medida em que tais procedimentos implicam, entre outros, no exercício da sociabilidade, do raciocínio analítico e sintético, da memória, agilidade no pensamento, aprendizado na vitória e na derrota, autoconfiança, organização metódica e estratégica de estudo.

Passatempos como xadrez e sudoku estimulam a atividade quando praticados por longos períodos de tempo, melhorando a memória visual e a clareza mental. Manly e et al. (2001) avaliaram 3.000 pessoas entre 65 e 90 anos, que apresentavam hábitos de se distrair com jogos de estratégia e jogos de tabuleiro, comparadas com outro grupo de pessoas que não tinham nenhum hábito de distração com jogos. O estudo mostrou que o grupo que se exercitava com este tipo de exercício apresentava atividade mental mais preservada em relação a quem não praticava jogos de estímulos cognitivos.[2] Estes resultados estão em consonância com o estudo de Clark F. e et al., o qual demonstrou que pessoas expostas constantemente a estímulos de estratégia apresentavam maior atividade dos lobos frontais do cérebro, haviam aumentado sua capacidade de processamento, principalmente a memória. Assim sendo, jogos como xadrez e sudoku ajudam a manter a calma, combater o estresse e ainda são uma ótima diversão.[3]

O jogador de xadrez está constantemente exposto a situações em que precisa efetivamente olhar, avaliar, entender a realidade, aprender a planejar, aceitar pontos de vista diversos e compreender limites e valores estabelecidos pelo jogo. Atividades cerebrais avaliadas através de neuroimagem (PET) revelaram que o hipocampo, os lobos temporais e frontais, bem como uma parte do cerebelo, são ativados durante a resolução de problemas enxadrísticos.[4] A literatura é bastante consistente em relação à influência do xadrez no desenvolvimento cognitivo, revelando que indivíduos que receberam aulas de xadrez por longos períodos obtiveram resultados significativamente superiores em relação aos alunos que não as receberam.[5] Portanto, o xadrez é considerado uma atividade socioeducativa de estimulação cognitiva, bem como um estudo dirigido, juntamente com os sudokus.

O sudoku é considerado um jogo de lógica e raciocínio. Segundo Hopfield (2008) resolver problemas de sudoku ativa regiões e estruturas cerebrais semelhantes a pessoas que solucionam problemas matemáticos. Para resolver as atividades de sudoku é necessário lógica para prever consequências e chegar ao resultado esperado, que neste caso, sempre é preencher as células do tabuleiro.[6,7]

O xadrez e o sudoku contribuem para a preservação da agilidade mental em adultos e idosos, por um grande período de tempo.[8] No entanto, não existem estudos relacionando os benefícios da prática do jogo em pacientes que já apresentam algum comprometimento cognitivo.

Baseando-se nessas informações, este capítulo almeja discutir a prática do jogo de xadrez e sudoku como um possível instrumento de ajuda na reabilitação de pacientes com doença de Alzheimer e comprometimento cognitivo leve. Utilizando metodologias diversificadas, buscamos desenvolver, junto aos pacientes com doença de Alzheimer (DA) e Comprometimento Cognitivo Leve (CCL), uma forma acessível e divertida para estimular funções cognitivas, como: concentração, raciocínio lógico-matemático, agilidade de pensamento, poder de decisão, entre outros. A seguir, apresenta-se, a dinâmica das sessões planejadas para atingir esse intento.

Dinâmica das sessões

Jogo de xadrez

No jogo de xadrez, os pacientes são divididos em duplas, sentados um de frente para o outro, sendo que o tabuleiro fica sobre a mesa entre os dois componentes. As atividades têm início com a introdução e apresentação do jogo de xadrez. Nesse contexto, é preciso ter cuidados especiais com a apresentação do tabuleiro, respeitando posições de filas colunas e diagonais (Figura 12.1), pois ficará mais fácil mostrar, posteriormente, o movimento das peças. Na sequência, as peças e o tabuleiro são apresentados, sempre fazendo associação com o formato e o nome de cada peça do jogo, respeitando a ordem de montagem e, assim, facilitando a memorização.

Uma boa estratégia de memorização é a montagem repetitiva, falando em voz alta o nome das peças sempre na ordem de montar: Torre, Cavalo, Bispo, Rei e Dama, onde, Dama branca se posiciona na casa branca e Dama preta se posiciona na casa preta (Figura 12.2).

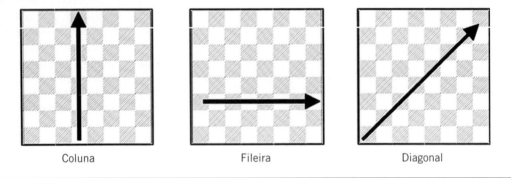

Figura 12.1 Disposição de colunas, fileiras e diagonais formando o tabuleiro de xadrez com 64 casas.

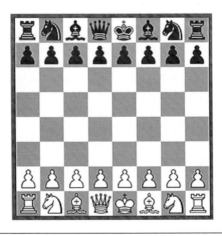

Figura 12.2 Tabuleiro e peças do jogo de xadrez na posição inicial do jogo.

O próximo passo é o movimento das peças. Devemos associar o formato da peça com o movimento possível da mesma, por exemplo: a peça do jogo chamada Bispo tem um corte em diagonal, o que significa que dentro do tabuleiro ele anda pelas diagonais, e assim deve ser feito com todas as outras peças.

Como temos muitas peças no jogo, começamos a jogar somente com duas peças de cada lado em um tabuleiro menor, como jogo da velha 3X3. Para começar, serão necessários dois Bispos e um peão para cada. O objetivo do jogo da velha de xadrez é formar a sequência de três peças na fila, coluna ou diagonal, como no jogo da velha convencional. Neste caso, no lugar de X e O, teremos as peças de cor branca e as peças de cor preta. Inicia-se o jogo colocando uma peça do jogador das brancas e na sequência uma peça do jogador das pretas, até esgotar as três peças de cada (Figura 12.3). Se no final, ninguém formar a sequência necessária para ganhar o jogo, as peças maiores (Bispo, Torre, Cavalo, Rei e Dama) ganham o direito de se movimentar no tabuleiro de jogo da velha, com seus respectivos movimentos até que um dos jogares consiga chegar à sequência que ganha a partida.

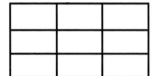 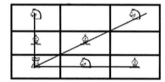 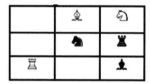

Figura 12.3 Tabuleiro de jogo da velha 3X3, com a sequência necessária de peças para a vitória do jogo.

Esse jogo será repetido até todos gravarem o movimento das peças. Só depois serão passados para o tabuleiro de xadrez que conte 64 casas.

É importante destacar que o Cavalo é a peça que requer mais cuidado. Como é a única peça que salta, precisa de mais atenção no seu movimento. Para isso, inúmeros exercícios serão necessários, começando com o jogo de "cavalos trocados". Consiste em um tabuleiro de 3X3, onde teremos dois Cavalos brancos e dois Cavalos pretos (Figura 12.4), e o objetivo é trocar de lugar os Cavalos brancos com os Cavalos pretos, respeitando o movimento das peças dentro do tabuleiro.

Na sequência, é interessante iniciar um jogo somente com os Cavalos em tabuleiro convencional de xadrez, com 64 casas, chamado de corrida de Cavalos. Corrida de Cavalos consiste em levar o cavalo de uma ponta à outra do tabuleiro fazendo a menor quantidade possível de lances (Figura 12.5). Esta atividade reforçará a aquisição do movimento do Cavalo, exercitando a elaboração de um plano que o ajudará para a condução da partida.

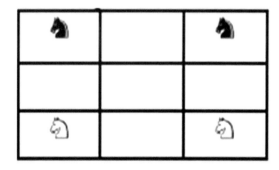 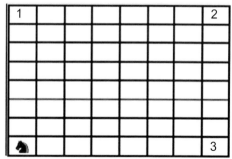

Figura 12.4 Posição inicial dos Cavalos no tabuleiro de jogo da velha.

Figura 12.5 Posição inicial do jogo Corrida de Cavalos, onde o cavalo precisa passar pelos pontos pré-estabelecidos.

Depois de bem fixado o movimento do Cavalo, passamos para o movimento das Torres. O jogador das peças brancas fica somente com as torres no tabuleiro, deixando de lado todas as outras peças, e o mesmo se faz com o jogador das peças pretas. É importante fazer isso com todas as peças para fixar os movimentos alternando as peças no tabuleiro. Quando o movimento das peças está bem fixado, inicia-se o jogo com quatro peças de cada lado, por exemplo, duas Torres e dois Cavalos para cada um, sendo uma forma de dividir a atenção entre as peças aos poucos, até jogar com o tabuleiro completo.

Todos esses jogos são considerados pré-enxadrísticos e ajudam a desenvolver a intimidade com o jogo, com o movimento e as peças.

Para que um paciente com doença de Alzheimer no estágio leve e/ou inicial possa jogar com todas as peças, é preciso de muito treino e paciência, levando em média oito sessões, segundo a nossa experiência em mais de 60 pacientes. Nesse contexto, é importante deixar que o jogador decida seus lances, estimulando o poder de raciocínio e de decisão.

Sudoku

Sudoku é um jogo muito parecido com palavras cruzadas e criptogramas, disponível em vários níveis e graus de dificuldade, onde temos uma numeração pré-estabelecida e esses números não podem se repetir.

Neste jogo, o objetivo é preencher as casas ou células, apresentando oitenta e um quadrados (9x9) e nove subquadrados de nove células (Figura 12.6), de forma que não se repita o número na fila, coluna ou subquadrados. Estas células serão preenchidas com os números de 1 até 9, de forma que eles não se repitam na fila, coluna e nos subquadrados (Figura 12.7). Os números devem aparecer sozinhos em cada célula.

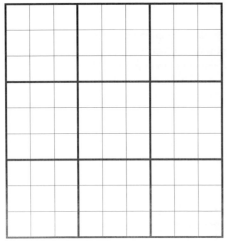

Figura 12.6 Disposição dos quadrados e subquadrados, formando o tabuleiro de sudoku.

9	5	4	8	7	2	3	1	6
8	6	1	9	4	3	7	2	5
3	2	7	6	5	1	4	9	8
1	3	2	5	9	7	8	6	4
7	4	9	2	8	6	5	3	1
5	8	6	1	3	4	2	7	9
2	9	8	7	6	5	1	4	3
4	2	5	3	2	9	6	8	7
7	7	3	4	1	8	9	5	2

Figura 12.7 Células preenchidas de forma que os números não fiquem repetidos em fila, coluna e subquadrados.

Para iniciar a prática de sudoku começamos com menos células por quadrado, como 4x4, 6x6 e, depois, 9x9 (Figura 12.8a). Estes sudokus menores apresentam níveis mais fáceis de resolução, onde são preenchidos com alguns números aleatórios pré-estabelecidos, servindo de dica para a confecção das respostas (Figura 12.8b). Os números presentes inicialmente nos quadrados ajudam a achar a resposta, onde num sudoku de 4x4, não podemos repetir os números em filas, colunas e nos subquadrados. Sendo que temos quatro quadrados nas filas, quatro quadrados nas colunas e quatro quadrados nos subquadrados, se repetirmos algum número, não conseguiremos montar a sequência que vai do número 1 até o número 4, pois surge um número duplicado (Figura 12.9).

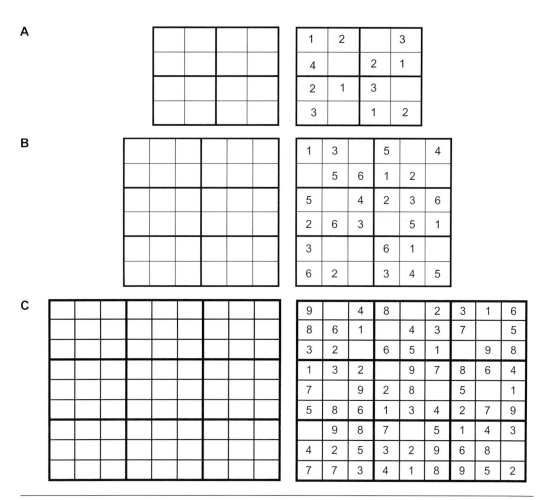

Figura 12.8 Tabuleiro de sudoku, iniciando com um tabuleiro de 4X4 (A), tabuleiro 6X6 (B) e finalmente tabuleiro 9X9 (C).

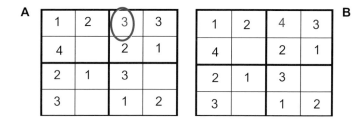

Figura 12.9 Tabuleiro de sudoku (A). Temos um número duplicado impedindo, assim, a sequência do número 1 até o número 4. Já no tabuleiro (B), o número foi substituído pelo número que faltava na sequência.

No início das atividades com o tabuleiro de 4x4, os pacientes apresentam dificuldades, como falta de iniciativa, questionando frequentemente se deve ou não colocar o número X na casa X. O intuito do jogo é estimular a iniciativa. Devemos, então, questionar o que eles acham e estimular que encontrem a resposta e que respondam todos os subquadrados sozinhos.

Os jogos de sudoku com 4X4 é um jeito simples e bem aceito pelos pacientes, visto o baixo grau de dificuldade apresentado. Para o domínio do sudoku 4X4 serão necessárias de duas a três sessões, podendo assim, passar para o próximo nível. O sudoku de 6X6 necessita de uma nova explicação das regras, onde ganhamos dois números em relação ao anterior (4X4). Para o domínio do jogo, serão necessários de duas a quatro sessões, variando de acordo com o grau de comprometimento da habilidade intelectual e habilidades pessoais. Após o domínio do sudoku 4X4 e 6X6 podemos, finalmente, passar para o sudoku de 9X9. Sempre que a quantidade de casas e números é aumentada, precisamos de novas explicações, e o jogo de 9X9 apresenta uma resistência dos pacientes no início, por acharem que o jogo "é muito grande". Com um pouco de insistência e paciência, todos os pacientes conseguem resolver os sudokus, sempre respeitando os níveis de jogos e iniciando com nível fácil. Quando chegam neste estágio de sudoku 9X9, os pacientes precisam, necessariamente, usar o senso crítico e o poder de decisão. É comum que tentem conseguir as respostas perguntando, e não pensando. Nesse momento, precisamos fazer com que os pacientes acreditem que podem preencher as lacunas vazias e sempre elogiar uma vitória de preencher todos os quadrados e subquadrados do sudoku. Melhoramos, assim, a sua autoestima.

Considerações finais

A prática persistente dos jogos de xadrez e sudoku auxilia no desenvolvimento e melhora da perspicácia, estimula o raciocínio lógico e a paciência, perseverando no desenvolvimento de tarefas prolongadas. Também estimula a concentração e o planejamento, quando é necessário dirigir o pensamento de forma intensa para a realização de algo, além de ser um ótimo passatempo.

A prática do jogo de xadrez e do sudoku por pacientes com doença de Alzheimer requer paciência e repetição exaustiva de todas as etapas. A maior dificuldade apresentada pelos pacientes é o planejamento e a falta de decisão. Neste sentido, é preciso estimular a decisão e a autoconfiança, pois os pacientes apresentam um grande medo de errar. Sendo assim, é necessária a ajuda do profissional para que o paciente sinta-se confortável a decidir o que vai jogar, tanto no xadrez quanto no sudoku, e sofrer as consequências por isso. As consequências são perder ou ganhar a partida de xadrez e acertar ou não os números no sudoku. No jogo de xadrez, para que os pacientes consigam fazer um plano de jogo, eles conversam entre si, trocam ideias, decidem o melhor plano a ser seguido e realizam a estratégia. Precisam tomar decisões e arcar com as consequências de suas decisões. No início, é importante que tomem a decisão com a ajuda de outro paciente, para que se sintam confiantes e, finalmente, chegar às suas conclusões de escolhas, que acarretam vitória ou derrota da partida. O xadrez é diferente do sudoku, onde o paciente consegue chegar ao resultado final por tentativas de acertos e erros.

O xadrez se torna uma atividade divertida, reúne e aproxima o paciente do cuidador ou mesmo de seus parentes. Já o sudoku é uma atividade que pode ser feita ao longo do dia de forma individual, como passatempo. Ambos auxiliam a melhora da autoestima do paciente, que então exercitam o poder de decisão, de escolha e julgamento, comportamento prejudicado no caso de pacientes com doença de Alzheimer.

Leitura recomendada

1. D'Israel D, Milos G. Xeque e Mate Editora Pensamento,1998.
2. D'agostini, OG. Xadrez Básico. Edição Revista,, Ediouro (RJ), 2000.

Bibliografia

1. Sobel BP. Bingo vs. physical intervention in stimulating short-term cognition in Alzheimer's disease patients. Am J Alzheimers Dis Other Demen 2001; 16(2):115-20.
2. Manly T, Anderson V, Nimmo-Smith I, Turner A, Watson P, Robertson IH. The differential assessment of children's attention: the Test of Everyday Attention for Children (TEA-Ch), normative sample and ADHD performance. J Child Psychol Psychiatry 2001; 42(8):1065-81.
3. Manly T, Hawkins K, Evans J, Woldt K, Robertson IH. Rehabilitation of executive function: facilitation of effective goal management on complex tasks using periodic auditory alerts. Neuropsychologia 2002; 40(3):271-81.

4. Clark FL, Deshler DD, Schumaker JB, Alley GR, Warner MM. Visual imagery and self-questioning: strategies to improve comprehension of written material. J Learn Disabil 1984 Mar;17(3):145-9.
5. Campitelli G, Gobet F, Head K, Buckley M, Parker A. Brain localization of memory chunks in chess-players. Int J Neurosci 2007; 117(12):1641-59.
6. Hopfield J J. Searching for Memories, Sudoku, Implicit Check Bits, and the Iterative Use of Not-Always-Correct Rapid Neural Computation. Neural Computation 2008; (20):1119–64.
7. Hayes B. Unwed numbers: The mathematics of Sudoku, a puzzle that boasts no math required. *Amer Scientist* 2006; (94):12.
8. Alway D, Shotland LI, Nichelli P, Appollonio I, Grafman J. No specific effects of caloric stimulation on the visual-imagery processes of normal subjects. Percept Mot Skills 1994; 78(3 Pt 2):1147-52.

13 capítulo

Arteterapia para Idosos com Doença de Alzheimer: a Estimulação Cognitiva e o Encontro com a Arte*

- Rita Cecília Ferreira
- Eliana Cecília Ciasca

Introdução

Arteterapia, conforme o nome indica, pode ser entendida como um tipo de psicoterapia que utiliza a expressão artística, em suas várias manifestações, como mediadora do processo terapêutico. Nesse contexto, a comunicação paciente-terapeuta ocorre principalmente através da arte e assim possibilita a catarse, a exploração de problemas para a solução de conflitos, o desenvolvimento de outras formas de expressão pessoal, o aprendizado e o desenvolvimento de habilidades.

Quando pensamos em expressão artística, devemos levar em consideração a criatividade que, por sua vez, demanda várias funções cerebrais, mesmo que não as percebamos conscientemente. De uma forma simplificada, podemos dizer que, para criar é preciso, antes, sentir (sensações), perceber (percepção), armazenar essas percepções (memória), ordenar, transformar e, posteriormente, evocar (memória) as informações. Portanto, o ato de criar é um processo de ordenação e de comunicação que possibilita a expressão do indivíduo na sua essência.

Sabemos que a doença de Alzheimer leva a um comprometimento da memória e de outras funções como linguagem, orientação, pragmatismo, raciocínio e função executiva. Tem como substrato anatômico a atrofia cortical, que acomete especialmente o hipocampo e as áreas corticais associativas. É uma doença progressiva, ou seja, os *déficits* cognitivos e funcionais acabam se manifestando de forma lenta, mas progressiva, levando à perda da autonomia e da independência.

Diante do exposto, fica evidente o papel que a memória tem no processo criativo. Este foi um dos motivos que nos levou a inserir o Grupo de Arteterapia no Centro de Reabilitação e Hospital-Dia (CRHD), do Instituto de Psiquiatria do Hospital das Clínicas da Faculdade de Medicina da Universidade de São Paulo (IPq – HC FMUSP). Acreditamos que, ao estimular a pessoa com doença de Alzheimer através da arteterapia, oferecemos a possibilidade desse paciente expressar-se de maneira não verbal com uma abordagem diferente, dentro de suas limitações, permitindo a retomada ou o desenvolvimento de habilidades antes não exploradas.

Neste capítulo apresentamos algumas possibilidades técnicas por nós utilizadas no decorrer deste programa, as quais se mostraram eficientes e adequadas para o manejo de pessoas com doença de Alzheimer.

---

* Agradecemos a participação nas Oficinas de Arteterapia no período de 2008 a 2010 – Colaboradoras: Maria Inês Rimolli, Erika Nigro, Sônia R. Freiria, Cláudia Nunes e aprendizes: Maria Angélica R. Basso, Maria Cecília C. Zaninotto, Maria da Graça Silveira, Maria Tereza R. de Souza, Adriana M. Leopold, Beatriz M. Leite, Silvia C. Itaborai, Tifanny Z. Alonso, Flávia D. Baptista, Maria S. Shinohara, Valéria C. F. Collier.

DOENÇA DE ALZHEIMER ▶ Uma perspectiva do tratamento multiprofissional

Arte e terapia: uma união possível

A arte desempenha importante papel no desenvolvimento do ser humano. Desde os primórdios da civilização, o homem tem se expressado através da imagem, como pode ser constatado pelas pinturas rupestres, encontradas em várias partes do mundo. A arte é a manifestação de um povo, de uma cultura numa determinada época.

> *"Pouquíssimos filósofos, embora Platão seja um deles, têm observado que arte e sociedade são conceitos inseparáveis – que sociedade, como entidade orgânica viável, depende, de algum modo, da arte como força unificadora, fundente e atuante. [...] Em qualquer sentido concreto dos termos, tanto arte como sociedade tem sua origem na relação do homem com seu ambiente natural".*[1]

Como a arte sempre esteve presente na vida do ser humano, foi possível, com o tempo, dar-lhe novas atribuições. Andrade mencionou que a arteterapia deve sua origem às pesquisas que buscaram a relação entre arte e psiquiatria.[2] Max Simon, psiquiatra, em 1876, publicou pesquisas sobre manifestações artísticas de doentes mentais, classificando patologias segundo essas produções. Lombroso, advogado criminalista, em 1888 fez análises psicopatológicas dos desenhos de doentes mentais para classificar doenças. Em 1906, Mohr comparou desenhos realizados por pessoas portadoras de distúrbios mentais, pessoas normais e artistas. Percebeu a conexão entre fatos da vida dessas pessoas com suas manifestações artísticas, e constatou a possibilidade de usar desenhos como testes, para estudar diversos aspectos da personalidade.

No início do século XX, Freud escreveu sobre artistas e suas obras. Observou que o inconsciente se manifestava por meio de imagens, as quais escapavam da censura da mente com mais facilidade que as palavras. Seria uma comunicação simbólica com função catártica; entretanto, para ele, a palavra era mais importante do que a imagem, porque dava sentido para o universo caótico das imagens.

Em seu exercício profissional, Jung utilizava a arte como parte do tratamento. Os pacientes desenhavam seus sonhos e situações conflitantes, que eram entendidas por ele como representações do inconsciente individual ou, muitas vezes, do inconsciente coletivo. A criatividade foi considerada uma função psíquica natural da mente humana, sendo uma função estruturante do pensamento.

Em 1941, Margareth Naumburg sistematizou a arteterapia baseada na obra de Freud: *"Novas Lições Introdutórias da Psicanálise"*. Edith Kramer, em 1958, observou que o comportamento de quem realizava o trabalho também era importante, passando a não priorizar o produto final e sim, o processo.

No Brasil, em 1923, Osório César, estudante interno do Hospital do Juqueri, iniciou seus estudos sobre as obras dos pacientes, criando, em 1925, a Escola Livre de Artes Plásticas do Juqueri. Publicou inúmeros trabalhos, entre eles: *"A Expressão Artística dos Alienados"*, *"Misticismo e Loucura"*, além de ter realizado mais de 50 exposições para divulgar a expressão artística de doentes mentais. Nise da Silveira, em 1946, instituiu a Seção de Terapia Ocupacional no Centro Psiquiátrico D. Pedro II, no Rio de Janeiro e, em 1952, criou o Museu de Imagens do Inconsciente.

Desde então, muitos profissionais têm desenvolvido importantes trabalhos em Arteterapia no Brasil, solidificando cada vez mais esta área de atuação através de diversos cursos, inúmeras publicações, congressos, simpósios e outros eventos. Atualmente, a arteterapia tem sido inserida em instituições de saúde e educação, além de organizações empresariais, ateliês e consultórios.

A arteterapia no projeto de estimulação cognitiva e funcional para idosos com doença de Alzheimer atendidos no Instituto de Psiquiatria da FMUSP

A arte exerce uma função terapêutica no momento em que possibilita ao indivíduo exteriorizar pensamentos, sentimentos e imaginações, concretizá-los por meio da criatividade e, ao observá-los, apropriar-se deles.

A arteterapia se utiliza da expressão plástica, em suas várias técnicas e materiais, além de outras, tais como, expressão corporal, teatro, música, dança, ou seja, usa a linguagem não verbal como

CAPÍTULO 13 ▶ Arteterapia para Idosos com Doença de Alzheimer: a Estimulação Cognitiva e o Encontro... 111

intermediária do processo terapêutico. As técnicas expressivas ou artísticas são fundamentais para facilitar a expressão livre e espontânea.

Segundo Miller, *"a arte reflete os sistemas emocional, perceptual, conceitual e motor do artista, oferece informações sobre o funcionamento do cérebro, além de ser terapêutica. Os pacientes com doenças neurológicas podem expressar-se através da arte e esta atividade deve até mesmo ser incentivada, pois, propicia o reconhecimento e a relativa manutenção das suas habilidades preservadas. Em alguns casos, as pessoas até mesmo desenvolvem capacidades que não existiam antes da doença"*.[3]

O processo em que se dá a criação é muito valorizado porque, nesse contexto, a pessoa tem a oportunidade de se colocar de forma mais autêntica; como o resultado não é a parte mais importante desse processo, o indivíduo pode relaxar suas defesas e se expressar livremente, sem autocrítica.

> *"O universo da arte fundamentado na materialização das imagens mentais, formadas pelas ideias ou ideais, encontra no encontro com materiais plásticos, nas performances corporais, na música e etc., o continente para a concretização das necessidades individuais. Por possibilitar o estabelecimento da união entre a sensação de falta sentida pelo indivíduo com o encontro de seus recursos pessoais, vitaliza suas disposições ocultas, direcionando-as para a superação pessoal"*.[4]

A memória é parte essencial do processo criativo. Ela permite discernir o passado, o presente e o futuro. É ela quem guarda as imagens e as torna compreensíveis com o passar do tempo, ou as disponibiliza e as projeta no futuro, criando a imaginação. Comentou Marilena Chauí que "a memória é o que confere sentido ao passado como diferente do presente (mas fazendo ou podendo fazer parte dele) e do futuro (mas podendo permitir esperá-lo e compreendê-lo)".[5]

O aprendizado de novas habilidades é de suma importância. São desenvolvidas oficinas de pintura, tanto em papel como em tela, colagem e expressão tridimensional, utilizando argila, massa de modelar e papelão, além de outros materiais. Cada indivíduo adaptar-se-á a uma ou mais técnicas em detrimento de outras. Até mesmo os pacientes que nunca realizaram nenhuma expressão artística, aderem ao trabalho e, muitas vezes, encontram uma nova e prazerosa atividade. Conservar as pessoas interessadas em novos desafios e aprendizados é muito importante na fase tardia da vida. É imprescindível que as pessoas sintam-se em um ambiente acolhedor, descontraído e incentivador das capacidades de cada um.

A partir dessas considerações teóricas, os **objetivos** principais das intervenções em arteterapia para pacientes com doença de Alzheimer são:

a) Auxiliar o desenvolvimento dos processos cognitivos;
b) Descobrir e explorar novas capacidades e potenciais, visando estimular a criatividade e ampliar o repertório por meio das técnicas artísticas;
c) Estimular os sentidos e sensações, melhorar a memória e a observação, trabalhar a aceitação das próprias habilidades e aprender a valorizá-las;
d) Aumentar a autoestima, promover a convivência e cooperação entre pessoas da mesma idade, dando-lhes a sensação de pertencer a um grupo;
e) Propiciar um momento de relaxamento e descontração.

Os materiais usados e as atividades propostas têm características próprias, e isso é observado no grupo e individualmente. Algumas pessoas preferem materiais mais controláveis e cabe ao terapeuta auxiliar para que ultrapassem esse limite. Outras se aventuram com mais facilidade, se descobrem satisfeitas ao utilizar materiais aos quais não tinham acesso até então, e ousam experimentá-los. Mesmo com as limitações pessoais, a arteterapia é uma fonte de prazer e de realização pessoal.

Oficinas de arteterapia para idosos com doença de Alzheimer: estrutura e dinâmica

As sessões de arteterapia no Centro de Reabilitação e Hospital-Dia (CRHD) ocorrem semanalmente, com duração de 90 minutos, por um período de quinze semanas.

No início da primeira sessão do processo, é feito o acolhimento, momento no qual cada participante, a arteterapeuta e a equipe têm a oportunidade de se apresentar e falar um pouco sobre si. Logo após, é realizada a atividade expressiva propriamente dita e, eventualmente, o compartilhar entre os participantes sobre as produções criadas. Nas sessões subsequentes, a atividade artística pode ser iniciada já na entrada do grupo para a terapia.

Não há um modelo rígido de desenvolvimento das oficinas durante o período de atendimento no IPq; entretanto, elas são planejadas contemplando a expressão bidimensional e a expressão tridimensional, considerando o nível de dificuldade e o tipo de trabalho a ser produzido. Esclarecemos que evocar recordações, despertar sentimentos ou mobilizar emoções não é a principal meta das oficinas de arteterapia deste programa; um dos objetivos primordiais para estes pacientes é o estímulo cognitivo.

Visando uma melhor compreensão, o planejamento básico de algumas sessões de arteterapia que desenvolvemos será apresentado a seguir, podendo ser alterado conforme a demanda do grupo e as propostas apresentadas pelos aprendizes. A cada semestre, com o objetivo de formar agentes multiplicadores para intervenção com idosos com a doença de Alzheimer, são selecionados 4 a 5 aprendizes, os quais, como parte da formação, devem propor uma oficina que avaliará a criatividade, o planejamento e a interação com o idoso.

Confecção de crachás

A confecção de crachás é uma atividade que pode ser realizada no primeiro ou segundo encontro do grupo. Esta oficina proporciona contato com a linguagem escrita e tem por objetivo melhorar a autoestima, a memória, a percepção e a noção de identidade que, segundo Fabietti, é pensada como algo em movimento, um processo permanente de formação e transformação.[5]

Material sugerido: cartolinas, colas coloridas, purpurina de várias cores, lãs, adesivos, tesouras, canetas hidrocor, lápis de cor, estrelinhas coloridas, etc.

Se houver possibilidade, pode ser realizada uma dinâmica para auxiliar na memorização dos nomes dos participantes: a pessoa diz seu nome e joga uma bola ou um objeto semelhante para o outro, e este repete o nome de quem jogou e, assim, sucessivamente.

Colagem e fotomontagem

Segundo Païn, *"a colagem é uma atividade de análise e de síntese, não somente numa função lógica, mas semelhante ao tipo de processo que se realiza na linguagem, transformando as palavras em letras e em sílabas, cujo sentido desaparece no momento onde encontram uma posição em uma nova composição, com outro sentido"*.[6]

Trabalho útil no início do processo terapêutico, pois alivia a ansiedade em relação à atividade artística, já que os materiais empregados são fotos, figuras de revistas, papéis coloridos, linhas, lãs, fios, fitas, retalhos de tecidos, sucata, entre outros. A composição pode ser complementada com giz de cera, lápis de cor, canetas hidrocor, guache, etc.

A escolha das figuras projeta o mundo interior de quem executa o trabalho. O significado das imagens, ou da composição destas, é criado pelo próprio indivíduo. *"A reação de um indivíduo a uma imagem está ligada à projeção de seu mundo interior, e o sentido atribuído a ela é determinado por essa projeção. Dessa forma, a resposta a uma imagem qualquer é única e individual"*.[7]

Pode ser escolhido um tema para que os participantes tenham um ponto de partida: em um das oficinas realizadas, a aprendiz sugeriu a colagem do contorno de um coração feito com algodão na folha de papel Canson, em razão da afetividade que este símbolo pode despertar no ser humano, e com a finalidade de estimular o tato e a criatividade. A seguir, foi solicitado que os integrantes do grupo utilizassem materiais diversos, complementando o trabalho.

Técnica mista – fotos e pintura

A partir de uma foto ou figura de uma revista, é possível realizar um trabalho interessante e atrativo. Uma foto é colada sobre papel Canson ou tela, e complementada com tinta acrílica. Inicialmente, a observação é requerida para encontrar no papel a melhor posição para a colagem da foto; as cores das tintas devem ser semelhantes às da figura para que os seus limites se diluam no todo; dessa

CAPÍTULO 13 ▶ Arteterapia para Idosos com Doença de Alzheimer: a Estimulação Cognitiva e o Encontro...

forma, prevalecerá o motivo central, que é a ilustração escolhida pela pessoa. A imaginação é estimulada quando se permite criar uma nova configuração para a imagem inicial, resultando em um trabalho que se assemelha a uma pintura.

Escultura em papelão

O papelão micro-ondulado, por sua maleabilidade, propicia a criação de inúmeras formas. Aliado a outros materiais, tais como cartões, sucatas, barbante, lãs, papel crepon, tintas, giz de cera, pode incitar a imaginação para a concepção de um objeto e a elaboração de sua montagem, exercitando, assim, a visão espacial.

Os objetos construídos são muito variados, mostrando a diversidade de personalidades, as preferências e os pontos de vista de cada pessoa; surgem formas que se assemelham a maquetes, vasos com flores, paisagens, entre outras.

Muitas vezes, os participantes protelam o início do trabalho por receio ou por falta de treino em técnicas artísticas; entretanto, ao manusear o material, a construção do objeto é iniciada e as formas surgem; percebem, assim, que a atividade pode ser mais fácil do que imaginavam, e o resultado geralmente os satisfaz, trazendo-lhes a sensação de competência.

Origami

Origami (do japonês: oru = "dobrar" e kami = "papel") é a arte tradicional japonesa de dobrar o papel, criando representações de determinados seres ou objetos com as dobras geométricas de uma peça de papel, partindo-se geralmente de um pedaço quadrado.

O origami é construído etapa por etapa; o papel deixa de ser um simples quadrado plano para transformar-se em uma figura tridimensional; assume uma forma que lembra o conhecido, pois, antes de qualquer tentativa, o primeiro passo é observar bem o mundo ao redor: as flores, os animais, os objetos, etc.

Cada dobra é uma descoberta: o papel se transforma e ganha vida.

A dobradura alia o caráter lúdico com o cognitivo, desenvolvendo atividades manuais que exigem observação, concentração, coordenação motora fina e disciplina no cumprimento de etapas.

Este trabalho também propicia o desenvolvimento da percepção de figuras geométricas e a noção de perspectiva. Os materiais utilizados são os seguintes: papéis coloridos, tesoura, cola, palitos de sorvete.[8]

Escultura ou modelagem em argila

A atividade utilizando argila propicia a exteriorização de emoções e favorece a liberação de tensões por se tratar de um material maleável e próximo à natureza primitiva do ser humano. A modelagem reflete o mundo interior do indivíduo e tem como aspecto positivo a possibilidade de fazer e desfazer o trabalho, o que proporciona autoconfiança. É possível acrescentar, escavar, tornar a massa áspera ou lisa, criar volumes, fendas, cavidades, etc.

Para Gouvêa, *"A partir da estrutura oculta do barro o homem vem se descobrindo quando pelo calor de suas mãos faz da terra molhada a confidente de imagens carregadas de emoções vividas e por viver. No barro o homem cria e é criado. Vivencia a si mesmo como criatura e criador. [...] Na alma do barro desvela-se a alma do homem"*.[9]

As mãos entram em contato direto com a argila, estimulando as sensações táteis, como textura, temperatura e forma, além de favorecer a conscientização do movimento necessário para realizar o objeto imaginado. Estacas e espátulas podem ser utilizadas na confecção dessas esculturas ou objetos.

Carimbos em massa de modelar e impressão em papel (Massa de Biscuit)

Esta oficina tem o objetivo de despertar a observação e a percepção de baixo e alto relevo, bem como o resultado da impressão no papel, o qual se apresenta como o oposto do carimbo. Este trabalho também ativa o senso estético e a percepção de equilíbrio da composição que a multiplicação do carimbo requer.

O carimbo é feito com uma pequena placa de massa. Na semana seguinte, após a secagem da placa, é desenvolvido o trabalho de impressão; na execução desta, deve ser feito um "berço" com tecido macio dobrado, o qual é colocado embaixo do papel, com a finalidade de obter a imagem completa da superfície do carimbo quando ele é pressionado contra o papel. Ressalta-se, ainda, que a impressão pode ser feita com tinta guache.

É possível, também, utilizar legumes ou frutas, como chuchu, abobrinha ou carambola para a confecção do carimbo; o inconveniente desse carimbo é a impossibilidade de ser reutilizado ou guardado, além de ser necessária a utilização de objetos perfurocortantes, o que pode representar perigo aos participantes, dependendo de suas condições motoras e cognitivas.

Exploração dos sentidos

A estimulação dos sentidos pode ser trabalhada através da música, tato e aromas. Nessa oficina, a pintura em guache sobre papel é utilizada para representar, através de cor e forma, a sensação que os sons de uma música proporcionam. Em seguida, são apresentados vários objetos com superfícies diferentes entre si, tais como bolas de borracha para massagem, plumas, lixas, pedras, bolas de gude, os quais podem ser avaliados em relação à temperatura, à aspereza ou maciez, à dureza, à forma, etc. Para a estimulação do olfato, solicita-se que os participantes da oficina fechem os olhos e sintam o aroma de, por exemplo, canela, essência de lavanda, orégano, etc. Após cada estímulo, as pessoas representam suas sensações por meio da pintura em guache.

Artesanato – Tecelagem "Olho de Deus"

"Olho de Deus" (ou "Olho Mágico") era utilizado pelos antigos povos da África, América do Sul e Central com a finalidade de trazer proteção à casa ou a uma criança recém-nascida.

O centro do trabalho, onde se cruzam e são atados os dois palitos, representa o Olho de Deus. Os fios são tecidos enquanto se formulam desejos de saúde, sorte, paz, etc. Esse objeto era pendurado no berço do bebê e a cada ano um novo "Olho de Deus" era confeccionado; aos cinco anos, a própria criança já poderia fazer o seu.

No México, o olho mágico é pendurado no lado direito da porta de entrada da casa, como amuleto de proteção. A execução do trabalho estimula a memória e a destreza manual, ao utilizar lãs, fitas ou fios tecidos em palitos longos.[10]

Mandalas

A expressão *mandala* provém do Sânscrito, e significa "círculo", entendida como "o que contém a essência", "a esfera da essência" ou "o círculo da essência".

Refere-se a uma figura geométrica em que o círculo está circunscrito em um quadrado ou o quadrado em um círculo. Possui subdivisões mais ou menos regulares e parece irradiada do centro ou se move para dentro dele, dependendo da perspectiva do indivíduo.

Segundo Jung, a mandala pode ser compreendida como círculo mágico, símbolo do centro, da meta e do si – mesmo, enquanto totalidade psíquica, de centralização da personalidade e produção de um novo centro nela.[11] Jung observou que estas imagens são utilizadas para consolidar o mundo interior e para favorecer a meditação em profundidade.

Nesta oficina, a criatividade e a cognição são incentivadas, pois a tarefa exige planejamento, ordenação, sequência, flexibilidade para adaptação ao material, coordenação motora fina, elaboração de imagem espacial.

São utilizados grãos, sementes, folhas secas e especiarias, tais como: girassol, fava, ervilha, feijão, cravo, louro, canela em pau, propiciando que o tato, o olfato e a visão sejam estimulados.

Monotipia

O aspecto lúdico e espontâneo desta atividade proporciona o rompimento da rigidez e da excessiva expectativa quanto aos resultados de um trabalho artístico; favorece a imaginação ao propiciar a criação de novos elementos pictóricos, os quais não estão sujeitos à vontade de quem executa o trabalho, muitas vezes apresentando um resultado que surpreende o criador.

CAPÍTULO 13 ▶ Arteterapia para Idosos com Doença de Alzheimer: a Estimulação Cognitiva e o Encontro... **115**

É uma técnica de pintura obtida por meio de pinceladas aleatórias em uma folha de papel, dobrada com a tinta ainda molhada, resultando em uma nova produção. Pode ser utilizada a tinta guache, que apresenta densidade adequada para o trabalho e tem cores vibrantes que se misturam com facilidade.

Pintura em tela

Para muitas pessoas, apresenta-se como um desafio; porém, no momento em que realizam seus primeiros trabalhos, percebem que esta pode ser uma atividade bastante agradável, possível de ser desenvolvida futuramente como lazer.

Em algumas dessas oficinas são utilizadas referências de pinturas ou fotografias, a fim de que as pessoas tenham um ponto de partida. Assim, podem observar e transpor para a tela, como também fazer a releitura da obra.

Pacientes com doença de Alzheimer perdem muitas vezes a capacidade de criar novas imagens, perseverando nas mesmas representações executadas anteriormente, razão pela qual se torna interessante utilizar a releitura de uma obra com a finalidade de ampliar o repertório do paciente, tanto das imagens, como das cores e técnicas de pintura.

No momento em que as pessoas vivenciam um processo de aprendizado, adquirindo novas técnicas pictóricas e visualizando diferentes imagens, cores e formas, pode-se sugerir que criem um trabalho próprio.

Segundo Miller, pacientes com doença de Alzheimer podem continuar a produzir arte, trabalhando com suas habilidades remanescentes; a pintura pode perder na forma e no realismo, mas apresentar uma composição interessante e o uso de cores.[3]

As tintas em geral, por serem fluidas e coloridas, proporcionam contato com as emoções e a imaginação.[4,6] A tinta acrílica é utilizada por favorecer a pintura em diversas modalidades: aquarelada, mais espessa, espatulada. Além disso, é inodora e de fácil limpeza. As telas menores são as escolhidas para o início do processo, sendo que gradativamente são introduzidos os tamanhos maiores.

Avaliação

Com a finalidade de aprimorar nosso atendimento e de atestar sua eficiência, no final da oficina cada participante é questionado sobre o trabalho que acabou de realizar, ou seja, se apreciou ou não a atividade apresentada.

No encerramento do semestre, solicita-se o preenchimento de uma avaliação relativa a todas as atividades propostas.

1. Qual a sua avaliação das oficinas de Arteterapia?
2. Gostaria de ter utilizado outro material artístico que não foi usado durante as oficinas? Quais?
3. Comentários e sugestões.

Resultados

Nesses anos de experiência, a avaliação dos pacientes foi muito positiva. Poucos haviam tido a oportunidade de trabalhar com recursos expressivos antes desta participação nas oficinas de arteterapia no Hospital-dia no IPq, o que lhes trouxe prazer, alegria e satisfação.

Todos os trabalhos são entregues aos pacientes após o registro fotográfico, realizado mediante sua autorização.

Oficina de arteterapia para cuidadores formais ou familiares de idosos com doença de Alzheimer

Em parceria com o Grupo de Atenção Psicogerontológica, Sociofamiliar e Educativa aos Cuidadores e Familiares de Idosos com Doença de Alzheimer (ver Capítulo 16) do CRHD – IPq – HC FMUSP, a cada semestre é proposta uma oficina de arteterapia para os cuidadores, a fim de auxiliá-los a tirar o foco de seu paciente e apropriar-se de um espaço interior somente seu. Neste sentido, essas pessoas têm a oportunidade de concretizar, com recursos artísticos, a imagem desse espaço pessoal.

As oficinas de arteterapia destinadas aos cuidadores formais ou familiares têm como objetivos:

a) Trabalhar a ansiedade gerada pelo contínuo estado de atenção em que esta pessoa permanece;
b) Proporcionar condições para que o cuidador ou familiar aprenda a obter relaxamento e descontração;
c) Auxiliar na percepção de suas emoções em relação ao futuro, às perdas e às expectativas sobre sua própria vida;
d) Contribuir para melhorar o relacionamento com os familiares;
e) Criar novas habilidades que possam ser utilizadas nos cuidados com o seu paciente.

Algumas atividades podem ser propostas. Uma delas é descrita a seguir:

- Esta oficina propõe um relaxamento durante o qual o participante pode entrar em contato com sua subjetividade a partir da imaginação dirigida, buscando na memória um momento singular, agradável, que sirva de referência no período atual.
- Materiais: papel Canson, papel de seda, revistas para colagem, lápis preto, lápis de cor, giz de cera, fitas, tintas, pincéis, tesoura, cola.
- Relaxamento: *"Tranquilize sua mente, desligando-se dos fatos cotidianos; feche os olhos e respire profundamente...*
  Dirija-se mentalmente para uma paisagem de sua preferência, praia ou campo; perceba o local, a brisa, as cores, os perfumes; respire calma e profundamente e desfrute por alguns momentos desse ambiente; veja um caminho logo a sua frente e siga por ele; observe a vegetação e flores ao redor; após caminhar um pouco, você encontra uma cachoeira. Sente-se em uma pedra em frente a ela e veja a água cristalina que cai, sinta que essa água lhe traz saúde, vitalidade e energia renovadas.
  Respire o ar puro, sinta esse ar em sua pele, em suas roupas, em seus cabelos. Volte calmamente pelo mesmo caminho; no percurso você encontra um embrulho; veja como ele é, suas cores, o tamanho, o peso; ele estava nesse lugar para que você o encontrasse; esse presente lhe traz uma mensagem positiva de seu 'eu interior'; abra esse pacote; observe seu conteúdo... Calmamente, em sua imaginação, volte para a paisagem inicial, trazendo este embrulho com você.
  Agora, respire profundamente, perceba os pés, as mãos, o pescoço; movimente-os, sinta todo o corpo, abra os olhos devagar, voltando a atenção para a sala."

Utilizando os materiais disponíveis, simbolize o presente encontrado no caminho, bem como seu conteúdo, percebendo a mensagem que ele lhe traz. Se desejar, represente também a paisagem.

- Compartilhar a experiência e o resultado do trabalho executado.

Com a finalidade de avaliar essa intervenção de arteterapia para os cuidadores e conhecer sua opinião sobre o desempenho do paciente, solicita-se que preencham o questionário abaixo:

1. Como você avalia esta oficina de arteterapia? (para os cuidadores).
2. Você considera que seu familiar (o paciente com doença de Alzheimer) aprecia e aproveita as oficinas de arteterapia do Hospital-dia?
3. De acordo com seu ponto de vista, quais contribuições as oficinas de arteterapia podem trazer para o paciente com doença de Alzheimer?

Resultados

Os familiares têm sido muito receptivos à oficina de arteterapia destinada a eles. Em geral, expressam sentimentos positivos, sentem-se mais relaxados e mais confiantes após a realização da atividade.

Relatam o excelente aproveitamento dos pacientes nas sessões de arteterapia, referindo que eles ficam orgulhosos e felizes com suas produções, além de comentarem que sentem prazer e alegria na realização dos trabalhos e que ficam saudosos das oficinas e do grupo. Notaram, nesses pacientes, diferença bastante significativa em relação ao ânimo, ao interesse em realizar tarefas e à comunicação interpessoal.

Sugestões para familiares e cuidadores

a) Manter disponível caderno, lápis de cor, giz de cera, canetas hidrocor, guache e pincéis para serem utilizados pelos pacientes e por eles próprios.

b) Realizar (individualmente ou em conjunto com os pacientes) aulas de desenho ou pintura, modelagem em argila, artesanato ou oficinas de arteterapia.

c) Proporcionar visitas a museus, incentivando os idosos a narrar ou se expressar por meio da pintura, desenho, modelagem ou escrita, suas impressões sobre as obras de arte que mais o impressionaram.

d) Propiciar passeios em parques.

e) Ouvir músicas que favoreçam a criatividade e a sensação de bem-estar.

f) Ler e incentivar a leitura de livros.

g) Oferecer filmes interessantes.

Considerações finais

A arteterapia destinada à etapa tardia da vida pode oferecer momentos de descontração e relaxamento, valorização e apoio, sem focar as dificuldades próprias da idade, tais como disfunções físicas, perdas, dores e solidão, auxiliando, também, na redução da depressão e do isolamento.

A proposta das oficinas é trabalhar as habilidades remanescentes, fundamentais para a preservação cognitiva, utilizando os recursos positivos inerentes a todo ser humano, ou seja, buscando o melhor que a pessoa tem a oferecer. Nesse contexto, a arteterapia pode apurar o gosto estético e promover a autoestima, auxiliando a pessoa a ter uma visão mais bela do mundo, já que a observação utilizando todos os sentidos é parte importante do processo terapêutico.

A partir do trabalho em arteterapia, a expressão artística pode se tornar uma nova e agradável atividade a ser inserida na vida do indivíduo, proporcionando-lhe bem-estar e valorização do seu dia a dia. Assim, quando o indivíduo tem a possibilidade de dar vazão à sua criatividade, sua autoestima tende a se tornar mais positiva, possibilitando satisfação e alegria, que podem ser canalizadas para outras esferas da vida cotidiana, atingindo, inclusive, outras pessoas de sua convivência.

"Diz-se que a arte salva o homem da banalidade do quotidiano. Sua importância está em que através dela uma vida pode abranger um contexto maior, alternando-lhe o ângulo de visão. A arte possui a virtude de aliviar a espécie humana, e por extensão, aliviar toda a vida deste planeta da violência, da insensibilidade, do absurdo, da loucura e da miséria, em suas múltiplas e variadas formas".[2]

Leituras recomendadas

1. Andrade LQ. Terapias Expressivas. São Paulo: Vetor Editora Psicopedagógica, 2000.
2. Miller BL. Creativity in the Context of Neurologic Illness. CNS Spectrums, The International Journal of Neuropsychiatric Medicine 2008; 13:2.
3. Ostrower F. Criatividade e Processos Humanos de Criação. Petrópolis: Vozes, 1987.

Bibliografia

1. Read H. Arte e Alienação. 1ª Edição. Rio de Janeiro: Zahar 1968; p. 22.

2. Andrade LQ. Terapias Expressivas. São Paulo: Vetor Editora Psico-Pedagógica 2000; p. 49-32.
3. Miller BL. Creativity in the Context of Neurologic Illness. CNS Spectrums, The International Journal of Neuropsychiatric Medicine 2008; 13:2,p. 9.
4. Urrutigaray MC. Arteterapia – A Transformação Pessoal pelas Imagens. 2ª Edição. Rio de Janeiro: Wak Editora 2004; p.18-58.
5. Fabietti DMCF. Arteterapia e Envelhecimento. 1ª Edição. São Paulo: Casa do Psicólogo 2004; p. 23-25.
6. Païn S, Jarreau G. Teoria e Técnica da Arteterapia a Compreensão do Sujeito. Porto Alegre: Artmed 2001; p. 190-99.
7. Kiyan AMM, Ciasca EC. Outros autores. Arte Como Espelho: Experimentos em Arteterapia Gestáltica. São Paulo: Altana. Weiser apud Kiyan 2006; p. 47.
8. Kanegae M, Imamura P. Origami – Arte e Técnica da Dobradura de Papel, Aliança Cultural Brasil--Japão, São Paulo, 1999.
9. Gouvêa, AP. Sol da Terra: o Uso do Barro em Psicoterapia. São Paulo: Summus 1989; p. 59.
10. Bernardo PP. A prática da Arteterapia – Correlações entre Temas e Recursos. São Paulo: editado pela autora 2008; p.27.
11. Jung CG. O Homem e seus Símbolos. 20ª Impressão. Rio de Janeiro. Editora Nova Fronteira 1977; p.11.

Bibliografia consultada

1. Bottino CMC, Laks J, Blay SL. *Demência e Transtornos Cognitivos em Idosos.* Rio de Janeiro: Guanabara Koogan, 2006
2. Fischer E. A Necessidade da Arte. 3° Edição. Rio de Janeiro: Zahar Editores, 1971.
3. Nitrini, R; Bacheschi, L A. A Neurologia que todo Médico deve saber. São Paulo: Editora Atheneu, 2005
4. Silveira N. Jung – Vida e Obra. 4ª Edição. Rio de Janeiro: José Álvaro Editor / Paz e Terra. 1975.
5. Valladares ACA. (organizadora). Arteterapia no Novo Paradigma de Atenção em Saúde Mental. São Paulo: Vetor Editora Psico-Pedagógica, 2004.

14 capítulo

Ambientes Planejados como Fator de Segurança e Conforto para Idosos com Doença de Alzheimer e seus Cuidadores

■ Maria Luisa Trindade Bestetti

Introdução

Arquitetura é a arte de construir para atender os desejos das pessoas, os quais são conflitantes e, portanto, devem ser conciliados pelos programas dos projetos. Atentos aos avanços tecnológicos, os arquitetos têm desenvolvido soluções de espaços planejados para os melhores resultados de conforto e segurança. Uma proposta arquitetônica nunca será igual à outra, já que os diversos elementos que compõem as decisões de projeto podem sugerir novas alternativas que atendam aos valores de cada indivíduo ou grupo social.

O objetivo deste capítulo é oferecer reflexões sobre o desenho de espaços e dispositivos mais adequados, à procura de um resultado formal e funcional satisfatório para a saúde dos sujeitos envolvidos no cuidado de idosos com doença de Alzheimer. Os conteúdos aqui apresentados foram discutidos com familiares e cuidadores, durante um encontro proposto pelo Grupo de Atenção Psicogerontológica, Sociofamiliar e Educativa aos Cuidadores e Familiares de Idosos com doença de Alzheimer (ver Capítulo 16), desenvolvido no Centro de Reabilitação e Hospital-Dia (CRHD) do Instituto de Psiquiatria do Hospital das Clínicas da Faculdade de Medicina da Universidade de São Paulo (IPq – HC – FMUSP).

Na prevalência de cuidadores informais de idosos com doença de Alzheimer, destacam-se aspectos primordiais para reforçar a importância deste trabalho: a maioria ainda é de mulheres, especialmente esposas, filhas ou irmãs/cunhadas menos idosas, o que determina a grande possibilidade de que sejam também ligeiramente frágeis ou possam ter debilidades aceleradas por esforços mal equacionados. Isso pode acarretar um prejuízo de desempenho e o aumento do risco de acidentes, reforçados pela maior incidência de doenças funcionais, considerando o manejo inadequado do paciente idoso. São encontradas, também, situações em que o cuidador é leigo, um empregado da família, sem preparo para o desempenho da função, na qual a afeição pode ser mais valorizada do que o preparo profissional.

Esta condição é primordial para alcançar os melhores resultados, evitando incidentes comprometedores, porém, por outro lado, pode acarretar agravamento da situação de saúde e trazer consequências negativas também para o cuidador. A orientação correta sobre os limites de intervenção, assim como informações que auxiliem a otimização dos procedimentos, podem favorecer as condições de vida do cuidador, considerando também seu desgaste emocional com possíveis frustrações decorrentes de pequenos acidentes ou da sensação de perda de tempo em determinadas manobras.

Há diferentes fatores de risco relacionados com as inúmeras complicações físicas, psicológicas e sociais.[1] Quando o idoso tem diminuição da autonomia, da independência e necessita de institucionalização, o custo social é maior. Outro fator importante refere-se às quedas, que são comuns entre os idosos e que podem ser agravadas pelas demências, pois estão relacionadas com fatores que podem ser externos ao indivíduo.

Como o idoso apresenta uma alteração no equilíbrio, o fato de esbarrar em algo ou alguém pode resultar numa queda.[2] Também podem contribuir fatores ligados ao ambiente, que podem estar relacionados com as roupas e os dispositivos que o indivíduo utiliza. A precariedade das moradias improvisadas na residência dos idosos exerce influência para o risco de quedas, especialmente condições tais como piso escorregadio (70,6%), piso escorregadio no banheiro (66,2%), degraus na soleira da porta (55,9%), tapetes soltos (48,5%), escadas sem corrimão (35,3%), iluminação deficiente (32,4%), objetos em locais altos (16,2%), cama muito alta ou muito baixa (13,2%), móveis instáveis ou deslizantes (5,9%) e cadeiras muito altas ou muito baixas (2,9%).[3]

É preciso lembrar, ainda, que usuários idosos apresentam características anatômicas e funcionais muito próprias do envelhecimento e que devem ser tomadas como base por profissionais que irão planejar e construir algum ambiente, adequando-o da melhor maneira para esse público. Na medida em que a decadência orgânica acarreta o aumento da fragilidade, as alterações do equilíbrio e a perda gradativa dos sentidos aumentam a necessidade do conforto e da segurança que um ambiente amigável pode proporcionar. Desta forma, é necessário refletir acerca da velhice como fator que pode afetar o uso dos espaços, quanto às mudanças que provocam nas atividades e na capacidade funcional.[4]

O manejo incorreto do paciente ou equipamentos pode favorecer acidentes de diversas proporções. A falta de informação adequada, além de propiciar esforço desnecessário, pode criar constrangimentos que afetam negativamente a relação entre idoso, cuidador e família, ocasionando um efeito negativo para as vivências familiares. Um cuidador informal, se não for bem treinado, estará realizando o cuidado como uma tarefa qualquer, podendo acarretar riscos à saúde do idoso.

Nesse contexto, a dificuldade no reconhecimento de situações decorrentes da própria doença, tais como pedidos que não devem ser atendidos para encaminhamento de soluções para demandas rotineiras, dependem de um conhecimento mínimo sobre a condição de saúde do idoso em questão. Por outro lado, o desconhecimento do idoso, da sua doença e do seu contexto familiar pode levar à tomada de decisões equivocadas e até gerar maus-tratos, muitas vezes não intencionalmente. Resultados negativos certamente acarretarão consequências igualmente negativas, colocando em risco a relação de confiança entre as partes, especialmente quando o idoso estiver cercado por familiares, mesmo não atuando diretamente nas rotinas do cuidado diário.

Ambientes facilitadores do cuidado com idosos com doença de Alzheimer

Há alguns aspectos ambientais facilitadores do cuidado, referentes a equipamentos e à organização do espaço. Quanto ao primeiro, encontramos orientações na NBR 9050 – Norma Brasileira de Acessibilidade a edificações, mobiliário, espaços e equipamentos urbanos,[5] que trata de recomendações sobre dimensões de uso e aproximação a equipamentos, mobiliário e elementos edificados. A NBR 9050 regulamenta dimensões, padrões e dispositivos que garantam acessibilidade. Portanto, ao pensarmos em espaços novos devemos pensá-los simplesmente para que sejam adequados a todos, dentro do princípio de Desenho Universal, que garante acesso amplo de modo indiscriminado. Ou seja, adaptamos espaços já existentes para que atendam a todos, mas projetamos espaços adequados quando pensamos numa arquitetura planejada com acesso amplo e irrestrito.

Podemos destacar, ainda, a necessária atenção em relação a alturas de camas e assentos, preferencialmente com apoios laterais para o movimento de levantar-se com segurança, além de barras de apoio e outros dispositivos de segurança. O alcance a armários, baixos ou altos, pode ter a ação dificultada em função do peso dos objetos, da visualização ou, mesmo, da postura para a prática do procedimento. Movimentos necessários para o correto funcionamento de portas e janelas também devem ser analisados para que se evitem esforços mal empregados. Podemos demonstrar essas informações a partir das Figuras 14.1, 14.2, 14.3 e 14.4.

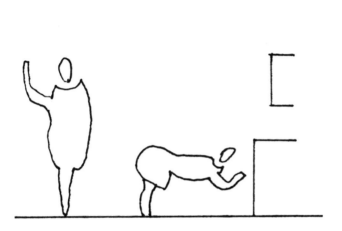

Figura 14.1 As alturas de armários podem ser causadoras de acidentes. Quando altos, seu manuseio fica prejudicado pela pouca visualização e pela dificuldade de manter utensílios pesados e quebráveis. Quando baixos, exigem posturas incômodas.

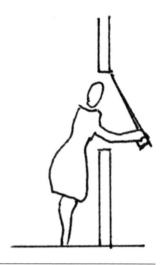

Figura 14.2 Deve-se evitar a abertura de janelas que exijam movimentos alongados ou o suporte de cargas pesadas.

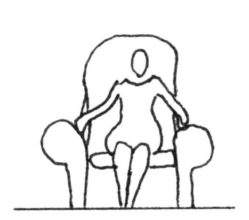

Figura 14.3 Móveis de assento com braços laterais podem reduzir esforços desnecessários, facilitando o trabalho do cuidador ao proporcionar maior autonomia ao idoso.

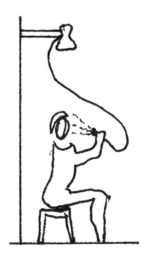

Figura 14.4 Um assento auxiliar na cela do chuveiro previne escorregões do idoso e esforços excessivos do cuidador, facilitando seu manejo quando não for necessária a cadeira de banho com rodas.

Outra questão importante refere-se à distribuição dos elementos que compõem o espaço, como, por exemplo, a definição de circulações, localização de pequenos objetos soltos e uso de cores em superfícies ou composições estampadas em pisos, paredes e revestimentos.

Quando é necessário o uso de dispositivos de apoio, sejam cadeiras de roda ou andadores, os espaços de circulação devem permitir manobras e acompanhamento, sendo, portanto, desimpedidos de barreiras, inclusive pequenas saliências de piso ou degraus. O uso de pisos com desenhos, especialmente quando destacados com contraste de cores, pode tornar-se um elemento desestimulante pela sensação de desconfiança e confusão que podem gerar, especialmente pela baixa acuidade visual. Em menor proporção, mas também preocupante, é o uso de estampas com desenhos e cores excessivamente estimulantes em revestimentos de paredes, cortinas ou estofados, podendo confundir na avaliação de distância e profundidade, diminuindo ainda mais a autonomia. Visando maiores esclarecimentos, apresentamos as Figuras 14.5, 14.6 e 14.7.

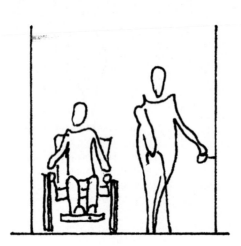

Figura 14.5 Os corredores de circulação preferencialmente devem ter espaço para uma pessoa em cadeira de rodas e, para facilitar a autonomia do idoso, um corrimão que o apoie e oriente sua marcha.

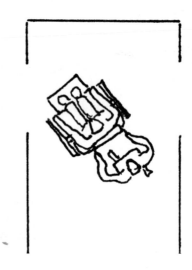

Figura 14.6 Manobras com cadeiras de rodas devem ser facilitadas pelo posicionamento das portas e largura do corredor de circulação.

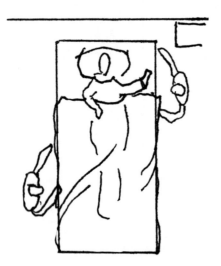

Figura 14.7 A circulação ao redor da cama deve possibilitar o acesso por todos os lados, considerando o manejo das rotinas para manutenção da qualidade de vida do idoso.

Pequenos objetos soltos, inclusive tapetes, podem acarretar acidentes incontroláveis, sendo aconselhável evitá-los, apesar da importância de usar objetos complementares com cores estimulantes para serem usados como acentos visuais, especialmente os que criam ou mantêm relações com a história do indivíduo. Fotos, objetos de estimação e lembranças devem ser utilizados, mas é importante inseri-los em paredes ou prateleiras ao alcance da mão, evitando materiais quebráveis. Além disso, é sempre útil humanizar o espaço sem impor obstáculos, criando lugares da memória. A presença de pequenos animais de estimação soltos pode representar algum risco para pessoas com doença de Alzheimer, sendo necessário adestrá-los para que não se coloquem livremente em qualquer situação. Sabe-se que esta é uma convivência que pode ser muito significativa para o estado emocional do idoso, mas jamais deve comprometer sua segurança.

A cor de paredes e grandes superfícies, tais como colchas, estofados e tapetes, deve ser escolhida considerando sua psicodinâmica. Organizam-se as cores em dois grandes grupos: quentes e frias, partindo de três primárias (amarelo, azul e vermelho) e três secundárias, formadas a partir delas (verde, violeta e laranja). Na mistura entre uma primária e uma secundária obtemos cores terciárias. Misturando branco às cores em croma obtemos matizes, com preto chegamos às sombras e, com escalas de cinza, temos tonalidades pastéis. Portanto, quando pensamos em cores quentes definimos por superfícies estimulantes e, ao contrário, ao pensar em cores frias adotamos efeitos tranquilizantes. Se dissermos que usar tons amarelos pode ser luminoso em um ambiente onde as pessoas necessitam desse efeito psicodinâmico, é possível usar madeiras amareladas, paredes pintadas na tonalidade creme ou adotar objetos menores em tons mais vibrantes. O vermelho pode ser empregado tanto em rosa ou vinho, amenizando a intensidade da cor original.

A ambiência favorável ao bem-estar do idoso e do seu cuidador

Obter uma ambiência acolhedora, confortável e segura para o melhor desempenho do cuidador, com vistas ao bem-estar do idoso com doença de Alzheimer, garante melhores condições no estabelecimento de rotinas e atividades. Ambiência refere-se ao espaço arquitetural mas, também, ao espaço moral, onde acontecem as vivências e onde se estabelecem as relações humanas. Assim sendo, pode-se alterar o comportamento, uma vez que influencia o conforto e o bem-estar dos ocupantes do espaço, seja ele coberto ou não.

De acordo com a Cartilha de Ambiência,[6] podemos levar em consideração três eixos: o primeiro é o do espaço que visa à confortabilidade, valorizando elementos do ambiente que interagem com as pessoas e garantem conforto aos usuários. O segundo refere-se ao espaço que possibilita a produção de subjetividades, através do encontro de sujeitos, por meio da ação e reflexão sobre os processos de trabalho. E, por último, é o espaço usado como ferramenta facilitadora do processo de trabalho, favorecendo a otimização de recursos, o atendimento humanizado, acolhedor e resolutivo. Portanto, quando pensamos em ambiência, temos que considerar espaços privados, mas também vias públicas, praças ou pátios privativos.

Conforto é a sensação de bem-estar associada ao prazer, transpõe o simples limite do abrigo e da proteção, tornando-se uma experiência de felicidade que fornece a motivação e a energia para uma abordagem criativa da vida.[7] Nesse sentido, Schmid (2005) enfatizou a globalidade deste conceito:

> *"A ideia de estar acolhido enfatiza o elemento protetor do conforto. (...) É mais um exemplo de situação de conforto holístico [útero materno], em que ocorre convergência entre os diferentes contextos do conforto: o físico, o ambiental, o psicoespiritual e o sociocultural."[8]*

Conforto ambiental, portanto, refere-se à adequação dos diversos aspectos sensoriais que modificam a sensação de bem-estar no espaço físico. A quantidade e a qualidade do ruído inserido dentro do espaço arquitetural afetam essas condições, porém, incidem basicamente nas questões emocionais e no comportamento advindo dessa sensação. Além disso, considera-se a salubridade, característica relativa à presença de germes e bactérias, que existem aos milhões em qualquer ambiente. Os raios ultravioleta contidos na luz do sol têm um poder germicida e ajudam na profilaxia do local. Analisa-se temperatura, ventilação e luminosidade, aspectos que alteram as condições de habitabilidade, especialmente na questão física e na capacidade produtiva dos usuários. Destarte, em qualquer espaço, especialmente os que têm significado e passam a ser preferidos, busca-se o conforto ambiental, com aspectos tais como temperatura, iluminação, privacidade, individualidade e outros, descritos a seguir.

É importante ressaltar que a temperatura no edifício é determinada pela disposição das aberturas (janelas e portas), do material que constitui as paredes e dos aparelhos instalados nos ambientes, que produzem calor. Temperaturas altas produzem sensações de preguiça, de letargia e diminuem a produtividade das pessoas. A disposição dos cômodos de uma casa, os revestimentos de paredes e pisos, assim como as condições climáticas da região onde a edificação está implantada, tendem a acumular ou dissipar a umidade, sendo que ambientes muito úmidos causam sensações desagradáveis, tais como sufoco e sudorese. Sob a ótica do conforto térmico, os movimentos de ar aceleram as trocas de calor das pessoas com o ambiente por convecção e por evaporação. É, também, elemento de controle térmico e de salubridade dos ambientes.

Cada tipo de atividade exige certo grau de iluminação, tanto maior quanto mais minuciosa for a atividade, sendo que ambientes mal iluminados podem causar cansaço visual. É possível favorecer a insolação adequada, considerando o efeito germicida do sol da manhã, e o melhor aproveitamento da luz natural, seja pela melhor situação de janelas ou pelo uso das superfícies refletoras no teto e paredes, que devem ser pintadas com cores em tonalidades claras.

Diante desse panorama, é crucial refletir acerca do papel que a ergonomia exerce sobre o ambiente físico da habitação. Ergonomia é:

> *"...uma ciência aplicada que se ocupa do planejamento de tarefas, operações, ambientes de trabalho, equipamentos e máquinas adequados às capacidades, às limitações e aos desejos das pessoas, com vistas ao aperfeiçoamento do seu desempenho, e à redução de perdas e desconfortos resultantes de acidentes, danos e doenças."* [9]

Do grego ***ergos***, que significa trabalho, e ***nomos***, que significa leis naturais, cabe à ergonomia transformar positivamente as condições de trabalho para as pessoas no ambiente físico, através da adequação do mobiliário e dos equipamentos, sendo fundamentais os conhecimentos específicos do Desenho Universal. Refere-se a um modo de concepção de espaços e produtos para utilização do mais amplo espectro de usuários, incluindo crianças, idosos e pessoas com restrições temporárias ou permanentes. A meta é atingir um desenho de qualidade no qual, além de requisitos estéticos, é fundamental o fácil entendimento sobre o uso (legibilidade), a segurança e o conforto para todos, dotando o espaço de qualidades que beneficiem seus usuários.

Para que atenda as metas do Desenho Universal, é preciso conhecer os principais conceitos que envolvem a acessibilidade. Entende-se acessibilidade como a possibilidade e condição de alcance, percepção e entendimento para a utilização com segurança e autonomia de edificações, espaço, mobiliário, equipamento urbano e elementos.[10] Pessoa com mobilidade reduzida é aquela que, temporária ou permanentemente, tem limitada sua capacidade de relacionar-se com o meio e de utilizá-lo. É também importante compreender o conceito de rota acessível, que é o trajeto contínuo, desobstruído e sinalizado, que conecta os ambientes externos ou internos de espaços e edificações, podendo ser utilizado de modo autônomo e seguro por todas as pessoas, inclusive aquelas com redução de mobilidade. Espaços acessíveis não resolvem todos os problemas das pessoas que envelhecem, mas é um facilitador das relações afetivas, conquistando qualidade de vida.[11]

Outro aspecto relevante da ambiência diz respeito à privacidade e à individualidade, visto que é preciso manter condições de respeito e dignidade, seja qual for o estágio em que a doença de Alzheimer estiver manifesta. Cabem, então, algumas reflexões importantes sobre as relações humanas e a necessidade da manutenção de territórios definidos. Nesse contexto, o termo proxêmica foi cunhado pelo antropólogo Edward T. Hall, em 1963, para se referir ao fenômeno da proximidade humana que se manifesta, por exemplo, no encontro social entre indivíduos ou por distâncias socialmente aceitáveis. Enfatizou as variantes que esta dimensão social e espacial apresenta em diferentes contextos, visto que a cultura influi no espaço cinestésico. Por sua vez, o espaço interpessoal é o mecanismo de controle que regula o isolamento ou distanciamento dos outros, a fim de manter a privacidade.[12]

Merecem atenção, ainda, fatores referentes à adoção de equipamentos hospitalares em ambientes residenciais. Para o doente de Alzheimer, com memória gradativamente afetada pela perda neurológica, a manutenção de elementos que o remetam à vida regular e à rotina pode auxiliar no cuidado, estimulando a relação de uso do espaço com o reconhecimento de que seja "seu lugar", carregado de significados e lembranças. A neutralidade de um espaço extremamente "limpo", considerando o termo relacionado à ausência de elementos estimulantes à memória, pode causar estranhamento na relação de uso deste espaço, agravando até mesmo o reconhecimento das pessoas que o frequentam. Nessa direção, a ambiência deve ser buscada não apenas na moradia da pessoa, mas, também, em hospitais, considerando a importância de manter-se o "lugar da memória" do paciente, por maior que seja seu comprometimento cognitivo. É preciso criar ambientes amigáveis, capazes de se ajustar às competências e preferências dos idosos.

> *"O lar e seus objetos estão claramente embebidos de significação simbólica que contribui para o bem-estar percebido e para a qualidade de vida. É relevante salientar que os idosos modificam suas relações com as características do ambiente para lidar com dificuldades físicas, sensoriais e cognitivas, reconstruindo seus espaços de moradia."[13]*

Uma das estratégias de tratamento a idosos com doença de Alzheimer, é a remoção de fatores ambientais nocivos, visando à redução de fenômenos agravantes do quadro demencial. O bem-estar do paciente acontece ainda através do cuidado com a iluminação do ambiente, da diminuição do desconforto térmico e dos cuidados adequados quanto à higiene, pois esses aspectos contribuem para melhorar as relações interpessoais.[14]

Considerações finais

Quando a doença de Alzheimer acomete um indivíduo idoso, é necessária uma adaptação aos limites que vão sendo gradativamente impostos a partir desta nova perspectiva de vida, especialmente considerando a consciência do cuidador. Quando bem treinado, ficam evidentes os benefícios trazidos pela atenção às questões ambientais, prevenindo acidentes que podem comprometer a integridade física de ambos. No encontro proposto pelo Grupo de Atenção voltado aos Cuidadores e Familiares de Idosos com doença de Alzheimer, a experiência trazida pelos participantes enriqueceu sobremaneira este conhecimento. Questões simples, tais como o uso de dispositivos de iluminação para facilitar situações de emergência criadas pela incontinência urinária, a percepção sobre a racionalização dos esforços com a instalação das barras de apoio e o acréscimo de elementos figurativos para melhorar a identificação em portas de banheiros, foram expostas nas discussões do grupo e ilustraram alguns aspectos importantes para o conforto e a segurança no cuidado. Na prática, as ações preventivas só foram adotadas após situações que comprometeram o bem-estar, afetando a tranquilidade de noites de sono ou de riscos de quedas.

O planejamento ambiental é um coadjuvante importante ao bem-estar de todos os envolvidos no cuidado, pois pode proporcionar desde a diminuição do estresse dos cuidadores até a redução do declínio funcional em idosos com prejuízos cognitivos, proporcionando resultados mais satisfatórios[15]. Criar ambientes humanizados e agradáveis, sejam eles públicos ou privados, não depende somente de arranjos no espaço físico, mas também da atitude que as pessoas assumem e demonstram através do seu comportamento. A tarefa de tornar os lugares mais atraentes transforma-se na ação de melhorar o conforto de todos, aumentando a eficiência, a produtividade e melhorando a relação entre os sujeitos que participam desse processo.

Bibliografia

1. Neri, A. L. (2005) *Palavras-chave em gerontologia*, Alínea, Campinas.
2. Ishizuka, M. A.; Jacob Fº, W. (2006) Fatores de Risco para Quedas em Idosos, in M. J. D. Diogo, A. L. Neri, M. Cachioni (org.), *Saúde e Qualidade de Vida na Velhice,* 2 ed., Alínea, Campinas.

3. Ribeiro, A. P. et al. (2008) *A influência de quedas na qualidade de vida de idosos,* Ciência & Saúde Coletiva, vol 13, pp 65-73.
4. Perracini, M. R. (2006) Planejamento e Adaptação do Ambiente Para Pessoas Idosas, in E. V. Freitas, L. Py, F. A. X. Cançado, M. L. Gorzoni, J. Doll, *Tratado de Geriatria e Gerontologia,* 2 ed., Guanabara Koogan, Rio de Janeiro.
5. Associação Brasileira de Normas Técnicas (2004) *NBR 9050-2004 – Acessibilidade a edificações, mobiliário, espaços e equipamentos urbanos,* 2 ed., ABNT, Rio de Janeiro.
6. Ministério da Saúde, Secretaria de Atenção à Saúde, Núcleo Técnico da Política Nacional de Humanização (2006) *Cartilha de Ambiência,* 2 ed., MS, Brasília, acesso em set/2007. In: www.saude.gov.br/humanizasus Okamoto, J. (2002) *Percepção Ambiental e Comportamento – Visão Holística da Percepção Ambiental na Arquitetura e na Comunicação,* Mackenzie, São Paulo.
7. Okamoto, J. (2202) Percepção Ambiental e Comportamento? Visão Holística da Percepção Ambiental na Arquitetura e na Comunicação, Mackenzie, São Paulo.
8. Schmid, A. L. (2005) *A Idéia de Conforto. Reflexões sobre o ambiente construído,* Pacto Ambiental, Curitiba.
9. Vitta, A. D. (2006) Envelhecimento, Capacidade para o Trabalho e Qualidade de Vida no Trabalho, in M. J. D. Diogo, A. L. Neri, M. Cachioni (org.), *Saúde e Qualidade de Vida na Velhice,* 2 ed., Alínea, Campinas.
10. Associação Brasileira de Normas Técnicas (2004) *NBR 9050-2004 – Acessibilidade a edificações, mobiliário, espaços e equipamentos urbanos,* 2 ed., ABNT, Rio de Janeiro.
11. Prado, A. A. (2005) A Arte de Morar Bem na Velhice, in J. L. Pacheco, J. L. M. Sá, L. Py, S. N. Goldman, *Tempo rio que arrebata,* Editora Setembro, Holambra.
12. Hall, E. T. (2005) *A Dimensão Oculta,* Martins Fontes, São Paulo.
13. Prado, A. A., Perracini, M. R. (2007) A Construção de Ambientes Favoráveis aos Idosos, in A. L. Neri (org.), *Qualidade de Vida na Velhice – Enfoque multidisciplinar,* Alínea, Campinas.
14. Stella, F. (2006) Funções Cognitivas e Envelhecimento, in L. Py, J. L. Pacheco, J. L. M. Sá, S. N. Goldman, *Tempo de Envelhecer – Percursos e dimensões psicossociais,* 2 ed., Editora Setembro, Holambra.
15. Prado, A. A., Perracini, M. R. (2007) A Construção de Ambientes Favoráveis aos Idosos, in A. L. Neri (org.), *Qualidade de Vida na Velhice – Enfoque multidisciplinar,* Alínea, Campinas.

15 capítulo

Psicoeducação: Possibilidade de Intervenção em Grupos de Cuidadores de Idosos

- Meire Cachioni
- Lais de Oliveira Lopes

Introdução

O aumento da expectativa de vida significa um ganho em termos de qualidade de vida, mas significa, também, o risco de o ser humano conviver com doenças cronicodegenerativas, incapacidades e dependência, que se instalam nas fases mais avançadas do processo de envelhecimento. Entre os problemas de saúde que acometem as pessoas idosas, as síndromes demenciais estão entre o grupo de afecções que vêm causando forte impacto na estrutura familiar e na sociedade.

As demências constituem uma síndrome clínica de deterioração das funções corticais superiores, incluindo memória, pensamento, orientação, compreensão, cálculo, capacidade de aprendizagem, linguagem e julgamento. Entre essas, a Doença de Alzheimer (DA) é a principal forma de demência, representando entre 50% e 70% do total de sua incidência.[1] Alguns estudos epidemiológicos indicam que a prevalência da DA aumenta progressivamente com o envelhecimento, sendo que a partir dos 65 anos, sua prevalência dobra a cada cinco anos.[2]

À medida que a doença progride surge a demanda por cuidados especiais, função importante desempenhada pelos cuidadores. Nesse contexto, o trabalho realizado por Haley[3] detectou que 80% dos cuidadores de pacientes com alguma síndrome demencial são familiares. Em especial, a responsabilidade sobre os cuidados de pacientes idosos recai, na maioria das vezes sobre a mulher, quer seja esposa, filha ou irmã.[4]

O convívio com pacientes demenciados requer das famílias uma alteração bastante significativa em sua dinâmica cotidiana, pois o cuidar pode constituir-se numa tarefa desgastante, principalmente se for estendido por um longo período.

Neste contexto, a família é a principal fonte de cuidados, sendo estes denominados de cuidados informais. O cuidado informal é aquele que não gera um benefício financeiro para quem realiza, é uma atividade prestada voluntariamente, em geral, por um familiar, que passa a realizar o cuidado integral e se torna o cuidador principal.

Por outro lado, o termo cuidador formal é utilizado para profissionais contratados para prestar os cuidados ao idoso dependente (em geral, enfermeiros, acompanhantes, empregadas domésticas, ou seja, abrange os profissionais e instituições que executam atendimento e cuidado sob a forma de prestação de serviços). Esses profissionais são remunerados e prestam o serviço dentro da carga horária previamente estabelecida. Até o presente momento, o Brasil ainda não dispõe de redes de suporte formais de qualidade para a prática de um cuidado adequado e com um número de profissionais suficientes para atender as demandas.[5]

Poucos também são os centros formadores e capacitadores de cuidadores formais e informais. Em pesquisa de levantamento em sites da internet, Ponce et al.[6] buscaram identificar cursos/programas para capacitação de cuidadores de idosos no Brasil. Foram localizados 62 cursos/programas em 13 diferentes Estados, sendo que 22 pertencem ao Estado de São Paulo. Quanto às suas características institucionais, 18 são oferecidos por instituições de ensino superior.

De maneira formal ou informal, prestar cuidados a um idoso com DA pode ser considerada uma tarefa complexa que exige por parte do cuidador dedicação e atenção integral. Neste sentido, o cuidador necessita de informações sobre a doença e suas manifestações, que o capacite a enfrentar as limitações e inseguranças frente ao cuidado, e assim passe a desempenhar o cuidado de forma adequada proporcionando ao doente, e para si, melhor qualidade de vida.

Tais informações podem ser adquiridas por intermédio de programas de intervenção psicoeducacionais que visam ajudar os cuidadores a adquirir conhecimentos necessários sobre a doença, e a dominar novas formas de lidar com ela diante das demandas do cotidiano.

Esse capítulo, portanto, tem por objetivo apresentar bases teóricas sobre intervenções psicoeducacionais, relatar as atividades realizadas em um grupo de intervenção psicoeducacional para cuidadores de idosos com doença de Alzheimer e descrever dados de pesquisa que revelam a importância do trabalho psicoeducativo realizado.

Intervenção psicoeducacional

O termo "psicoeducação" foi empregado pela primeira vez por Anderson et al.,[7] para designar uma intervenção aos membros familiares de pacientes com esquizofrenia. Diante do pouco conhecimento sobre os fatores etiológicos desse transtorno, buscaram-se estratégias que pudessem amenizar o sofrimento dos pacientes e familiares, proporcionando ferramentas teóricas para lidar com as demandas diárias.

De acordo com Bäuml et al.,[8] a psicoeducação foi originalmente concebida como um conjunto de inúmeros elementos terapêuticos utilizados em uma intervenção terapêutica familiar. Baseada na abordagem cognitivo-comportamental, a psicoeducação consiste na habilidade da comunicação didática, ou seja, a transmissão do conhecimento e informações é essencial. O foco primário concentra-se em temas psicológicos que visam o desenvolvimento de habilidades e estratégias de enfrentamento, e suas metas são educacionais e de prevenção e/ou promoção da saúde psicológica.[9]

A intervenção psicoeducativa é destinada a educar indivíduos envolvidos em situações de risco especial para desenvolver sintomas psicopatológicos ou indivíduos que estão enfrentando eventos de vida normativos (ex.: aposentadoria) e não normativos do desenvolvimento (ex.: cuidar de um familiar com DA).

Assim, os grupos psicoeducativos podem ser constituídos por indivíduos diretamente afetados por determinado evento ou por familiares e cuidadores envolvidos no processo, e envolver temáticas tais como:

- Treino de habilidades sociais para indivíduos pouco assertivos;
- Treino de memória no envelhecimento;
- Familiares de pacientes com esquizofrenia;
- Transtornos depressivos (indivíduos depressivos e suas famílias);
- Cuidadores formais e informais de idosos com doença de Alzheimer.

Pesquisas relataram que o maior conhecimento e consciência a respeito de uma doença ou situação estressante, e das implicações destas para a sua vida ou de outros, aumentam o senso de controle e eliciam estratégias de enfrentamento mais eficazes. Portanto, a psicoeducação não se constitui num tratamento, e sim, em uma forma de trabalho que pode ser conjugada com tratamentos psicoterápicos ou biomédicos.[9,10]

Os grupos psicoeducativos guardam semelhança com salas de aula, mas também com grupos de aconselhamento; contudo, a ênfase está na educação ou aprendizagem mais do que na autoconsciência ou autoentendimento, embora esses elementos estejam envolvidos. Neste trabalho, o componente cognitivo precede o componente afetivo, uma vez que ocorre transferência de informação e de descarga emocional. Os grupos servem de suporte à medicação e/ou à psicoterapia (maior

CAPÍTULO 15 ▶ Psicoeducação: Possibilidade de Intervenção em Grupos de Cuidadores de Idosos

aderência), e de instrumentalização do indivíduo, tornando-o mais apto a reconhecer situações ou sintomas antes de seu agravamento.

No contexto familiar, Mueser e Glynn[11] propuseram quatro metas a serem atingidas na psicoeducação:

1. Legitimar a doença psiquiátrica;
2. Reduzir as emoções negativas dos membros da família;
3. Recrutar a cooperação dos membros da família com o plano de tratamento;
4. Melhorar as habilidades familiares para monitorar a doença.

Em relação à primeira meta, esses autores consideraram a importância do fornecimento de informações sobre os sintomas da doença e sobre o diagnóstico estabelecido, de modo que a família entenda melhor a patologia e reconheça os limites que esta impõe ao paciente. Assim, a família desenvolve expectativas realistas em relação ao paciente e reduz, ao mesmo tempo, a culpa sobre o paciente pela falta de controle de determinados comportamentos.

Para reduzir as emoções negativas dos membros da família, a psicoeducação sobre transtornos psiquiátricos pode aliviar os sentimentos desagradáveis que se relacionam com a falta de conhecimento sobre a doença. Assim sendo, a família e o paciente passam a reconhecer que não estão sozinhos, que existem outras pessoas e familiares que sofrem com a mesma doença.

Para atingir a terceira meta, faz-se necessário explicar a importância das intervenções psicológicas e medicamentosas para o sucesso do tratamento, bem como os efeitos colaterais que o paciente pode apresentar, de modo que a família colabore e participe no plano de tratamento.

A quarta meta proposta pelos pesquisadores consiste em tornar os familiares aptos a monitorar o curso da doença e reconhecer sinais precoces de recaídas e mudanças em sintomas persistentes. Outras habilidades propostas incluem saber se comportar para evitar as recaídas, procurando a equipe responsável pelo tratamento, e colaborar na monitoração da adesão ao tratamento farmacoterápico, contribuindo na evolução da doença a longo prazo.

Seguindo essa mesma abordagem, Coon e colaboradores[12] relataram que os grupos psicoeducativos colaboram no gerenciamento de emoções, tais como raiva, irritabilidade na tarefa de cuidar, quando se refere principalmente aos cuidadores de pacientes com síndromes demenciais. Desse modo, a psicoeducação possibilita a aprendizagem sobre o processo da doença, bem como as habilidades para reduzir tais emoções, diminuindo também os sentimentos de frustração que acometem os cuidadores ao realizar essa tarefa.

Portanto, a função da psicoeducação é de ensinar os membros familiares e os cuidadores formais sobre a doença em si, os tratamentos, as necessidades do paciente quanto às capacidades de desenvolvimento e habilidades, prevenção de recorrências e convivência harmônica.[13]

Tal intervenção se torna cada vez mais importante à medida que há carência de informações básicas ou treinamento formal adequado aos familiares e à comunidade para o manejo diário correto dos indivíduos, tornando-os uma sobrecarga para a família, o que pode acarretar em prejuízos tanto para o paciente quanto para a sociedade.[14]

No intuito de atuar dentro dessa perspectiva, o "Grupo de Intervenção Psicoeducacional para Cuidadores de Idosos com Doença de Alzheimer" do Centro de Reabilitação e Hospital-Dia (CRHD) para Idosos do Instituto de Psiquiatria (IPq) do Hospital das Clínicas da Faculdade de Medicina da Universidade de São Paulo (HC-FMUSP), realiza suas atividades com ênfase nos conhecimentos acerca do processo da doença de Alzheimer e das demandas dos cuidadores, conforme descrito no próximo tópico.

Grupo de intervenção psicoeducacional para cuidadores de idosos com a doença de Alzheimer

O Grupo de Intervenção Psicoeducacional para Cuidadores de Idosos com a Doença de Alzheimer reúne-se semanalmente com o intuito de conhecer o processo da doença e compreender as diversas realidades do cuidado. Caracteriza-se com um espaço de aprendizagem mútua; de promoção de rede de apoio para o enfrentamento do processo da doença; e da busca de melhorias para o bem-estar emocional do cuidador formal e informal.

Em cada encontro é abordado um tema alusivo ao processo da doença e, posteriormente, é aberto o diálogo livre para perguntas, reflexões, relatos e trocas de experiências sobre condutas para lidar com os problemas diários do ato de cuidar. Os cuidadores expõem suas angústias e medos, declarando a grande sobrecarga emocional que os acomete.

Além da intervenção realizada com cuidadores formais e informais de idosos com doença de Alzheimer nas fases inicial e moderada, o grupo visa também a realização de pesquisa e a capacitação de recursos humanos na área gerontológica.

Quanto à intervenção psicoeducacional que ocorre junto aos cuidadores, conforme apresentado na Tabela 15.1, está relacionada a cinco eixos de conhecimentos:

1. Cérebro e o Processo Demencial (informações sobre a estrutura do cérebro, as alterações que ocorrem no processo demencial, os tipos de demência e suas manifestações na estrutura cerebral);
2. Demência do tipo Alzheimer (detalhamento de todas as fases que compreendem a Doença, as descobertas científicas e a importância de uma rede de nacional de informações acerca do processo, tratamentos e redes de apoio);
3. Tratamento Farmacológico e Não farmacológico (os principais medicamentos disponíveis para o tratamento farmacológico e sua eficácia em cada fase do processo, informações sobre os programas de reabilitação cognitiva e a especificidade da equipe multiprofissional);
4. Alterações Fisiológicas e Comportamentais Refletidas no Cotidiano (as alterações ocorridas em cada fase e discussão sobre o manejo de cada demanda do cuidado; a pertinência das adaptações ambientais e ergonomia em cada domicílio; a ocupação do tempo livre em casa e no ambiente externo);
5. Cuidado (as peculiaridades do cuidado formal e do informal; o manejo das emoções e sentimentos que envolvem o ato de cuidar).

No término do programa, todos os cuidadores recebem uma apostila em formato digital, com todo o conteúdo de cada tema.

Tabela 15.1 Eixos e Conteúdos.

Eixos	Conteúdo
1. Cérebro e o processo demencial	• O que é o cérebro? • Senescência x Senilidade • Relato de experiências
	• O que é demência? • Tipos mais frequentes de demências • Relato de experiências
2. Demência tipo Alzheimer	• Doença de Alzheimer: Fatores causais e a importância da detecção precoce • História da descoberta e principais avanços das pesquisas atuais • Relato de experiências
	• Doença de Alzheimer • Alterações cerebrais e fases da doença (ênfase em inicial e moderada conforme a composição do Grupo) • Relato de experiências
	• Doença de Alzheimer e a realidade mundial – apresentação de vídeos • A importância da informação acerca da doença • Relato de experiências.

CAPÍTULO 15 ▶ Psicoeducação: Possibilidade de Intervenção em Grupos de Cuidadores de Idosos

Tabela 15.1 Eixos e Conteúdos. (*continuação*)

Eixos	Conteúdo
3. Tratamento farmacológico e não farmacológico	• Tratamento: Intervenção farmacológica e reabilitação cognitiva / Quais resultados esperados nas fases inicial e moderada? • A importância do trabalho da equipe multiprofissional • Relato de experiências.
4. Alterações fisiológicas e comportamentais refletidas no cotidiano	• O dia a dia do portador da Doença de Alzheimer (I) / O que podemos esperar nas fases inicial e moderada? (AVDs e AVDIs – âmbito privado / ergonomia – disposição da mobilidade e situações de risco; banheiro, vestuário {cuidados pessoais}, cozinha). • Resolução de problemas para cada demanda • Regularidade do estilo de vida nas fases. • Relato de experiências.
	• O dia a dia do portador da Doença de Alzheimer (II) / O que podemos esperar nas fases inicial e moderada? (atividades/lazer, direção, administração financeira, situações de risco externo) • Resolução de problemas para cada demanda • Regularidade do estilo de vida nas fases. • Relato de experiências.
	• Aspectos nutricionais e a importância da atividade física • Relato de experiências
5. O cuidado	• Cinedebate: Trechos do longa metragem Íris • Relato de experiências
	• Cinedebate: Curta metragem Clarita • Relato de experiências
	• Cuidado familiar e cuidado formal • Cuidado formal – Quais as demandas profissionais? • Relato de experiências
	• Reflexão sobre o cuidado • Técnicas de gerenciamento do estresse • Relato de experiências

Cada grupo participa de 15 sessões de atividades, sendo a primeira para apresentação do programa e aplicação de protocolo de pesquisa, e a última para avaliação do programa e reaplicação do protocolo de pesquisa.

O protocolo atual de pesquisa contém 18 diferentes instrumentos, sendo que: três levantam dados relativos ao paciente (identificação, autonomia e dependência, rede de suporte social); oito visam obter dados sobre o cuidado (perfil do cuidador; impacto do cuidado sobre o bem-estar psicológico; ônus e benefícios do cuidado; impacto do cuidado sobre a cognição); e dois pretendem verificar as expectativas em relação ao programa e posterior avaliação do mesmo.

No presente relato, apresentaremos dados coletados no segundo semestre de 2009 e primeiro semestre de 2010, relativos ao perfil sociodemográfico dos cuidadores e dos idosos com DA, bem como o levantamento de motivos e expectativas dos cuidadores em relação à participação no grupo de intervenção psicoeducacional, e à avaliação das atividades desenvolvidas no mesmo.

a escolaridade é um fator de proteção para a manifestação clínica da DA.[21] De acordo com Nitrini et al.[22] a maior incidência de diagnósticos de idosos mais jovens está relacionada principalmente ao baixo nível educacional, e consequentemente, a uma baixa reserva cognitiva.

Em relação às fases do processo da doença, obteve-se o seguinte resultado: 44% estão na fase leve e 56% na fase moderada, sendo que os primeiros, 90% foram diagnosticados há menos de dois anos, e os idosos da fase moderada, 84% há mais de dois anos.

Por meio de uma análise qualitativa das respostas dos cuidadores quanto aos motivos que os levaram a buscar o serviço de reabilitação cognitiva e a participação no grupo de intervenção psicoeducacional, foram obtidos cinco conjuntos de respostas, a saber:

1. Encaminhamento médico;
2. Indicação de amigos e familiares
3. Busca por esclarecimento sobre o processo da doença;
4. Reabilitação do paciente;
5. Qualidade do tratamento, com maior qualidade de vida para o paciente e para o cuidador.

Tais respostas sugerem que, à medida que surgem novas dificuldades cotidianas e o cuidador se depara com a necessidade de tomada de decisões, ocorre a busca por estratégias que possam minimizar a sobrecarga e manejar a situação do cuidado, através de serviços especializados.

Os cuidadores também foram indagados quanto à expectativa que tinham sobre as atividades as quais realizariam. Todos esperavam obter melhora no quadro do paciente. Quarenta e quatro por cento (44%) dos cuidadores gostariam de adquirir mais conhecimento sobre o processo da doença.

As questões para analisar a avaliação dos cuidadores em relação às atividades desenvolvidas no grupo consistiram em quatro perguntas abertas e fechadas. A primeira se refere aos aspectos em que as reuniões ajudaram o cuidador, é expressa no seguinte relato: *"Eu não sabia nada sobre a doença, aprendi muita coisa, como reagir diante dos comportamentos, a ter mais paciência, ser mais tolerante e compreensiva e a ter mais confiança e tranquilidade. Cuido melhor por causa das informações recebidas, agora tenho uma visão mais clara da doença e já tenho uma previsão do que vai acontecer. Além disso, o grupo me ajudou muito pelas trocas de experiências e eu sei que não estou só".*

Tal relato, concebido através do método de análise do discurso do sujeito coletivo, indica a importância do trabalho realizado, já que através da intervenção psicoeducativa, os cuidadores aprendem sobre o processo da doença, o que colabora nas estratégias de enfrentamento, bem como no planejamento do futuro, à medida que se conhece a evolução da doença. Outro impacto positivo da intervenção, como já discutido anteriormente, é a importância dos cuidadores reconhecerem que não estão sozinhos, diminuindo as emoções negativas.

Os cuidadores também avaliaram se as informações recebidas foram importantes e quais foram elas. Todos os cuidadores responderam afirmativamente a essa questão e citaram quais foram: alimentação; os cuidados que devem ser tomados em casa; a diferença entre o processo do envelhecimento senil e senescente; o desenvolvimento da doença; os medicamentos; os sintomas do paciente; como lidar com os próprios sentimentos.

Quanto ao grau de importância em poder trocar experiências, os cuidadores avaliaram como muito importante/extremamente importante. O trabalho em grupo permite que os cuidadores aprendam entre si, pois os relatos, quando não semelhantes, mostram os diversos comportamentos que o paciente com DA pode vir a apresentar, além do grupo permitir a socialização, aumentando, muitas vezes a rede de suporte social do cuidador e do paciente.

Ao serem questionadas as mudanças na relação com a pessoa de quem cuida antes e depois da participação no grupo, os cuidadores relataram que a relação melhorou, já que o cuidado prestado foi mais adequado. Isso se deve especialmente às informações recebidas e ao reconhecimento dos cuidadores sobre os limites daquele que é cuidado, o que reduz os sentimentos de irritabilidade e aumentam a compreensão às necessidades que uma pessoa com DA exige.

Capacitação de recursos humanos na área gerontológica

A qualidade do trabalho com idosos exige a qualificação das pessoas que o realizam. Apenas com um embasamento teórico e multidisciplinar é possível propor educação e assistência adequadas à saúde física e mental e ao equilíbrio da pessoa idosa, estabelecer clima e momento de repensar sua vida, contribuir para a melhoria de seus relacionamentos sociais e familiares e manter sua autoimagem num nível satisfatório.

Diante da necessidade de profissionais especializados para a transmissão de informações técnicas e de recursos para lidar com a doença, o programa aprendiz, vinculado ao "Grupo de Intervenção Psicoeducacional para Cuidadores de Idosos com Doença de Alzheimer", visa capacitar agentes multiplicadores para intervenção psicoeducativa junto ao cuidador formal e/ou informal.

Os aprendizes, alunos do Curso de Bacharelado em Gerontologia da Escola de Artes, Ciências e Humanidades (EACH) da Universidade de São Paulo (USP), participam ativamente de todas as atividades pertinentes aos objetivos do Grupo, conforme descrito na Tabela 15.4.

Tabela 15.4 Descrição do conteúdo e atividades desenvolvidas pelo Programa Aprendizes.

Atividade	Descrição	Carga Horária
Teórico-didática	• Estudo da literatura nacional e internacional referente à doença de Alzheimer e ao cuidado da pessoa com DA • Discussão dos casos e da dinâmica de funcionamento dos grupos (cuidadores de idosos na fase inicial e moderada) • Planejamento das atividades de intervenção	08 horas mensais – Todas as quartas-feiras das 8h00 às 10h00
Prática – Intervenção psicoeducacional	• Apresentação expositiva dos conteúdos • Participação na discussão dos relatos de experiências dos cuidadores	16 horas mensais – Todas as terças-feiras das 9h00 às 12h00
Pesquisa	• Aplicação do protocolo de pesquisa no início e no término dos semestres	01 hora para aplicação individual de cada protocolo

Considerações finais

Através dos resultados do trabalho realizado pelo Grupo de Intervenção Psicoeducacional para Cuidadores de Idosos com Doença de Alzheimer, podemos afirmar que as demandas dos cuidadores constituem um dos aspectos mais importantes da DA. Neste sentido, a orientação educativa e psicológica deve fazer parte do tratamento da demência, uma vez que o suporte aos familiares e cuidadores é de extrema importância. Torna-se necessário, também, a implantação e ampliação de intervenções efetivas, uma boa formação de profissionais especializados nessa área e investimentos em pesquisas no âmbito da prevenção da sobrecarga no cuidador.

A intervenção psicoeducativa vai além da simples transmissão de informações técnicas, podendo ser vista como o estabelecimento de um fluxo de informações de terapeuta para paciente e vice-versa, na tentativa de implementar, junto aos familiares e profissionais, recursos para lidar com a doença.

Em conjunto com o diagnóstico precoce da DA, a atenção aos cuidadores de pacientes dementes é essencial, pois reflete-se em melhor qualidade de vida não só para o cuidador, mas principalmente para o paciente. *"De tudo que aprendemos aqui, existem duas coisas vitais para gente: que tenhamos consciência de que é um processo inevitável e que devemos continuar o aprendizado sempre"* (fala de um cuidador).

Portanto, implantar grupos psicoeducacionais em instituições de atendimento no âmbito do cuidado torna-se fundamental à medida que proporciona melhores condições aos cuidadores formais e informais para exercerem seu papel e, consequentemente, contribui ao melhor atendimento ao paciente. Dessa forma, é importante que gestores de saúde se atentem para as necessidades de intervenções não farmacológicas, já que a implicação destas proporciona melhor qualidade de vida à população atendida e são essenciais para o tratamento adequado.

Leituras recomendadas

1. Herrera, E; Caramelli P; Silveira A. S. B.; Nitrini, R. (2002). Epidemiologic survey of dementia in a community dwelling Brazilian population. Alzheimer Dis Assoc Disord. 16(s/n):106-108.
2. Aprahamian, I.; Martinelli, J.; YASSUDA, M. (2009). Doença de Alzheimer: revisão da epidemiologia e diagnóstico. Revista Brasileira Clinica Medica. n. 7. p. 27-35.
3. Haley, W. E. (1997). The family caregiver's role in Alzheimer's disease. Neurology, New York, v. 48, n. 5 Suppl 6, p. S25-S29.
4. Neri, A L. (2005). Redes de suporte social. In Neri, AL. Palavras-chave em Gerontologia. Campinas, SP: Editora Alínea, 2ª edição, p.172-174.
5. Neri, A L. (2006). Cuidar de idosos no contexto da família: questões psicológicas e sociais. In Neri, AL (Org.). As várias faces do cuidado e do bem estar do cuidador. Campinas, SP: Editora Alínea, 2ª edição, p.09-63.
6. Ponce et al, (2010). Programas para cuidadores de idosos no Brasil. Manuscrito de circulação interna.
7. Anderson, C.M.; Gerard, E.; Hogarty, G.E.; Reiss, D.J. (1980). Family treatment of adult schizophrenic patients: a psycho-educational approach. Schizophr Bull. n.6, p.490–505.
8. Bauml, J.; Frobose, T.; Kraemer, S.; Rentrop, M.; Pitschel-Walz, G. (2006). Psychoeducation: A Basic Psychotherapeutic Intervention for Patients With Schizophrenia and Their Families. Schizophrenia Bulletin Advance Access originally published online on August 18, 2006: http://schizophreniabulletin. oxfordjournals.org/cgi/content/full/32/suppl_1/S1
9. Gladding, S. (2003). Group work: A counseling specialty (4th ed). Upper Saddle River, NJ: Prentice--Hall.
10. Brown, N. (2011). Psychoeducational Groups: Process and Practice. Ed. 3 D. Paperback.
11. Mueser K. T.; Glynn S. M. (1995). Behavioral family therapy for psichiatric disorders. Boston: Allyn and Bacon.
12. Coon, D. W.; Thompson, L.; Steffen, N.; Sorocco, K.; Gallagher-Thompson, D. (2003). Anger and Depression Management: Psychoeducational Skill Training Interventions for Women Caregiver of a Relative with Dementia. The Gerontologist. v. 43, n. 5, p. 678-689.
13. Yacubian, J.; Lotufo Neto, F. (2001). Psicoeducação familiar. Fam. Saúde Desenv. v. 3. n.2, p 98-108.
14. Winefield, H. R.; Harvey, E. J. (2004). Needs of family caregivers in chronic schizophrenia. Schizophr. Bull., Washington, v.20, n.3, p.557-566.
15. Nakatani, A. Y. K.; Souto, C. C. S.; Paulette, L. M.; Melo, T. S.; Souza, M. M. (2003). Perfil dos cuidadores informais de idosos com déficit de autocuidado atendidos elo Programa de Saúde da Família. Revista Eletrônica de Enfermagem, v. 5, n. 1 p. 15 -20.
16. Gonçalvez, L. H. T.; Alvarez A. M.; Sena E. L. S.; Santana L. W. S.; Vicente F. R. (2006). Perfil da família cuidadora de idoso doente/fragilizado do contexto sociocultural de Florianópolis, SC. Revista Texto Contexto Enfermagem, v.15, n.4, p. 570-7.
17. Santos, S. C. S; Pelzer, M. T.; Rodrigues, C. T. R. (2007). Condições de enfrentamento dos familiares cuidadores de idosos com doença de Alzheimer. RBCEH, Passo Fundo. v. 4, n. 2, p. 114-126.
18. Caldeira, A. P. S.; Ribeiro, R. C. (2004). O enfrentamento do cuidador do idoso com Alzheimer. Arq Ciênc Saúde. v.11, n. 5.
19. Neri A L. (2007) Feminização da velhice. In Neri, AL (Org.). Idosos no Brasil: vivências, desafios e expectativas na terceira idade. São Paulo: Edições SESC-SP; Fundação Perseu Abramo; p.47-64.
20. IBGE. (2002). Instituto Brasileiro de Geografia e Estatística. Indicadores sociais. Rio de Janeiro (RJ): [acesso em 23 ago 2010]. Disponível em: http://ftp.ibge.gov.br/Indicadores_Sociais/Sintese_de_Indicadores_Sociais_2002/educacao.zip
21. Mangone, C. A. (2004). Heterogeneidad clínica de la enfermedad de Alzheimer: Diferentes perfiles clínicos pueden predecir el intervalo de progresión. Revista Neurología. v. 38, n. 7, p.675-681.
22. Nitrini, R.; Bottino, C. M. C.; Albala, C.; Capunay, N. S. C.; Ketzoain, C.; Rodriguez, J. J. L. Maestre, G. E., Ramos-Cerqueira, A. T.; Caramelli, P. (2009). Prevalence of dementia in Latin America: a collaborative study of population-based cohorts. International Psychogeriatrics. v. 21, p. 622-630.

16 capítulo

Atenção Psicogerontológica, Sociofamiliar e Educativa aos Cuidadores e Familiares de Idosos com Doença de Alzheimer

■ **Deusivania Vieira da Silva Falcão**

Introdução

As pessoas com doença de Alzheimer (DA) necessitam de auxílio para a realização das atividades da vida diária (AVD) e, consequentemente, de cuidados. A atividade de cuidar pode ser exercida por cuidadores informais (ex.: familiares, amigos, vizinhos, voluntários) e formais (profissionais contratados ou instituições de saúde). Diante do quadro de dependência, os idosos com DA recebem os cuidados quase sempre no próprio domicílio ou na residência de parentes. O papel de cuidar é comumente exercido pelas esposas, filhas, netas ou noras, e estas, muitas vezes, não encontram o suporte necessário para o desenvolvimento dessa função. Nesse cenário, muitos fatores influenciam o ajustamento às tarefas de cuidado, sendo alguns deles: as características do cuidador (ex.: gênero, estado civil, idade, laços de parentesco, recursos psicológicos e estratégias de enfrentamento), as características da pessoa com demência (ex.: estado cognitivo, distúrbios de comportamento e fatores de personalidade) e as características do contexto de cuidado (ex.: a qualidade das relações familiares antes e após o surgimento da DA, a duração do tempo de prestação de cuidados, a rede de suporte que dispõe). Assim sendo, é fundamental desenvolver programas de apoio e projetos inovadores que favoreçam formas criativas de intervenção adequadas às realidades dessas famílias, com a colaboração de uma equipe multiprofissional e da comunidade.

Observamos que são muitas as necessidades e demandas dos cuidadores, familiares e profissionais que exercem atividades com pessoas que possuem a doença de Alzheimer.[1] A título de ilustração, seguem algumas delas:

a) **Atenção:** os familiares e cuidadores devem atentar para as pessoas com DA visando o bem-estar e a qualidade de vida destas, sem esquecer de, também, atender às próprias necessidades e exercer o autocuidado. Os profissionais de saúde, por sua vez, precisam realizar os atendimentos com empatia, escutando e refletindo conjuntamente as queixas, sintomas, dificuldades e emoções vivenciadas pelos idosos, seus cuidadores e familiares, além de cuidarem da própria saúde. Nesse sentido, uma atenção psicogerontológica, sociofamiliar e educativa visa abarcar numa perspectiva sistêmica, questões que envolvem o desenvolvimento e o envelhecimento humano em seus aspectos culturais, biopsicossociais, multidimensionais e multifatoriais. Avalia, por exemplo, como a doença de uma pessoa repercute na estrutura e na dinâmica familiar, e em seu meio social.

b) Informação/Formação/Educação: é fundamental obter e prestar informações sobre o que é a doença de Alzheimer; as formas de tratamento; o uso de medicamentos, etc. O estigma associado à DA dificulta a aceitação e o tratamento da enfermidade. A linguagem negativa, amiúde, usada para descrevê-la reduz os enfermos à uma série de rótulos, ocasionando reações negativas dos amigos, familiares e profissionais. Acreditamos que quanto mais conhecimentos essas pessoas possuam a respeito da DA e de suas consequências, aumenta-se a probabilidade de desenvolver estratégias de enfrentamento mais efetivas. É crucial, também, manter as capacidades preservadas do indivíduo e o alcance da melhor situação funcional possível em cada estágio da enfermidade. Além disso, é preciso desenvolver habilidades para cuidar – como se comunicar com os enfermos; como ter manejo farmacológico e não farmacológico dos sintomas e dos comportamentos problemáticos; estimular a autonomia do idoso, etc. Outrossim, é importante treinar e desenvolver habilidades para cuidar-se – buscar pedir ajuda diante das dificuldades; buscar modificar o sistema de crenças disfuncionais que prejudicam o autocuidado e o cuidado com o enfermo; realizar atividades sociais e de lazer. Finalmente, cabe propor campanhas publicitárias informativas dirigidas à população; cursos de formação de profissionais cuidadores e, a realização de pesquisas científicas.

c) Recursos: é relevante identificar quais são os recursos existentes na família e na comunidade para favorecer o tratamento; ver a possibilidade de contar com o apoio de centros-dia, grupos de intervenção psicossocial e educativa, mediação familiar, residências terapêuticas – fixas, temporais, diurnas ou noturnas. Se possível, a família pode contratar profissionais que auxiliem na prestação de serviços e das atividades de cuidados, além de planejar metas para o futuro, etc. Desse modo, é recomendável buscar assessoramento, acompanhamento psicoterapêutico; ajuda econômica; ajuda no domicílio, com horário flexível e adequado às necessidades das pessoas cuidadoras.

Pautando-se nessas informações, no presente capítulo buscamos apresentar o programa de atendimento e as atividades exercidas pelo Grupo de Atenção Psicogerontológica, Sociofamiliar e Educativa aos Cuidadores e Familiares de Pessoas com a Doença de Alzheimer desenvolvido no Centro de Reabilitação e Hospital-Dia (CRHD) do Instituto de Psiquiatria (IPq) do Hospital das Clínicas da Faculdade de Medicina da Universidade de São Paulo (HC – FMUSP). Para uma melhor compreensão do trabalho, serão apontadas sucintamente as bases teóricas que sustentam as atividades e intervenções do Grupo, os objetivos deste, bem como a caracterização, a estrutura e a dinâmica das sessões de atendimentos grupais realizadas com os cuidadores formais e informais. Em seguida, serão expostos aspectos da repercussão do trabalho realizado pelo Grupo sobre os participantes.

Bases teóricas para a intervenção com cuidadores e familiares de idosos com DA

No final dos anos 1970, em que ocorreu a divulgação dos primeiros trabalhos sobre ações voltadas para cuidadores de pessoas com doença de Alzheimer, até os dias atuais, numerosos estudos, baseados em várias correntes teóricas, têm desenvolvido e/ou analisado a eficácia de diferentes intervenções dirigidas fundamentalmente a minimizar o mal-estar dos cuidadores. O modelo teórico que tem servido como marco a um maior número de intervenções é o modelo de estresse adaptado ao cuidado.[1,2,3,4] De acordo com esse modelo, para compreender o mal-estar físico e psicológico dos cuidadores é preciso considerar o estresse como um processo que abarca fatores: a) *contextuais*; b) *estressores*; c) *recursos do cuidador* e; d) *consequências* (inclui os resultados do estresse no funcionamento psicológico, físico e social dos cuidadores e a relação destes com as pessoas cuidadas).

O modelo cognitivo-condutual, também, é considerado influente nas propostas de atendimento dirigidas aos cuidadores. Inspira-se no desenvolvimento de intervenções centradas, especificamente, na modificação de variáveis cognitivas e condutuais dos cuidadores principais para o enfrentamento da situação de cuidado. Através deste modelo podemos identificar crenças ou pensamentos disfuncionais (ex.: devo abandonar meus interesses e necessidades e dedicar-me por completo ao meu familiar que está enfermo) dos cuidadores que interferem nas atividades de cuidar, influenciando de forma negativa nas emoções e estratégias de enfrentamento.[5]

CAPÍTULO 16 ▸ Atenção Psicogerontológica, Sociofamiliar e Educativa aos Cuidadores e Familiares... **139**

Nesse contexto, o modelo ABC (Antecedentes, Comportamento, Consequência) para redução de comportamentos problemáticos[6] tem demonstrado ser uma ferramenta teórica útil para embasar intervenções eficazes para cuidadores. Possui como postulado central a modificação da conduta, segundo a qual os comportamentos problemáticos podem ser explicados funcionalmente por uma série de estímulos antecedentes e/ou consequentes que influenciam a produção de tais comportamentos. Esse modelo propõe intervenções sistemáticas com as famílias cuidadoras, cujos componentes principais são:

a) Facilitar aos cuidadores a análise e a compreensão das cadeias funcionais que explicam as condutas problemáticas de seus familiares e que permitem identificar os elementos (antecedentes e/ou consequentes) mantenedores das condutas problemáticas;

b) Ensinar aos cuidadores estratégias para modificar estes elementos mantenedores e substituí-los por novos elementos que permitam a instauração de novas sequências de condutas mais adaptativas.

Nossa principal base teórica de trabalho no Grupo, para compreender as relações familiares de pessoas com DA, está calcada na perspectiva sistêmica em que a família pode ser considerada um sistema aberto, devido ao movimento de seus membros dentro e fora da interação de uns com os outros e com os sistemas extrafamiliares, num fluxo constante de informação, energia e material. Desse modo, os comportamentos e as ações do cuidador ou da pessoa com DA, por exemplo, tanto influenciam como são influenciados pelos dos outros membros da família. O sistema familiar, ao exercer suas funções através de *subsistemas* – as díades, pai, mãe-filho (subsistema parental/filial), esposo-esposa (subsistema conjugal), irmão-irmão (subsistema fraternal) –, sofre, muitas vezes, mudanças de papéis, especialmente, após o surgimento dessa enfermidade, alterando a estrutura e a dinâmica familiar.

Dentre as abordagens da terapia familiar sistêmica, a teoria estrutural da família, proposta por Salvador Minuchin, foi desenvolvida na segunda metade do século XX, abordando o homem em seu contexto social. Ele converteu as abstrações da Teoria Geral dos Sistemas em descrições da vida cotidiana da família e em prescrições para a intervenção terapêutica (Umbarger, 1983). Diante dos vários conceitos dessa teoria e de outras abordagens da terapia familiar sistêmica, nos limitamos neste capítulo a apontar a *estrutura*, as *fronteiras*, a *coesão*, a *hierarquia*, a *flexibilidade* e a *comunicação* como sendo fundamentais para a compreensão das relações familiares de idosos com DA.

A *estrutura* familiar é o conjunto invisível de exigências funcionais que organiza as maneiras pelas quais os membros da família interagem. As *fronteiras* – as regras que definem quem participa e como, cuja função é proteger a diferenciação do sistema –, também são transformadas durante o ciclo de vida familiar. Assim sendo, a nitidez das fronteiras é um parâmetro para avaliar o funcionamento da família frente a situações como a convivência com um membro idoso com DA. As fronteiras podem ser desligadas (inadequadamente rígidas); nítidas (limites normais) ou emaranhadas (difusas). Para o funcionamento apropriado da família, as fronteiras dos subsistemas devem ser nítidas.[8]

Por sua vez, a *hierarquia* é compreendida como "níveis de status e poder" ou "diferentes níveis de autoridade", isto é, cada pessoa ocupa um nível de autoridade na família. Como um sistema, ela depende de padrões transacionais e da *flexibilidade* para mobilizá-los em determinadas situações. Tais padrões exercem a função de regular o comportamento de cada sujeito que compõe a família. No estudo realizado por Falcão,[9] foi detectado que as filhas cuidadoras de mães idosas com DA perceberam uma inversão hierárquica na família após o desencadeamento dessa enfermidade, ou seja, antes da doença, elas, seus irmãos e seus filhos não exercem poder sobre as idosas com DA, mas, depois, passaram a tê-lo. Todavia, as cuidadoras sinalizaram que gostariam de ter menor hierarquia sobre estas.

A inversão das hierarquias de poder é considerada, frequentemente, a mais destruidora das forças para a estrutura da família.[7] A inversão e as incertezas quanto às questões hierárquicas dão margem a relações caóticas, perturbando o sistema familiar e o desenvolvimento global de cada um de seus membros.[10] Várias participantes da pesquisa de Falcão[9] revelaram esse mal-estar ao assumirem um poder hierárquico maior do que de seus pais/suas mães com DA. Para elas, chegava a ser um ônus, assumir o comando e admitir, por exemplo, que um pai que foi, a vida inteira, o centro do poder, perdeu a autonomia e a maior posição hierárquica na família.

Percebemos que a complexidade relacional é regida, também, pela *comunicação* que caracteriza a interação familiar, a partir da qual são construídas as regras próprias de cada grupo, favorecendo ou não a *coesão*, definida como vínculo emocional ou ligação entre os membros da família. No estudo de Falcão[9] foi observado que algumas famílias eram mais compromissadas e bem-sucedidas do que outras na gestão de recursos próprios, diante dos problemas que enfrentavam com a DA. Aquelas que possuíam membros que se comunicavam mais e tinham maior contato uns com os outros e com os pacientes, passavam a compreender melhor os aspectos da enfermidade e o dia a dia das cuidadoras. Consequentemente, havia maior cooperação e divisão de tarefas do que naquelas famílias em que os membros eram considerados distantes, geograficamente e emocionalmente, uns dos outros. As famílias compostas por um número maior de membros, e com baixo nível de coesão, apresentavam menos probabilidade de se unirem em prol dos cuidados para com os idosos com DA.

Destacamos, ainda, que os padrões de interação das famílias são relativamente estáveis diante de diferentes situações e processos homeostáticos resistentes às mudanças. Todavia, enquanto algumas famílias se adaptam frente a situações estressantes como a que ocorre com a DA, outras são rígidas e desorganizadas.[11] Alguns cuidadores familiares se reorganizam diante da exigência de novos papéis, outros se mantém desatualizados e fora dos padrões adequados à realidade vivenciada. Essa ideia, baseada na teoria estrutural da família, é congruente com o modelo de estresse[12] em que este pode desorganizar o funcionamento familiar e expor os membros, especialmente os cuidadores, a uma situação de risco à saúde.

Perspectivas teóricas da terapia familiar sistêmica, também, têm sido a base para programas de intervenção com cuidadores e familiares de idosos com DA para outros pesquisadores.[13,14,15,16] Mittelman et al. (1996), demonstraram que a combinação das modalidades de intervenções individuais, grupais e familiares traz benefícios para os cuidadores. Nesse contexto, podemos analisar, por exemplo, o efeito das intervenções psicoeducativas: a mera transmissão de informação quando são desenvolvidas sem a combinação dessas modalidades, não é tão efetiva como as intervenções que requisitam a participação ativa do cuidador e o desenvolvimento de sua capacidade de aprendizagem de competências. Além disso, o maior tempo de duração das intervenções se associa, por exemplo, com uma menor possibilidade de institucionalização do familiar.[17]

Cabe mencionar que existem outros modelos teóricos os quais também têm conseguido resultados favoráveis no tratamento de cuidadores de pessoas com DA, tais como a Teoria do Controle e da Atividade[18] e o modelo de estresse progressivamente reduzido.[19] Portanto, os modelos teóricos apresentados têm inspirado a prática de intervenções diferentes e estes não são incompatíveis entre si, pelo contrário, se complementam ao se centralizarem em aspectos diferentes, mas igualmente importantes diante da experiência vivenciada pelos cuidadores.[1]

Vale ressaltar que o Grupo de Atenção Psicogerontológica, Sociofamiliar e Educativa, fundamenta as discussões sobre o envelhecimento na perspectiva da *life span*, que defende o desenvolvimento como um processo multidirecional e multifuncional, influenciado pelo contexto histórico de todo o ciclo vital, ocorrendo um constante equilíbrio entre ganhos e perdas, que resulta numa variabilidade intra-individual e em plasticidade individual. Questões inerentes às relações sociais são refletidas a partir das teorias da seletividade socioemocional[20,21], do modelo de Comboio de Apoio Social[22] e de Apego.[23,24,25]

Ocorre que não existe uma única e ótima teoria ou bateria de avaliação que investigue todas as situações vivenciadas pelos cuidadores. Entrementes, é aconselhável adotar um modelo multidimensional que guie o desenho específico da avaliação visando, posteriormente, à intervenção propriamente dita. As funções e objetivos concretos de qualquer avaliação com cuidadores variam em função do âmbito em que ela se desenvolve. No prisma clínico e assistencial, por exemplo, é fundamental conhecer as demandas que existem em comum entre essas pessoas por meio das experiências vivenciadas por elas, seus níveis de bem-estar físico, psicológico e social, bem como suas necessidades concretas (instrumental, emocional e familiar, capacidade de desenvolver habilidades e competências para exercer as tarefas de cuidado e autocuidado, etc.). A partir dessas informações, é possível propor as linhas de intervenção por meio de um plano de cuidado mais adequado para cada caso.[26] Esse processo de avaliação pode ser, por si mesmo, terapêutico, posto que, ajuda os cuidadores a se sentirem compreendidos, reconhecidos e, de certo modo, valorizados e encorajados a continuarem exercendo seus papéis.[27]

Caracterização do grupo de atenção psicogerontológica, sociofamiliar e educativa aos cuidadores e familiares de idosos com doença de Alzheimer

O Grupo alicerça suas atividades de ensino, pesquisa e extensão universitária na perspectiva de um plano de atenção e promoção da saúde, por meio de intervenções terapêuticas (individuais, familiares e grupais), sociais e educativas. Foi criado e desenvolvido pela autora deste capítulo com a colaboração de alunos e profissionais das áreas de Psicologia e Gerontologia. O trabalho foi iniciado no ano de 2007 no CRHD-IPq-HC-FMUSP e as condições de participação nas atividades propostas são as seguintes:

a) Poder comparecer às reuniões semanais;
b) Ser familiar ou cuidador de uma pessoa com DA que esteja sendo atendida pelo CRHD geriátrico;
c) Não apresentar grave sintomatologia psíquica;
d) Aceitar as condições descritas no "Termo de Consentimento Livre e Esclarecido" e concordar com as regras das atividades;
e) Comprometer-se em participar das atividades, podendo faltar, no máximo, dois encontros.

Os pacientes com DA também são previamente selecionados por pesquisadores do CRHD. Para participar do projeto, o grau de acometimento da doença deve ser de leve a moderado, avaliado qualitativamente e através do desempenho no "Miniexame do Estado Mental", de acordo com os critérios diagnósticos do *National Institute for Communicative Disorders and Stroke – Alzheimer's Disease and Related Disorders Association* (NINCDS-ADRDA).[28]

No geral, os objetivos do referido Grupo de Atenção são:

a) Buscar e apresentar informações sobre a doença de Alzheimer, favorecendo a construção do conhecimento teórico-prático acerca dos impactos dessa enfermidade nas relações sociais e familiares dos cuidadores (formais e informais);
b) Capacitar agentes multiplicadores – alunos ou profissionais formados, ambos denominados no Grupo como "aprendizes" – do conhecimento teórico-prático acerca da DA;
c) Conhecer as atividades emocionais e instrumentais, bem como os papéis exercidos pelos cuidadores, buscando avaliar as funções desenvolvidas, a eventual sobrecarga e o estresse e, a partir disso, contribuir para reflexões e, se necessárias, mudanças de atitudes e comportamentos que favoreçam uma melhor qualidade de vida a esses sujeitos e aos demais membros da família;
d) Investigar a condição psicológica dos cuidadores e compreender os sentimentos (positivos e negativos) vivenciados pelas pessoas envolvidas com a tarefa de cuidar, incentivando a importância de exercer o autocuidado e de refletir acerca das repercussões desses fatores nos vínculos sociais e familiares estabelecidos ao longo da vida;
e) Verificar os principais acontecimentos ocorridos na vida dos cuidadores e dos idosos com demência, tentando contextualizá-los na atual vivência da doença;
f) Averiguar a estrutura e a dinâmica familiar dos familiares cuidadores;
g) Investigar a resiliência e a rede de suporte social dos participantes;
h) Avaliar a oferta e a qualidade dos recursos individuais, sociais e comunitários existentes voltados para o apoio às pessoas com DA, seus cuidadores e familiares, visando incentivar e fortalecer aspectos que promovam a saúde delas;
i) Refletir sobre a velhice, o processo de envelhecimento, a sexualidade, o processo de morrer e a morte, incentivando a importância de o sujeito repensar seu próprio modo de envelhecer, suas crenças e atitudes no contexto sociocultural em que vive.

Além disso, esperamos com este trabalho, subsidiar teoricamente as estratégias de intervenção dos profissionais de saúde que atuam nesse campo, contribuindo com propostas sociopolíticas e educacionais. Também se evidencia o fato de que, no Brasil, ainda são poucos os projetos de *ensino*, *pesquisa* e *extensão* abordando essa temática. A seguir, apresentamos sucintamente o que desenvolvemos nessas áreas.

Programa Aprendizes – Capacitando Recursos Humanos para atender Cuidadores e Familiares de Pessoas com Doença de Alzheimer numa Perspectiva Psicogerontológica

No Brasil, o conceito da doença de Alzheimer foi difundido aproximadamente na década de 1990, quando profissionais de áreas como geriatria, gerontologia, neurologia e psiquiatria desenvolveram interesse pelo tema. A doença foi divulgada, na mídia, através de instituições, tais como a APAZ (Associação de Parentes e Amigos de Pessoas com Alzheimer, doenças similares e idosos dependentes) e a ABRAZ (Associação Brasileira de Alzheimer), e vem sendo visivelmente difundida. Não obstante, a grande parcela da população ainda desconhece suas características.[29]

Nesse cenário, muitos profissionais não estão preparados para atender às demandas das pessoas com doença de Alzheimer, seus cuidadores e familiares. A falta de conhecimentos específicos para lidar com essa realidade dificulta ainda mais o prognóstico. Em geral, a comunicação destes profissionais com os familiares se resume ao diagnóstico de uma síndrome demencial e a afirmação da inexistência de tratamento efetivo e da impossibilidade de cura. Por vezes, o olhar que incide sobre a doença é direcionado ao seu diagnóstico e caráter classificatório, deixando a pessoa e sua história em segundo plano.

Acreditamos que além de investir na busca pelos conhecimentos sobre as demências, ou melhor, sobre a saúde das pessoas com DA e de seus familiares, os profissionais devem refletir sobre o significado e as consequências do diagnóstico na vida delas. Nesse sentido, é fundamental buscar uma formação que embase aspectos teórico-práticos e estratégias de intervenção as quais favoreçam o cotidiano e o bem-estar dessas pessoas.

Pautando-se nessas afirmações, o Programa Aprendiz vinculado ao Grupo de Atenção Psicogerontológica, Sociofamiliar e Educativa aos Cuidadores e Familiares de Pessoas com a Doença de Alzheimer objetiva capacitar agentes multiplicadores que poderão aplicar os conhecimentos adquiridos no próprio ambiente familiar ou em outros centros terapêuticos, ampliando a rede de atenção aos envolvidos com a doença. Os aprendizes, profissionais formados na área de Psicologia e alunos do Curso de Bacharelado em Gerontologia da Escola de Artes, Ciências e Humanidades (EACH) da Universidade de São Paulo (USP), participam de todas as atividades relacionadas ao Grupo, conforme descrito a seguir.

Tabela 16.1 Descrição das atividades dos aprendizes.

Atividades	Descrição	Carga Horária
Teóricas, Didáticas e Práticas	• Revisão e discussão dos conteúdos apresentados nas sessões em grupo; • Apresentação expositiva dos conteúdos nos atendimentos grupais; • Reflexão sobre as dinâmicas de grupo a serem realizadas nos atendimentos subsequentes; • Discussão dos casos atendidos (em grupo e individualmente); • Reflexão sobre as propostas de intervenções; • Participação em todas as modalidades de atendimentos (grupais, individuais, familiares, multifamiliares e sala de espera); • Participação nas reuniões de discussão de casos junto à equipe multiprofissional do CRHD.	Dois encontros semanais (terças e quintas-feiras), sendo, 3 horas para atividades teóricas e didáticas e 3 horas para práticas. Total: 24 horas mensais
Pesquisa	• Revisão bibliográfica (nacional e internacional) sobre a doença de Alzheimer, cuidadores, família, fundamentos teóricos que embasam as intervenções e assuntos gerais ligados ao tema; • Estudo e aplicação dos instrumentos de pesquisa utilizados; • Elaboração e execução de propostas de projetos de pesquisa (ex.: iniciação científica e trabalhos de conclusão de curso); • Elaboração de capítulos de livros e de artigos científicos.	Indeterminada

Vale destacar que o principal projeto de pesquisa proposto pelo Grupo foi aprovado pelo Comitê de Ética em Pesquisa do HC-FMUSP. Os subprojetos também são submetidos a esse Comitê. O protocolo de pesquisa é aplicado antes e após a execução do programa de atendimento grupal e reúne vários instrumentos que contemplam assuntos como relações familiares, rede de suporte social e familiar, resiliência, sobrecarga de papéis, impacto na vida dos cuidadores, etc. Alguns instrumentos são aplicados durante o programa nos atendimentos individuais.

Modalidades, estrutura e dinâmica dos atendimentos

a) **Individuais:** cada componente do grupo é atendido individualmente por dois membros da equipe. Devido à limitação do tempo, os atendimentos são realizados duas vezes, podendo esse número ocasionalmente se estender, de acordo com a necessidade do indivíduo. Os encontros ocorrem uma hora antes da atividade em grupo e tem por objetivos:

- Ouvir as queixas ou verbalizações que os cuidadores não se sentem à vontade para falar em grupo; e
- Aplicar instrumentos de pesquisa, tais como, "Family System Test – FAST"[30] e; "Diagrama da Escolta".[22,31]

  Outrossim, mesmo apresentando um programa de atenção comum a todos os cuidadores, sabemos que cada caso é um caso e que, portanto, as intervenções merecem ser diferenciadas.

b) **Grupais:** ocorrem uma vez por semana, com duração de 15 semanas (cada sessão tem 1 hora e 30 minutos) e é realizada numa sala ampla e apropriada para o desenvolvimento da tarefa. Participam das reuniões 12 cuidadores (formais e informais). Em cada sessão, uma parte da equipe é responsável pela apresentação, realização das dinâmicas e mediação das discussões. A outra parte fica apenas observando o sistema (grupo), como um todo, e os subsistemas (participantes), atentando para a interação, a linguagem verbal e não verbal dos membros, a qual não é captada pela gravação sonora do encontro. Durante as reuniões, os diálogos são gravados e posteriormente transcritos para análise segundo Bardin.[32]

c) **Familiares:** destinado aos casos em que observamos, por exemplo, alguma situação de violência ou conflito que esteja impedindo ou dificultando o tratamento das pessoas com DA e dos cuidadores. É enviada uma carta-convite aos membros da família e após a aceitação da participação destes, realizam-se reuniões tendo como aporte teórico a terapia familiar sistêmica, especialmente as abordagens estrutural, estratégica e transgeracional. Todavia, devido à limitação do tempo e da lista de espera, vale ressaltar que nos casos em que percebemos que os familiares necessitam de um atendimento mais longo, indicam-se outros profissionais que trabalham com terapia de família.

d) **Multifamiliares:** convidamos todas as famílias dos idosos atendidos pelo Programa para participarem de um encontro (em geral, realizado em um sábado), quando a equipe multiprofissional do CRHD geriátrico apresenta informações diversas relacionadas à doença de Alzheimer e seu tratamento. É uma oportunidade para as pessoas da família que não conseguem participar das atividades semanais, compreenderem melhor essas questões.

e) **Atividade na Sala de Espera:** durante a espera dos cuidadores pelos atendimentos, são exibidos documentários informativos sobre a DA. Um(a) aprendiz acompanha a tarefa, podendo ajudar a esclarecer dúvidas. Pretendemos criar, ainda, um *serviço de teleatendimento* que funcionará em horários estabelecidos pela equipe e terá como objetivo ouvir queixas e dirimir dúvidas dos cuidadores nas questões relacionadas às atividades de cuidar.

Para maiores esclarecimentos, neste capítulo nos limitaremos a descrever o programa e as atividades desenvolvidas nos atendimentos grupais, conforme a Tabela 16.2, a seguir.

DOENÇA DE ALZHEIMER ▶ Uma perspectiva do tratamento multiprofissional

Sessão	Temática	Objetivos e Principais Conteúdos Discutidos	Metodologia/Atividades desenvolvidas
1ª.	Apresentação dos participantes e dos objetivos do programa	• Possibilitar o acolhimento e a apresentação de cada participante, favorecendo a formação inicial do vínculo no grupo. • Apresentar os objetivos do Grupo e dos conteúdos a serem trabalhados, atentando para sugestões de conteúdos adicionais no programa. • Refletir sobre a importância de estabelecer o compromisso com os membros do grupo e da participação nas atividades do CRHD Geriátrico;	• Neste primeiro encontro envolvemos não apenas os cuidadores e familiares, mas, também, os idosos com DA visando à integração entre eles e os profissionais da equipe; • Dinâmica da teia: sentados em círculo, solicitamos que um integrante se apresente e escolha o próximo a fazer isso, jogando para o escolhido um novelo de linha. Ao final, destacamos a teia de linha formada, refletindo sobre a importância da rede de suporte social, do apoio mútuo e de uma visão sistêmica da vida.
2ª.	Envelhecimento Humano: Possibilidades e Desafios	Apresentar e discutir aspectos inerentes à heterogeneidade da velhice e do envelhecimento na perspectiva *life span*, buscando desmistificar mitos, estereótipos e preconceitos. Refletir sobre o modo de envelhecer e a importância de se buscar informações ou auxílio de profissionais habilitados. • Aumento da expectativa de vida; • Dados epidemiológicos e emográficos acerca do envelhecimento no Brasil e no mundo; • Aspectos biopsicossociais do envelhecimento e da velhice na perspectiva *life span*; • Senescência x senilidade x a importância de uma equipe multiprofissional; • Reflexões sobre o significado da velhice, envelhecimento ativo, autonomia e independência; • Mitos, atitudes (com ênfase nos preconceitos positivos e negativos), discriminação e estereótipos relacionados à velhice e ao envelhecimento.	• Aula expositiva e dialogada com uso de slides e data show. • Dinâmica do chapéu: após a aula, o expositor apresenta um chapéu e pergunta aos integrantes do grupo quem gostaria de ir à frente do público e tirar o chapéu para a pessoa que está na foto (dentro do chapéu). Todavia, sinaliza-se que ao ver a foto, o participante mantenha sigilo sobre quem se trata. Ao avistar a imagem, pedimos que faça uma reflexão a respeito de quem ela vê. Na verdade, no lugar da foto, inserimos um espelho. No geral, quando o integrante vê a própria imagem discute sobre o próprio envelhecimento e opta por tirar ou não o chapéu. • Dinâmica dos rolinhos de papéis: distribuímos rolinhos de papéis com conteúdos escritos sobre mitos, estereótipos e preconceitos relacionados à velhice e ao envelhecimento. Cada integrante lê o conteúdo do papel em voz alta. Em seguida, há discussão sobre o que foi lido em grupo.

CAPÍTULO 16 ▶ Atenção Psicogerontológica, Sociofamiliar e Educativa aos Cuidadores e Familiares... 145

Sessão	Temática	Objetivos e Principais Conteúdos Discutidos	Metodologia/Atividades desenvolvidas
3ª.	A Doença de Alzheimer	Proporcionar aos cuidadores e familiares, conhecimentos sobre a doença de Alzheimer, visando facilitar a compreensão de como melhor lidar com o paciente e as situações advindas com o processo demencial. Visa, também, discutir os anseios e as preocupações dos cuidadores e familiares acerca do uso de medicamentos nas fases inicial, intermediária e avançada da doença.	• Aula expositiva e dialogada com uso de slides e data show. • Exibição e discussão de cenas do documentário "The Alzheimer's Project" (*O Projeto Alzheimer*). A série aborda a doença do ponto de vista dos pacientes, das famílias e das pessoas que cuidam deles no cotidiano. Paralelamente, apresenta os avanços das pesquisas científicas, comentados por grandes especialistas no assunto. • Discussão sobre o tema, buscando-se refletir as experiências e vivências dos membros do grupo.
		• Aspectos históricos acerca da doença de Alzheimer; • O que é a doença de Alzheimer? • Envelhecimento cerebral e doença de Alzheimer; • Memória e doença de Alzheimer; • Fatores de risco e principais sintomas da DA; • Provável/possível diagnóstico da DA: exames utilizados; • Deve-se informar o doente do seu diagnóstico? • Estágios da DA: principais características e Alterações do comportamento; • Tratamento farmacológico e não farmacológico da DA; • Esclarecimentos sobre o uso e efeitos (positivos e adversos) dos medicamentos; • Estigmas inerentes à doença de Alzheimer; • Atualidades (principais resultados de estudos e pesquisas recentes sobre a DA); • Questões jurídicas relacionadas aos idosos com Alzheimer, sendo divulgados os serviços de assistência, nessa área, no município de São Paulo; • Há prevenção da DA? • A importância da alimentação e da atividade física.	

146 DOENÇA DE ALZHEIMER ▶ Uma perspectiva do tratamento multiprofissional

Sessão	Temática	Objetivos e Principais Conteúdos Discutidos	Metodologia/Atividades desenvolvidas
4ª.	A Convivência com a Pessoa Idosa com a Doença de Alzheimer	Discutir sobre os aspectos inerentes ao cotidiano dos idosos, seus cuidadores e familiares, refletindo especialmente sobre as dificuldades em lidar com as alterações de comportamento que atingem a vida pessoal, familiar e social deles. • O dia a dia dos idosos, seus cuidadores e familiares; • Compreender e lidar com as alterações de comportamento (ex.: agressividade, reações violentas, inquietude, síndrome do entardecer, fuga, possível alucinação e delírio) das pessoas com DA nas três fases da doença; • As dificuldades enfrentadas nas atividades de vida diária (ex.: hora do banho, alimentação, mobilidade, hora de dormir) e na administração de medicamentos; • Favorecendo a autonomia do idoso: como evitar a dependência em excesso? • Como ocupar o tempo livre da pessoa com DA; • A comunicação (verbal e não verbal) da pessoa com DA x cuidador; • Habilidades e estratégias de comunicação.	• Exibição e discussão em grupo de imagens (com uso de slides e data show) que contém situações típicas e cenas rotineiras de idosos com DA, envolvendo familiares, cuidadores, amigos, vizinhos, entre outros. • Técnica de *Role Playing*: sentados em círculo, solicitamos que o grupo escolha uma situação problemática abordada durante a reunião. Em seguida, pede-se que alguns membros representem teatralmente essa situação. Posteriormente, são discutidos em grupo os papéis, os sentimentos vividos, etc., facilitando a visualização dos conflitos, favorecendo a compreensão do problema e propondo alternativas de resolução desses conflitos.
5ª.	Cuidando de Si Mesmo: A Importância do Autocuidado	Contribuir para que os cuidadores formais e informais avaliem as tensões, as sobrecargas, o estresse e os conflitos de papéis vivenciados. Discutir conceitos como lócus de controle interno e externo, autoeficácia e comportamento proativo. Incentivar a pensar nos fatores que contribuem para a saúde e nas ações que exercem sobre si mesmo as quais favorecem ou não a qualidade de vida e as escolhas dos recursos para sua realização. • O que é cuidar? • Sentimentos (positivos e negativos) vivenciados diante do papel de cuidar; • Como estou me cuidando: a necessidade de prestar atenção à própria saúde; • Direitos e deveres como cuidador e como pessoa; • Pensamentos, crenças e atitudes dos cuidadores que podem dificultar o papel de cuidar e o autocuidado; • As atividades sociais e instrumentais desenvolvidas pelos cuidadores; • Centralização de papéis na arte de cuidar: quem cuida é o dono do doente? • Tensões e eventual sobrecarga de papéis dos cuidadores formais e informais; • Estresse: sintomas, causas, fases e o que fazer para lidar com essa situação; • A importância de pedir ajuda: dificuldades enfrentadas; • A divisão de tarefas com membros da rede de suporte familiar e social; • A importância do lazer.	• Exposição e debate em grupo sobre o tema. • Leituras e discussão em grupo sobre *"Histórias de Casos"*: a partir de situações que ocorrem no cotidiano, elaboramos histórias que são lidas em voz alta por cada membro. Em seguida, sentados em círculo, solicitamos que cada um comente como se sentiria e o que faria diante da situação, refletindo, especialmente, o autocuidado.

CAPÍTULO 16 ▸ Atenção Psicogerontológica, Sociofamiliar e Educativa aos Cuidadores e Familiares...

Sessão	Temática	Objetivos e Principais Conteúdos Discutidos	Metodologia/Atividades desenvolvidas
6ª.	Ambiente Doméstico e Doença de Alzheimer	Discutir sobre os principais espaços do ambiente doméstico, favorecendo um ambiente seguro e uma melhor adequação do idoso na residência em que vive, evitando possíveis quedas ou outros acidentes que possam ocorrer. Convidamos uma especialista no assunto para ministrar o tema sobre "Ambientes Planejados como Fator de Segurança e Conforto" (maiores informações, ver capítulo 14).	• Aula expositiva e dialogada com uso de slides e data show; • Debate sobre o tema, buscando-se refletir sobre as experiências e vivências de cada membro do grupo.
		• Orientações gerais sobre o ambiente doméstico, refletindo-se acerca da disposição de objetos em cada cômodo da residência dos idosos; • A importância de uma boa iluminação; • Dicas sobre o uso de tapetes, roupas, acessórios pessoais, hora do banho; etiquetar objetos e uso dos utensílios domésticos. • Adaptação do ambiente e as estratégias de prevenção de acidentes no domicílio.	
7ª.	As Relações Familiares dos Cuidadores e Pessoas com Doença de Alzheimer	Refletir sobre a família como um sistema aberto e em constante comunicação com o meio ambiente. Assim sendo, um evento que ocorre com um membro afeta os demais, atingindo a homeostase familiar. Destacar as mudanças na estrutura e na dinâmica familiar, após o desencadeamento da doença. Avaliar os recursos que as famílias possuem para resolver os problemas advindos com a demência de acordo com as possibilidades de cada uma delas. São discutidos conteúdos teóricos oriundos da terapia familiar sistêmica.	• Aula expositiva e dialogada com uso de slides e data show. • Discussão em grupo, destacando as experiências e vivências dos membros do grupo. • Dinâmica da biografia de família: na sessão anterior, pedimos para os participantes trazerem fotos (antigas e recentes), cartas, etc. da família, com o intuito de fazer uma retrospectiva, mostrando ordenadamente o crescimento e a evolução do ciclo de vida familiar. Sentados em círculo, solicitamos que cada membro apresente sua história, relembrando através dos objetos trazidos, os acontecimentos marcantes, conflitos, decisões, etc. • Tarefa de casa: no final da sessão, indicamos alguns filmes para serem assistidos em casa com a família: 1) Parente é Serpente; 2) A Guerra dos Rocha; 3) O Filho da Noiva; 4) Diário de uma Paixão; 5) A Separação. Nas sessões seguintes, retomamos conteúdos desses filmes para ilustrar falas e observações que o grupo aponta.
		• A família numa perspectiva sistêmica (são discutidos aspectos sobre a coesão, hierarquia, fronteiras, flexibilidade, interdependência e comunicação entre os membros, circularidade, homeostase, mitos, segredos, triângulos, lealdades invisíveis, familismo, legados, delegações, estigmas da família relacionados à DA, relações intergeracionais e transgeracionais, eventos estressores normativos e não normativos no ciclo de vida da família); • Conflitos familiares vivenciados em decorrência da DA; • Quando a família decide institucionalizar o idoso com DA: possibilidades e desafios.	

Sessão	Temática	Objetivos e Principais Conteúdos Discutidos	Metodologia/Atividades desenvolvidas
8ª.	As Relações Sociais dos Cuidadores e Idosos com a Doença de Alzheimer	Identificar como estão as relações com os amigos, vizinhos e outras pessoas da comunidade após a doença de Alzheimer. Favorecer a compreensão acerca da importância da rede de suporte social, da solidariedade intergeracional e dos recursos que a comunidade pode oferecer. • As relações sociais, rede de suporte social e atividades sociais dos idosos e seus cuidadores; • Atitudes dos amigos, vizinhos e outras pessoas da comunidade em relação à pessoa com doença de Alzheimer e seus cuidadores.	• Exposição oral do tema e debate com os membros do grupo. • Uso de Fantoches: no início da sessão, apresentamos (por meio de fantoches) uma pequena história, envolvendo a temática em pauta. • Dinâmica da *caixa temática*: inserimos numa caixa, várias palavras (ex.: ciúme, traição, inveja, fidelidade, amor, amizade, solidariedade) que envolvem as relações sociais entre as pessoas. Sentados em círculo, incentivamos os participantes a sortearem um tema e falarem a respeito, buscando fazer uma interlocução com as experiências pessoais e familiares antes e após a ocorrência da DA.
9ª.	Eventos de Vida, os Desafios advindos com a evolução da DA e as Estratégias de Enfrentamento Individual e Familiar	Abordar os eventos normativos e não normativos no curso de vida e no ciclo de vida familiar, bem como as estratégias de enfrentamento utilizadas. Também se discutem as demandas advindas com a evolução da doença de Alzheimer, as quais exigem reestruturação, adaptação da dinâmica do cuidado e desenvolvimento de novas habilidades sociais e instrumentais. • Os principais acontecimentos ocorridos na vida dos cuidadores, dos idosos com DA e de seus familiares, buscando contextualizá-los na atual vivência da doença; • Eventos normativos e não normativos, positivos e negativos, durante o curso de vida e o ciclo de vida familiar; • A resiliência: superando desafios da vida; • As estratégias de enfrentamento diante das dificuldades e mudanças que sobrevêm à DA.	• Exposição oral e debate sobre o tema, buscando-se destacar as experiências e vivências de cada membro do grupo. • Dinâmica *life review*: distribuímos um papel em branco com uma linha horizontal (seta no sentido progressivo) escura no meio da folha. Pedimos para que cada participante relembre os principais acontecimentos (individuais e familiares) ocorridos na vida. Indicamos que cada fato seja representado (por ordem crescente) com um ponto na linha, sinalizando, se possível, o ano da ocorrência. Posteriormente, solicitamos que cada pessoa apresente sua história, refletindo, por exemplo, quais estratégias de enfrentamento utilizadas para lidar com situações que envolveram dor, angústia, sofrimento, etc. • Indicação de filme para assistir em casa: Aurora Boreal.

CAPÍTULO 16 ▶ Atenção Psicogerontológica, Sociofamiliar e Educativa aos Cuidadores e Familiares...

Sessão	Temática	Objetivos e Principais Conteúdos Discutidos	Metodologia/Atividades desenvolvidas
10ª.	Sexualidade e Envelhecimento	Discutir as questões trazidas pelos cuidadores e as dificuldades vivenciadas por eles no trato com os idosos, buscando-se dirimir e esclarecer suas dúvidas. Contribuir para a diminuição das crenças e tabus sobre um assunto cercado por preconceitos.	• Cinedebate: exibição e discussão de cenas do filme "Longe Dela"; • Dinâmica das perguntas e respostas: sentados em círculo, solicitamos aos participantes que elaborem e escrevam em tiras de papel, dúvidas que possuem a respeito de algum conteúdo inerente à sexualidade. Depois de escreverem as perguntas (sem identificação do participante), devem enrolar os papéis e inserirem numa caixa. Em seguida, misturamos os rolinhos de papéis e pedimos para cada membro do grupo pegar um deles, ler o conteúdo em voz alta e responder a pergunta feita pelo colega com auxílio dos coordenadores e aprendizes.
		• O que é sexualidade? • A vivência da sexualidade no curso de vida; • A sexualidade da pessoa com DA e a da pessoa cuidadora; • Como lidar com situações constrangedoras (ex.: masturbação do paciente em público; tentativas de insinuar a prática sexual ou de agarrar o cuidador à força); • A sexualidade de casais em que um dos cônjuges possui a DA.	
11ª.	O Processo de Morrer, a Morte e o Luto na Família	Refletir acerca da morte como um acontecimento natural do ciclo vital, levando-se em consideração que as famílias possuem rituais ou costumes diversificados, calcados em crenças religiosas e filosóficas próprias, para lidar com essa situação. Entre outros tópicos, trabalhamos com a ideia de que a doença de Alzheimer é semelhante a uma "morte em vida", ou seja, é como se, antes da morte física, já ocorresse a morte das características identitárias do idoso com DA e de sua função no sistema familiar.	• Cinedebate: exibição e discussão do curta metragem "A Morte" • Discutir o tema, buscando-se ressaltar as experiências e vivências de cada membro do grupo.
		• Amor, apego, separação e perda; • O processo de morrer: dificuldades enfrentadas pelo indivíduo e pela família; • A "perda ambígua" (Boss, 1998) diante da doença de Alzheimer; • A busca de sentido à vida que a morte pode oferecer; • A morte em diversas culturas; • Vivenciando a última fase da doença de Alzheimer; • A vivência do luto no sistema familiar: formas e estratégias de enfrentamento; • Religiosidade, fé e espiritualidade.	

Sessão	Temática	Objetivos e Principais Conteúdos Discutidos	Metodologia/Atividades desenvolvidas
12ª.	Arte e Cuidado: Recurso Expressivo em Contexto Terapêutico	Utilizar a arte visando proporcionar aos cuidadores e familiares mais um canal de expressão e projeção de seus sentimentos, atitudes e vivências diante do papel de cuidar. Buscamos com essa atividade, favorecer o relacionamento com os familiares e apresentar novas habilidades que os cuidadores possam utilizar nos cuidados com o paciente. Facilitar o processo terapêutico, de forma que o sujeito entre em contato com conteúdos internos e, muitas vezes, inconscientes por meio de recursos artísticos expressivos, obtendo uma melhor compreensão de si mesmo, da percepção de suas emoções em relação ao futuro, às perdas e às expectativas sobre sua própria vida. Para ministrar a sessão convidamos uma especialista no assunto (para maiores informações, ver capítulo 13).	• Uso de recursos artísticos: pincéis, canetas, tintas, papéis, argila, giz de cera, canetas hidrocor, etc. • Sentados em círculo, solicitamos que os participantes utilizem os recursos artísticos posicionados no meio da roda e busquem expressar livremente seus sentimentos, vivências, atitudes diante do papel de cuidar, relacionamento com familiares e amigos, expectativas futuras, etc. Em seguida, cada um apresenta o que fez; fala sobre o que sentiu durante o processo e o que quis expressar através da obra criada.
13ª.	Diálogo temático Livre	Proporcionar aos participantes do grupo a oportunidade de abordar e discutir temas que ainda não foram explorados ou que já foram e merecem ser destacados novamente de acordo com as necessidades de cada membro do grupo.	Debate sobre tema(s) escolhido(s) pelos participantes, buscando-se pensar sobre as experiências e vivências deles.
		Temática livre	
14ª.	Avaliação e pesquisa	• Avaliação geral do grupo; • Aplicação de instrumentos de pesquisa	• Buscamos realizar uma avaliação geral das repercussões das atividades no grupo. • São aplicados instrumentos de pesquisa.
15ª.	Reunião de Confraternização Encerramento das Atividades	Favorecer a integração dos idosos, familiares, cuidadores e equipe multiprofissional, por meio de uma reunião de confraternização. Nesse evento, os familiares têm, por exemplo, a oportunidade de avistarem materiais produzidos pelos idosos nas oficinas da equipe multiprofissional. Outrossim, podem elaborar poesias, discursos, músicas, vídeos editados durante as oficinas, etc., a serem apresentados durante o encontro.	Encontro de confraternização entre os idosos, cuidadores e profissionais que fazem parte da equipe do CRHD.

É válido ainda mencionar que, ao término das intervenções realizadas com os grupos, os próprios participantes trouxeram a demanda de continuar frequentando os atendimentos grupais. Dessa forma, a equipe viabilizou um encontro mensal (coordenado por uma profissional que foi aprendiz do Grupo), objetivando discutir as dificuldades, adaptações e vivências ocorridas após a participação no programa do CRHD. Foi criada, também, uma ferramenta de interação via internet que possibilita a comunicação entre os membros e a transmissão de atualizações sobre a DA.

Repercussões do Grupo de Atenção Psicogerontológica, Sociofamiliar e Educativa sobre os cuidadores e familiares

Os grupos de apoio aos cuidadores e familiares favorecem a diminuição do nível de estresse e desencadeiam um efeito positivo sobre a qualidade de vida.[34] No geral, após a participação no Grupo, os participantes indicam a vivência de mudanças na qualidade da rotina de cuidado, na vida pessoal, familiar e social. Os atendimentos e intervenções trazem aos participantes benefícios de cunho terapêutico, educativo e informativo, além de favorecer a ampliação da rede de apoio social e emocional. Nessas atividades, as pessoas cuidadoras e os familiares podem ser ouvidos, falar sobre seus medos, angústias e anseios, trocar conhecimentos sobre saúde, doença e compartilhar histórias com sujeitos que vivenciam situações semelhantes. Conforme apresentado por Coelho, Falcão, Campos e Vieira,[35] ao longo dos encontros grupais, os participantes comentam sobre:

a) A oportunidade de terem com quem conversar assuntos tão difíceis e de serem devidamente escutados;
b) O acolhimento às dificuldades e a valorização ao cuidador;
c) A seriedade dos profissionais envolvidos com o tratamento;
d) Valorização do serviço público de saúde;
e) A vontade de que o grupo se estenda, desenvolvendo atividades de continuidade do tratamento.

Confidenciar sentimentos dolorosos é importante, não apenas para o corpo, mas também para o psiquismo.[36] Reconhecer a necessidade de ajuda de outros e poder recorrer a eles, seja durante o processo grupal, seja ao longo da vida, constitui uma aprendizagem fundamental, que pode ser facilitada pelo trabalho psicológico e gerontológico. Para ilustrar essa afirmativa, aponta--se as seguintes verbalizações:

"Pra mim, em especial, foi um local onde, de repente, eu pude colocar e abrir um pouco a panela de pressão que vivenciava. E no nível emocional, o que diz respeito a esse quesito, estava bastante preso. Foi uma oportunidade de conseguir falar, até chorar um pouco, me permitindo pensar sobre as mudanças que aconteceram na nossa família após a doença... Eu até percebi... nossa! Eu estou falando sobre algumas coisas com tanta emoção engasgada... E aqui, tenho oportunidades de falar sobre essa dor, abertamente."
(Fábio*)

"É como se, de repente, nós tivéssemos aqui um grupo terapêutico, mais do que informativo e educativo, principalmente porque estamos servindo um ao outro, a informação vai aliviando as dúvidas, os questionamentos, as inseguranças e toda a parte emocional, familiar e social vai sendo refletida, reavaliada, melhorada..."
(Débora*)

"Quando eu quero me abrir com alguém, tenho que telefonar pra minha família no Norte, e, às vezes, a família compreende menos do que os amigos. Por isso, quero compartilhar essa dor com vocês, pra aprender a lidar melhor com ela."
(Amanda*)

As informações sobre a doença de Alzheimer também facilitam a sua compreensão e colaboram para que meditem sobre o desenvolvimento de estratégias e recursos, para prover e receber o suporte necessário, bem como formas de lidar com os sentimentos e com o papel de cuidar, tendo em vista toda a história familiar e a relação entre cuidador(a)/idoso(a). Além disso, as discussões têm possibilitado a reflexão mais acentuada sobre a responsabilidade de cuidar e de ser cuidado.

---

* Todos os nomes utilizados neste capítulo são fictícios visando a resguardar as identidades dos participantes do grupo.

Outrossim, é importante ressaltar que as percepções dos participantes sobre a doença e seu processo sofrem alterações, em decorrência dos ensinamentos e trocas de aprendizados mútuos proporcionados pela equipe e pelos integrantes do grupo. A heterogeneidade do desenvolvimento da DA é um exemplo disso:

"O que nós percebemos aqui é que cada doente é diferente do outro, cada um tem uma reação, cada um tem um jeito, cada um reage de um jeito. A doença está aí, e nós aprendemos muito com vocês e adoramos vocês. Minha mensagem aqui é de agradecimento! Muito obrigado por esse apoio."

(Wagner*)

Diante dos depoimentos apresentados e com base na literatura científica, ressaltamos que o Grupo é um agente facilitador das relações interpessoais, familiares e sociais, repercutindo, de forma positiva na vida de seus integrantes. É relevante ter uma visão multidimensional da atividade de cuidar. Apesar de vários estudos destacarem os ônus dessa tarefa, ela também pode ser uma oportunidade de reflexão, gratidão, senso de realização, autoavaliação e crescimento.

Considerações finais

Os programas de apoio voltados para idosos com doença de Alzheimer, seus familiares e cuidadores podem favorecer o tratamento e reduzir o nível de sofrimento psíquico dessas pessoas. A partir do trabalho desenvolvido no CRHD do Instituto de Psiquiatria do HC (FMUSP), percebemos que além dos benefícios direcionados aos aprendizes (alunos e profissionais), os cuidadores e familiares atribuem uma relevância ao Grupo e à equipe multiprofissional do CRHD como um todo, expressando sentimentos de gratidão, oportunidade de aprendizado e crescimento diante da oportunidade de participação nas atividades. O trabalho com diferentes profissionais que realizam intervenções em suas respectivas áreas – não sendo estes meros colaboradores, mas autores responsáveis que compartilham um projeto coletivo articulado –, auxilia na compreensão integral do ser humano, no contexto das relações sociofamiliares e do processo saúde-doença.

Nessa conjuntura, verificamos que as intervenções podem proporcionar amplos benefícios, alterando, de forma significativa, o bem-estar subjetivo das pessoas envolvidas com a problemática em pauta, incentivando-as a tomarem decisões e a efetivarem medidas práticas que contribuam para o equilíbrio emocional do sistema familiar e para a qualidade dos cuidados direcionados às pessoas com DA e a si mesmas.

Leituras recomendadas

1. Falcão DVS. Doença de Alzheimer: um estudo sobre o papel das filhas cuidadoras e suas relações familiares. Tese de doutorado. Universidade de Brasília, Brasília, DF, 2006.
2. Falcão DVS. A família e o idoso: desafios da contemporaneidade. Campinas, SP: Papirus, 2010.
3. Mitrani VB, Feaster DJ, McCabe BE, Czaja SJ, Szapocznik J. Adapting the structural family systems rating to assess the patterns of interaction in families of dementia caregivers. The Gerontologist 2005; 45(4), 445-55.

Bibliografia

1. González, M.M. & Baltar, A.L. (2009). Evaluación e intervención en el ámbito del cuidado informal. Em: R. Fernández-Ballesteros (Dir.). *Psicología de la vejez: una psicogerontología aplicada* (pp. 251-279). Madrid: ediciones pirámide.
2. Haley, W.E, Levine, E.G., Brown, L. & Bartolucci, A.A. (1987). Stress, appraisal, coping and social support as predictors of adaptational outcome among dementia caregivers. *Psychology and aging*, 2, 323-330.

---

* Todos os nomes utilizados neste capítulo são fictícios visando a resguardar as identidades dos participantes do grupo.

CAPÍTULO 16 ▶ Atenção Psicogerontológica, Sociofamiliar e Educativa aos Cuidadores e Familiares...

3. Lawton, M., Kleban, M., Moss, M., Rovine, M. & Glicksman, A. (1989). Measuring caregiving appraisal. *Journal of Gerontology*, 44, 61-71.

4. Knight, B.G., Silverstein, M., McCallum, T.J. & Fox, L.S. (2000). A sociocultural stress and coping model for mental health outcomes among african american caregivers in southern Califórnia. *Journal of Gerontology: Psychological Sciences*, 55B (3), 142-150.

5. Losada, A., Knight, B.G. & Márquez, M. (2003). Barreras cognitivas para el cuidado de personas mayores dependientes. Influencia de las variables socioculturales. *Revista Española de Geriatria y Gerontología*, 38(2), 116-123.

6. Teri, L., Logsdon, R.G., Whall, A.L., Weiner, M.F., Trimmer, C., Peskind, E. & Thal, L. (1998). Treatment for agitation in dementia patients: a behavior management approach. *Psychotherapy*, 35(4), 436-443.

7. Umbarger, C.C. (1983). *Terapia familiar estructural*. Buenos Aires: Amarrorter Editores.

8. Minuchin, S. (1982). *Famílias, funcionamento e tratamento*. Porto Alegre: Artes Médicas.

9. Falcão, D.V.S. (2006). Doença de Alzheimer: um estudo sobre o papel das filhas cuidadoras e suas relações familiares. Tese de doutorado. Universidade de Brasília, Brasília, DF.

10. Anton, I.L.C. (2000). *A escolha do cônjuge: um entendimento sistêmico e psicodinâmico*. Porto Alegre: Artes Médicas.

11. Mitrani, V.B., Feaster, D.J., McCabe, B.E., Czaja, S.J. & Szapocznik, J. (2005). Adapting the structural family systems rating to assess the patterns of interaction in families of dementia caregivers. *The Gerontologist*, 45(4), 445–455.

12. Pearlin, L., Mullan, J., Semple, S. & Skaff, M. (1990). Caregiving and the stress process: an overview of concepts and their measures. *The Gerontologist*, 30, 583-595.

13. Eisdorfer, C., Czaja, S.J., Loewenstein, D.A., Rubert, M.P., Arguelles, S., Mitrani, V.B. & Szapocznik, J. (2003). The Effect of a Family Therapy and Technology-Based Intervention on Caregiver Depression. *The Gerontologist*, Vol. 43, No. 4, 521–531

14. Mittleman, M., Ferris, S. H., Shulman, E., Steinberg, G., Ambinder, A., Mackell, J. A. & Cohen, J. (1995). A comprehensive support program: Effect on depression in spouse–caregivers of AD patients. *The Gerontologist*, 35, 792–802.

15. Mitrani, V. B., & Czaja, S. J. (2000). Family-based therapy for dementia caregivers: Clinical observations. *Aging & Mental Health*, 4, 200–209.

16. Mittelman, M.S., Ferris, S.H., Shulman, E., Steinberg, G. & Levin, B. (1996). A family intervention to delay nursing home placement of patients with Alzheimer disease. *Journal of the American Medical Association*, 276, 1725-1731.

17. Schulz, R., Martire, L.M. & Klinger, J.N. (2005). Evidence-based caregiver interventions in geriatric psychiatry. *Psychiatrics Clinics of North America*, 28, 1007-1038.

18. Nieboer, A.P., Schulz, R., Matthews, K.A., Scheier, M.F., Ornel, J. & Lindenberg, S.M. (1998). Spousal caregivers' activity restriction and depression: a model for changes over time. *Social Science & Medicine*, 47(9), 1361-1371.

19. Garand, L, Buckwalter, K.C., Lubaroff, D., Tripp-Reimer, T., Frantz, R.A. & Ansley, T.N. (2002). A pilot study of immune and mood outcomes of a community-based intervention. *Archives of Psychiatric Nursing*, 16(4), 156-167.

20. Carstensen, L.L. (1991). Socioemotional selectivity theory: Social activity in life-span context. *Annual Review of Gerontology and Geriatrics, 11,* pp. 195-217. New York: Springer.

21. Carstensen, L.L. (1992). Social and emotional patterns in adulthood: Support for socioemotional selectivity theory. *Psychology and Aging, 7,* 331-338.

22. Kahn, R. L., & Antonucci, T. C. (1980). Convoys over the life course: Attachment, roles, and social support. Em: P. B. Baltes, & O. Brim (Eds.), *Life-span development and behavior* (vol. 3; pp.253-286). New York: Academic Press.

23. Bolwby, J. (1984/2002). *Apego: a natureza do vínculo (vol. I)*. São Paulo: Martins Fontes.

24. Ainsworth, M. D. S. (1989). Attachments beyond infancy. *American Psychologist*, 44, 709-716.

25. Parkes, C.M. (2009). *Amor e perda: as raízes do luto e suas complicações*. São Paulo: Summus.

26. Feinberg, L.F. (2002). *Recognizing the work of family and informal caregivers: the case for caregiver assessment*. New York: United Hospital Fund.

27. Losada, A. & Etxeberría, I. (2007). Atención al apoyo informal. Em: J. Yanguas & cols. (Orgs.), *Modelos de atención a lãs personas com enfermedad de Alzheimer* (pp. 58-74). Madrid: IMSERSO.

28. McKhann, G., Drachman, D., Folstein, M., Katzman, R., Price, D. & Stadlan, E.M. (1984). Clinical diagnosis of Alzheimer's disease: report of the NINCDS-ADRDA Work Group under the auspices of Department of Health and Human Services Task Force on Alzheimer's Disease. *Neurology*, 34, 939-944.
29. Leibing, A. (2002). Flexible hips? On Alzheimer's disease and aging in Brazil. *Journal of Cross-cultural Gerontology, 17*, 213-232.
30. Ghering, T.M. (1993). *Family system test (FAST)*. Germany: Hogrefe & Huber publishers.
31. Paula-Couto, M.C.P., Koller, S.H., Novo, R. & Sanchez-Soares, P. (2008). Adaptação e utilização de uma medida de avaliação da rede de apoio social – diagrama da escolta – para idosos brasileiros. *Universitas Psychologica*, 7(2), 493-505.
32. Bardin, L. (2000). *Análise de conteudo*. Lisboa: Edições 70. (Original publicado em 1977).
33. Boss, P. (1998). A perda ambígua. Em F. Walsh & M. McGoldrick (Orgs.), *Morte na família: sobrevivendo às perdas* (pp.187-198). Porto Alegre: Artes Médicas.
34. Wang, L., Chien, W. & Lee, I.Y.M. (2012). An experimental study on effectiveness of a mutual support group for family caregivers of a relative with dementia in mainland China. *Contemporary nurse*, 40(2), 210-224.
35. Coelho, V.L.D., Falcão, D.V.S., Campos, A.P.M. & Vieira, M.F.T. (2006). Atendimento psicológico grupal a familiares de idosos com demência. Em D.V.S. Falcão & C.M.S.B. Dias (Orgs.). *Maturidade e velhice: pesquisas e intervenções psicológicas* (pp. 81-103). São Paulo: Casa do Psicólogo.
36. Myers, D.G. (2000). *Psicologia social*. Rio de Janeiro: LTC.

AGRADECIMENTOS

Aos profissionais aprendizes que participaram do nosso grupo: Camila Margonari, Carolina Carneiro, Daniela Nagel, Fábia Muniz, Fernanda Pietro, Flávia Aramaki, Flávia Renata Fratezi, Gabriela da Silva Neves, Gisele Moura Sousa, Juliana Galo Tiago, Karina Flauzino, Liza Satie Eguchi, Madalena Borges, Maria Helena Silveira, Mariana Dintof, Milena Yuri Suzuki, Nádia Placideli, Philip Carey Ramos, Rafaela Oliveira, Simone Regina Jorge, Tamiko Aragaki Gishitomi, Thalita Bianchi.

Índice Remissivo

A

Ambientes planejados como fator de
  segurança e conforto para idosos com
  doença de Alzheimer e seus cuidadores,
  119
  ambiência favorável ao bem-estar do idoso
    e do seu cuidador, A, 123
  ambientes facilitadores do cuidado com
    idosos com doença de Alzheimer, 120
Arteterapia para idosos com doença de
  Alzheimer: a estimulação cognitiva e o
  encontro com a arte, 109
  arte e terapia: uma união possível, 110
  arteterapia no projeto de estimulação
    cognitiva e funcional para idosos com
    doença de Alzheimer atendidos no
    instituto de psiquiatria da FMUSP, a, 110
  avaliação, 115
  oficina de arteterapia para cuidadores
    formais ou familiares de idosos com
    doença de Alzheimer, 115
  oficinas de arteterapia para idosos com
    doença de Alzheimer: estrutura e
    dinâmica, 111
    artesanato – tecelagem "olho de deus", 114
    carimbos em massa de modelar e
      impressão em papel (massa de
      biscuit), 113
    colagem e fotomontagem, 112
    confecção de crachás, 112
    escultura em papelão, 113
    escultura ou modelagem em argila, 113
    exploração dos sentidos, 113
    mandalas, 114
    monotipia, 114
    origami, 113
    pintura em tela, 115
    técnica mista – fotos e pintura, 112
  resultados, 115, 116

sugestões para familiares e cuidadores, 117
Atenção psicogerontológica, sociofamiliar e
  educativa aos cuidadores e familiares de
  idosos com doença de Alzheimer, 137
  bases teóricas para a intervenção com
    cuidadores e familiares de idosos com
    da, 138
  caracterização do grupo de atenção
    psicogerontológica, sociofamiliar e, 138
  repercussões do grupo de atenção
    psicogerontológica, sociofamiliar e, 138
Atividades desenvolvidas nos atendimentos
  grupais, 143
Avaliação do estresse do cuidador, 8
Avaliação geriátrica global, 1
  breve fundamentação teórica, 2
  estrutura e descrição dos atendimentos, 3
    avaliação antropométrica, 12
      altura do joelho, 12
      circunferência da cintura abdominal,
        12
      circunferência da panturrilha (CP), 12
      Índice de Massa Corporal (IMC), 12
    avaliação do humor e do estado
      emocional, 5
    capacidade funcional, 9
    condições ambientais e acessibilidade. 9
    deficiências sensoriais, 5
    equilíbrio e mobilidade, 3
    estado nutricional, 12
    função cognitiva, 3
    suporte sociofamiliar, 7
    Miniavaliação Nutricional (MAN), 13
      avaliação bioquímica, 14
    calendário vacinal, 14
  objetivos, 2

B

Brasil, Familiares no, 46

C

Calendário vacinal do idoso, 14
Cartão de Jaeger, 6
Células preenchidas de forma que os números não fiquem repetidos em fila, 104
Critérios diagnósticos para demência de Alzheimer, 34, 35

D

Descrição das atividades dos aprendizes, 142
Descrição do conteúdo e atividades desenvolvidas pelo Programa Aprendizes, 135
Disposição de colunas, fileiras e diagonais formando o tabuleiro de xadrez com 64 casas, 102
Disposição dos quadrados e subquadrados, 104
Doença de Alzheimer, 129
   capacitação de recursos humanos na área gerontológica, 135
   resultados e pesquisa, 132
Doença de Alzheimer: quadro clínico e tratamento medicamentoso, 33
   fundamentação teórica, 33
     características histopatológicas e clínicas, 33
     inibidores das colinesterases, 36
     memantina, 38
     outras abordagens terapêuticas, 38
     prevalência e fatores de risco, 33
     tratamento medicamentoso, 36
   objetivos, 33

E

Educativa aos cuidadores e familiares de idosos com doença de Alzheimer, 141
   modalidades, estrutura e dinâmica dos atendimentos, 143
     Programa Aprendizes – capacitando recursos humanos para atender cuidadores e familiares de pessoas com doença de Alzheimer numa perspectiva psicogerontológica, 142
Educativa sobre os cuidadores e familiares, 151
Eixos e conteúdos, 130, 131
Escala de depressão geriátrica, 6, 7
Escala de Katz para AVDs básicas, 10
Escala de Lawton-Brody para as AIVDs, 11

Estimulação cognitiva através do jogo de xadrez e sudoku, 101
   dinâmica das sessões, 102
     jogo de xadrez, 102
     sudoku, 102
Estimulação cognitiva no comprometimento cognitivo leve e doença de Alzheimer no contexto multidisciplinar, A 51
   estrutura das oficinas de estimulação cognitiva no programa de estimulação cognitiva e funcional, 53
     atenção, 54
     conteúdo educacional sobre memória ou outra função cognitiva, 55
     estimulação das demais funções cognitivas, 56
     orientação temporal, 53
     tarefas (ou desafios) de memória, 55
Etapas fundamentais em intervenções gerontológicas, 45

F

Familiares no Brasil, 46
Fisioterapia: uma proposta baseada no treino do equilíbrio, da funcionalidade e na prevenção de quedas em idosos com déficit cognitivo, 61
   breve fundamentação teórica, 62
   experiência da oficina de fisioterapia do Instituto de Psiquiatria da Faculdade de Medicina de Universidade de São Paulo, 63
     estrutura e descrição dos atendimentos, 64
   modelo de cartilha de prevenção de quedas, 70
   sugestões de exercícios elaborados para as
Funcional para idosos, a, 73

G

Gestão em gerontologia: integralidade na atenção ao idoso e à família, 41
   ações e programas destinados aos idosos com doença de Alzheimer e aos seus
   gestão do programa estimulação cognitiva e funcional para idosos: um serviço gerontológico, 44
   tratamento multidisciplinar para a doença de Alzheimer: programa estimulação cognitiva e funcional para idosos, 42

Índice Remissivo

Grade de oficinas terapêuticas para os familiares, 43
Grade de oficinas terapêuticas para os idosos, 43

H

Hierarquia, 139, 147

I

Idosos, rastreio do declínio cognitivo em, 17

J

Jornal, 5

L

Linfócitos, 14

M

Médias dos valores de FV animais entre brasileiros, 22
Métodos e técnicas de terapia ocupacional utilizados no tratamento de idosos com demência, 93
demência e métodos de intervenção de terapia ocupacional, 93
intervenção cognitiva proposta por Cláudia Allen, 93
Método de Atividade Dirigida (MAD), 95
Programa de Atividades Personalizado (PAP), 95
terapia ocupacional e orientações aos familiares e cuidadores, 97
terapia ocupacional mediada por atividades de horticultura: horticulturoterapia, 97
terapia ocupacional mediada por atividades recreativas e sociais, 96
Miniavaliação nutricional, 13, 14
Miniexame do estado mental, 20
Minimental, 5
Movimentos necessários para o correto funcionamento de portas e janelas, 121

N

Nutricional (MAN), Miniavaliação, 13

O

Oficinas de fisioterapia, 68
atividade das cadeiras, 69
circuito, 69
dança utilizando letras e movimentos de rotação, 68

P

Perfil sociodemográfico
dos idosos com da, 133
dos participantes da intervenção psicoeducacional, 132
Posição inicial
do jogo corrida de cavalos, 103
dos cavalos no tabuleiro de jogo da velha, 103
Programa de intervenção global rápida para cuidadores, 98
Programas de atividades físicas para idosos com doença de Alzheimer, 77
efeito de programas de atividades físicas nas capacidades físicas/neuromotoras e funções cognitivas em idosos com da, 79
efeitos da atividade física na saúde psicológica em pacientes com da, 80
fundamentação teórica, 77
programa de atividade física para idosos com DA da comunidade, 81
anamnese, 82
avaliação da capacidade funcional, 82
clientela, a, 81
o programa de atividades físicas, 82
objetivos, 81
Psicoeducação: possibilidade de intervenção em grupos de cuidadores de idosos, 127
grupo de intervenção psicoeducacional para cuidadores de idosos com a intervenção psicoeducacional, 128

Q

Quadro de Snellen, 6

R

Rastreio do declínio cognitivo em idosos, 17
instrumentos utilizados no rastreio cognitivo, 19
Miniexame do Estado Mental (MEEM), 19
Teste de Fluência Verbal (FV), 21

Teste do Desenho do Relógio (TDR), 21
triagem cognitiva – quais evidências a favor? Qual instrumento utilizar?, 18
valor do teste de rastreio cognitivo na prática clínica, o, 19
Revisão crítica sobre a evolução do conceito de comprometimento cognitivo leve e sua relação com o diagnóstico precoce da doença de Alzheimer, 25
CCL e a transição para demência, 28
evolução do conceito de comprometimento cognitivo leve, 26
limites do conceito de CCL, 26
Risco psicossocial na esfera familiar, 7

S

Sudoku, tabuleiro de, 105

T

Tabuleiro
de jogo da velha 3x3, 103
de sudoku, 105
e peças do jogo de xadrez na posição inicial do jogo, 102
TDR de paciente com doença de Alzheimer, 21

Terapêutica da doença de Alzheimer, 36, 37
Terapia ocupacional e o uso de jogos como estímulo cognitivo, 87
atividades realizadas, 89
método do grupo, 89
Timed get up and go test, 4
Trabalho da fonoaudiologia com pacientes com doença de Alzheimer: singularidades e cotidiano, o, 71
fonoaudiologia dentro do programa de estimulação cognitiva e
sobre a doença de Alzheimer, um pouco 72

U

Uso de dispositivos de apoio em espaços de circulação, 122

V

Vacinal do idoso, Calendário, 14

X

Xadrez na posição inicial do jogo tabuleiro e peças do jogo de, 102